ANNETT MÖLLER
MIT JUDITH SCHNEIBERG

LIEBE ANGST,
ZEIT, DASS DU GEHST

Wie ich mich von Angst und Panikattacken befreite

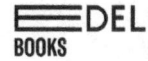

INHALTSVERZEICHNIS

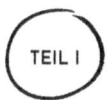

TEIL I

VORWORT   15

DIE ERSTE ATTACKE   19

EXPERTENSTIMME DR. DORIS WOLF   23
Was geschieht bei einer Panikattacke in unserem Gehirn?
Welche körperlichen Symptome treten auf?

WIE ALLES MIT DEM FERNSEHEN BEGANN   27

ERSTE ZWEIFEL – DER WEG IN DIE ANGST   37

DER BEGINN MEINES INNEREN KAMPFES   43

EXPERTENSTIMME DR. MICHAEL KLESSASCHECK   45
Können Panikattacken und Burn-out im Zusammenhang stehen?

INFO | Burn-out   46

INFO | Benzodiazepine   49

DIE ZWEITE ATTACKE   51

EXPERTENSTIMME DR. DORIS WOLF   54
Wie entwickelt sich aus einer Panikattacke eine Störung?

EXPERTENSTIMME DR. MICHAEL KLESSASCHECK   59
Welche Formen von Panik- und Angststörungen gibt es?

KRANKSCHREIBUNG UND KEINE BESSERUNG IN SICHT 63

INFO | Therapieformen 66

INFO | Die wingwave®-Methode 68

INFO | Die EFT-Methode 69

EXPERTENSTIMME DR. MICHAEL KLESSASCHECK 73
Was können Ursachen von Angst und Panikstörungen sein?

EXPERTENSTIMME DR. DORIS WOLF 76
Was sind mögliche Auslöser von Panikattacken?

INFO | Familienaufstellung 78

INFO | Depression 80

EXPERTENSTIMME DR. MICHAEL KLESSASCHECK 81
Welche anderen Erkrankungen können mit einer Angststörung gemeinsam auftreten?

EXPERTENSTIMME DR. DORIS WOLF 83
In welchen Situationen kommt es zu Panikattacken?

ZURÜCK IN DEN JOB – MEIN LEBEN MIT DER ANGST 87

DIE ANGST UND WAS ICH VON IHR LERNTE 93

INFO | Systemische Therapie und Systemisches Coaching 96

INFO | Was zahlt die Krankenkasse? 97

INFO | Das Erlebnismodell „inneres Kind" 99

EXPERTENSTIMME DR. DORIS WOLF 102
Welche Psychotherapie empfiehlt sich bei Angst- und Panikstörungen?

INFO | Betablocker 104

OHNE ANGST AUF NEUEN WEGEN 109

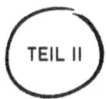

TEIL II

WARUM SIND MENTALTRAINING UND COACHING SO WIRKUNGSVOLL? 123

EINFÜHRUNG IN DEN 10-PUNKTE-PLAN 127
Wie du das Programm für dich nutzen kannst

Bevor du loslegst 132
Das Wichtigste zur Arbeit mit dem 10-Punkte-Plan

Die 4 goldenen Regeln im Coaching 136
Worauf du bei den einzelnen Übungen achten solltest

DIE MACHT DER GEDANKEN 143
Wie du durch Gedanken dein Erleben erschaffst

Warum das Üben deiner neuen Gedanken so wichtig ist 149

Was möchtest du mithilfe dieses Buches erreichen? 150

VERGANGENHEIT 151

PUNKT 1 151

Die Stimmen deiner Vergangenheit
Negative Glaubenssätze und wie sie entstehen

Das innere Kind und unsere Glaubenssätze 153

Finde dein inneres Kind 157

ÜBUNG Finde dein inneres Kind 159

Die Bedürfnisse des inneren Kindes in Problemsituationen erkennen 163

ÜBUNG Die Bedürfnisse des inneren Kindes erkennen und danach handeln 165

| ÜBUNG Stärke dein erwachsenes Ich | 169 |
| SOFORTHILFE Bevor deine negativen Gefühle dich überrollen | 171 |

PUNKT 2 173
Dein Weg, das Verzeihen zu lernen
Warum nicht zu verzeihen nur uns selbst schadet

| ÜBUNG Ein erster Schritt, das Verzeihen zu lernen | 176 |

Höre auf zu kämpfen und befreie dich … 182

| ÜBUNG Lerne, dich zu befreien | 185 |
| ÜBUNG Gedankenreise zu deinen positiven Gefühlen | 187 |

GEGENWART 189

PUNKT 3 189
Dein Weg zu mehr Selbstliebe
Selbstliebe: Was ist das und wie geht das (nicht)?

Mein 4-Stufen-Plan zu mehr Selbstliebe … 192

| ÜBUNG | 194 |

Schritt 1: Betrachte dich selbst liebevoll – innerlich und äußerlich
Schritt 2: Sprich in Gedanken liebevoll über dich
(später auch vor anderen)
Schritt 3: Schau als Bewunder*in von außen auf dich und sammle positives Feedback
Schritt 4: Wiederhole die positiven Gedanken und Gefühle, die du dir erarbeitet hast – eine Gedankenreise

PUNKT 4 204
Erlebe deinen Körper
Wie sich unsere Gedanken auf unseren Körper auswirken und umgekehrt

| ÜBUNG Verändere die körperlichen Auswirkungen deiner Angst positiv | **206** |

PUNKT 5	211

Dein Weg zur Entspannung
Was dir hilft, loszulassen

Progressive Muskelentspannung	212
ÜBUNG Progressive Muskelentspannung	213
Mediation – so einfach	214
ÜBUNG „Der Ort deiner Entspannung" – eine Meditation	216
ÜBUNG Gehmeditation	219
Atmung	221
ÜBUNG Die 4-7-8-Atmung	222
Fühle dich lebendig – raus aus der Angst, rein ins (Er-)Leben!	223
Ernährung, die dich stärkt	224
Sport gegen Panikattacken	225
Gesunder Schlaf	226
Fazit	227

PUNKT 6	228

Deine Angst und was sie dir sagen will
Die körperlichen Symptome und ihre Hintergründe

Wie du die körperlichen Symptome annehmen kannst	229
ÜBUNG Erkenne die Symptome deiner Angst	232
Deine Angst und ihre positive Absicht	237
ÜBUNG Lerne deine Angst kennen	239
SOFORTHILFE Heiße deine Angst willkommen	243

PUNKT 7	245

Finde deine Helfer im Alltag
Wie du dich selbst in Momenten der Angst unterstützen kannst

Affirmationen – bestärkende Glaubenssätze 246
Wie sie genau funktionieren

ÜBUNG So findest du deine eigenen Glaubenssätze 248

So funktionieren Anker 253

ÜBUNG Dein ganz persönlicher Glücksmoment –
Anker gegen die Angst finden 256

ZUKUNFT 259

PUNKT 8 259

Nutze deine verborgenen Kräfte und Fähigkeiten
So kannst du dein Potenzial finden und einsetzen

ÜBUNG Aktiviere deine innere Kraft – eine Gedankenreise 261

ÜBUNG Wunderfrage: Was, wenn dein Problem über
Nacht gelöst wäre? 263

ÜBUNG Was dein Spiegelbild dir raten würde 267

PUNKT 9 272

Erschaffe die schönste Vision deiner Zukunft
Wie du das erreichen kannst, was du dir wünschst

Ereignisse gedanklich positiv vorbereiten 273

ÜBUNG So bereitest du Ereignisse gedanklich positiv vor 276

ÜBUNG „Der Blick in die Zukunft" – wie du deine Ziele
findest und gedanklich bereits (er)lebst 281

Ein Stimmungsbild deiner Zukunft – wie du dich selbst noch mehr
unterstützen kannst 289

ÜBUNG Baue dir ein Stimmungsbild deiner Zukunft 291

PUNKT 10 — 293

Mut zur Veränderung
Wie du es schaffst, dein Leben gezielt zu gestalten

Die konkrete Umsetzung deiner neuen Denk- und Verhaltensweisen — 294

ÜBUNG Schritt 1: Plane die konkrete Umsetzung deiner neuen
Denk- und Verhaltensweisen — 296

Der Umgang mit Hindernissen — 298

ÜBUNG Schritt 2: So gehst du mit Hindernissen um — 299

Fazit — 303

DIE EXPERT*INNEN

Dr. Michael Klessaschek | Dr. Doris Wolf | Marcel Hübenthal — 307

Danke — 309

Quellennachweise — 313

TEIL I

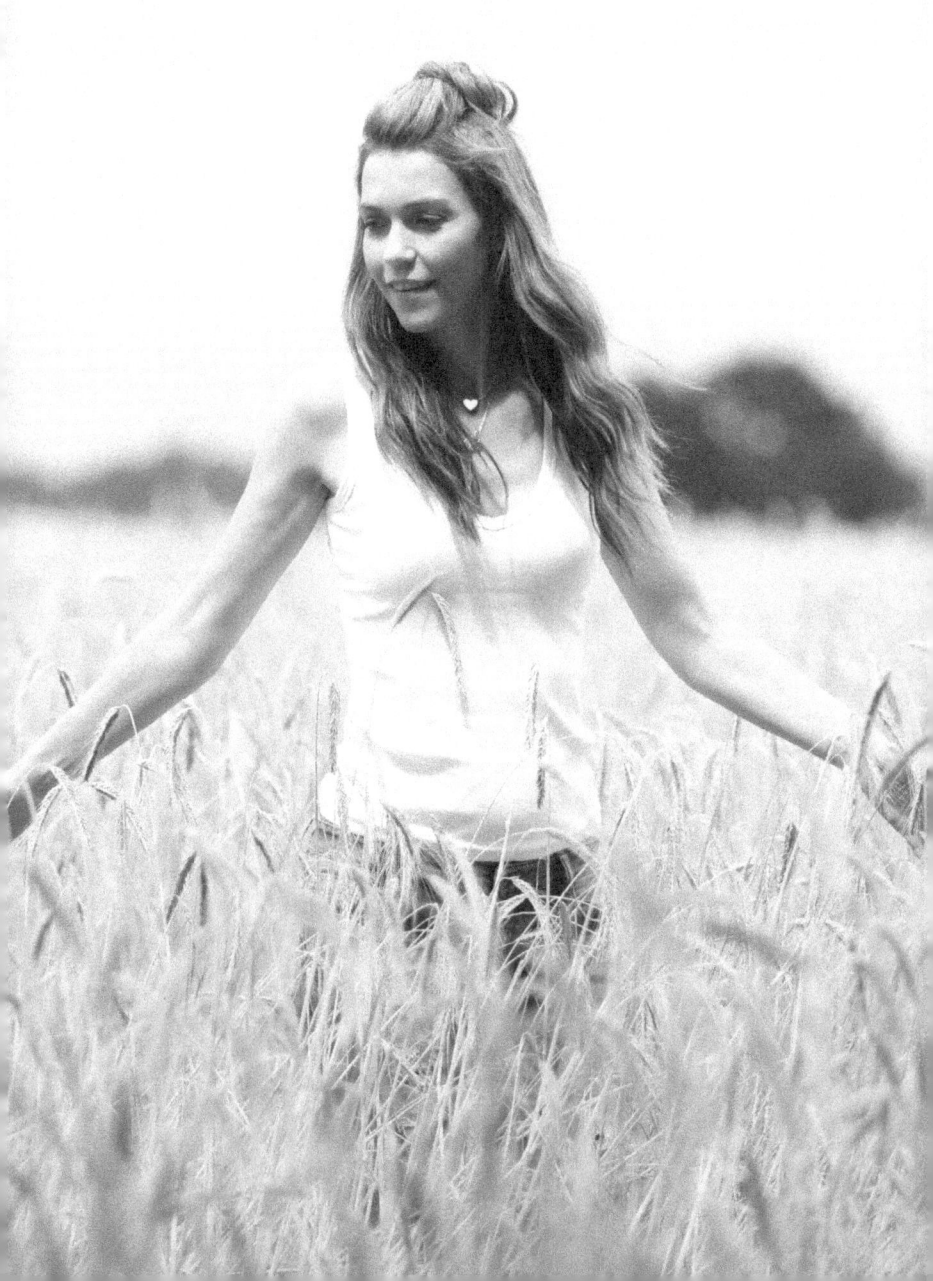

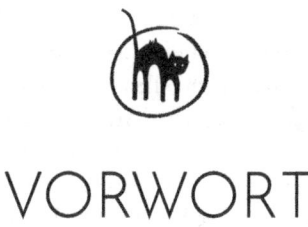

VORWORT

Sie nimmt uns die Luft zum Atmen, sie hält uns gefangen und sie kann uns die Freude am Leben rauben – und doch traut sich kaum jemand, offen über sie zu sprechen: die Angst.

Viele Menschen leiden so sehr unter ihrer Angst, dass sie alles nach ihr ausrichten. Dinge, die früher normal waren, werden nach und nach unmöglich. Betroffene versuchen ihr Leiden zu verheimlichen, rutschen dadurch oft noch tiefer hinein und finden jahrelang nur schwer oder gar nicht wieder aus ihrer misslichen Lage.

Noch vor Depressionen sind Angststörungen die häufigsten Erkrankungen in Deutschland. Etwa 12 Millionen Frauen und Männer hierzulande, 60 Millionen in Gesamteuropa, leiden darunter. Forschungen zeigen, dass 25 Prozent aller Menschen in Deutschland mindestens einmal im Leben mit einer Angststörung zu tun haben.[1]

Zugegeben, es braucht Mut, über das Thema zu sprechen. Eine Angststörung ist nicht nur sehr leidvoll, sondern auch sehr persönlich und hat oft tief liegende Ursachen.

Als meine erste Panikwelle mich während einer Livesendung überrollte, war ich 32 Jahre alt. Ich hatte es geschafft, meinen Kindheitstraum als Fernsehmoderatorin wahr werden zu lassen, arbeitete für zwei große nationale private Fernsehsender in den Nachrichten und moderierte zusätzlich ein Magazin. Ich hatte Erfolg, viele Pläne und stand mitten im Leben. Von einem Tag auf den anderen änderte sich alles für mich. Die Lebensfreude, die Leichtigkeit, die Energie, die ich zuvor hatte – all das hat mir die Panikattacke innerhalb von Minuten genommen. Was die Sache noch schwieriger machte: Niemand sah mein Leiden. Außer die wenigen, die ich irgendwann einweihte. Ich befürchtete, abgestempelt oder für verrückt gehalten zu werden, wenn ich darüber spräche. Für mich wäre es einer Kapitulation gleichgekommen, mich zu offenbaren, und ich nahm an, dass man mich fallen lassen würde.

Mit Therapie und sehr viel harter Arbeit an mir selbst gelang es mir nach einem schier endlosen Weg von gut sechs Jahren, die Angst endlich loszuwerden. Heute bin ich frei von diesem inneren Dämon.

Mein Heilungsweg hätte sicher sehr viel kürzer sein können, hätte ich mehr Hilfe, Anleitung und Wissen gebündelt zur Hand gehabt.

Aus diesem Grund möchte ich in diesem Buch über meine persönliche Erfahrung mit meiner Panik- und Angststörung sprechen und weitergeben, was ich daraus gelernt habe.

Ich weiß, was es heißt, wenn man von einer Sekunde auf die andere in Todesangst versetzt ist, und wie hilflos und handlungsunfähig man sich fühlt, nachdem man die Attacke dann doch überlebt hat.

Die Angst scheint aus dem Nichts zu kommen. Heute bin ich mir im Klaren darüber, dass dem nicht so ist. Dass meine Angst Ursachen hatte, denen ich inzwischen nach und nach auf die Schliche gekommen bin. Und ich weiß, dass es Methoden und Wege gibt, die akut und langfristig helfen. Für mein Leben und meine Selbstfindung war es ein wichtiger, wenn auch harter Lernprozess.

Dem Wunsch, dir als Betroffene*r all mein Wissen aus dieser Zeit, in der ich selbst an der Angststörung litt, zur Verfügung zu stellen, entspringt der zweite Teil dieses Buches mit seinem 10-Punkte-Plan zur Selbsthilfe. Da ich heute nicht nur als freie Moderatorin, sondern auch als Systemische Coachin arbeite, greife ich bei den Übungen unter anderem auf ein fundiertes Wissen der Methoden und Informationen aus der Systemischen Therapie, der Hypnose und der Körperarbeit zurück und biete dir eine professionelle Anleitung auf deinem persönlichen Weg im Umgang mit deiner Angst. Ich selbst habe damals viel davon für mich allein erarbeitet. Nur so war es mir möglich, mich immer mehr von meinen Ängsten zu befreien.

Jede*r Betroffene hat einen eigenen Leidensweg und jede Angst hat ihre ganz individuellen und persönlichen Ursprünge. Was ich erlebt habe, kann sich von deinem inneren Erleben und deinen Symptomen sehr unterscheiden. Angststörungen haben ganz unterschiedliche Erscheinungsformen. Eine*r kann sich nicht mehr unter Menschen begeben, ohne panisch zu werden, ein*e andere*r nicht mehr einschlafen, vor lauter Sorge um die scheinbar alltäglichsten Dinge. Aus diesem Grund biete ich hier ein breit angelegtes Spektrum an Übungen an, von denen die eine oder andere sicher auch für dich hilfreich sein kann.

Das Buch soll auch helfen, dich zurechtzufinden und einzuordnen, was gerade mit dir passiert und was hilfreich sein könnte.

Zwar können meine Hilfestellungen keine Ärzt*innen oder psychologischen Therapeut*innen ersetzen, wenn deine Angst dein Leben bereits massiv beeinträchtigt. Vor, während und nach einem therapeutischen Prozess können sie jedoch eine wertvolle Ergänzung sein, um in deinem eigenen Tempo an dir zu arbeiten, Gelerntes zu vertiefen und in das heilsame Arbeiten weiter hineinzugehen.

Ich möchte dich einladen, mich mit diesem Buch durch meine Angstgeschichte zu begleiten und anschließend zu dir selbst zu reisen, um deinen eigenen tief liegenden Bedürfnissen und deiner Angst auf die Spur zu kommen. Wie die Lösung deiner Probleme aussieht, kannst nur du allein herausfinden. Es ist dein eigener individueller Prozess, der Zeit braucht. Der so ablaufen darf, wie es sich für dich richtig anfühlt. Ich wünsche dir von Herzen, dass du deinen für dich passenden Weg zu innerer Ausgeglichenheit findest und dass mein Buch dir dabei helfen wird.

1

DIE ERSTE ATTACKE

Hätte ich damals gewusst, dass mich dieser Tag verändern, über Jahre hinweg extrem herausfordern und bis an den Rand der Verzweiflung bringen würde: Ich wäre morgens einfach im Bett geblieben. Aber es gab keine Vorwarnung, der Tag war einer wie jeder andere. Das ganze Wochenende war eines wie jedes andere. Ich hatte – wie immer, wenn ich Dienst hatte – bereits Freitag und Samstag in der Nachrichtenredaktion verbracht, um mit den Kolleg*innen die anliegenden Themen für das Wochenende zu erarbeiten. Inzwischen war es Sonntag, nach 15 Uhr, die Nachmittag- und die Abendmoderation der Nachrichten am Samstag hatte ich schon hinter mir. Nach mehr als eineinhalb Jahren beim Sender war das Routine für mich. Meine Nacht zum Sonntag war kurz gewesen, wie auch die davor, auch das war wie fast immer, wenn ich ein Moderationswochenende zu übernehmen hatte. Ich hatte mich am Abend noch lange in die aktuellen Themen eingelesen und dazu laufende Diskussionen verfolgt. Ich brauchte das, um das Gefühl zu haben, dran zu sein, an dem, was ich da vor der Kamera erzählte, gerade in Bezug auf Nachrichten aus der Politik. Eine gute Vorbereitung gab mir die Souveränität und Gelassenheit, die ich vor der Kamera ausstrahlen wollte.

Und da stand ich nun. Sonntagnachmittag, inhaltlich bestens präpariert und fertig geschminkt für die nächste Moderation – die Maskenbildnerin hatte mit Pinsel und Make-up wieder ein Wunder vollbracht, ich sah aus wie das blühende Leben, keine Spur von Augenringen und müder Haut. Vor mir lag der kurze Nachrichtenüberblick für den

1 DIE ERSTE ATTACKE

Nachmittag. An den Wochenenden wurden meistens gegen 15, 16 Uhr Kurznachrichten live ausgestrahlt. Etwa drei Minuten lang. Dabei las ich mehrere Themen hintereinander weg und war nur kurz zu sehen, wenn ein neues Thema begann. Der Rest wurde von passenden Bildern begleitet, sogenannten Off-MAZen.

Ich war wie fast immer ein bisschen aufgeregt. Ein angenehmes Flattern im Bauch. Ein Gefühl, das ich liebte. Gleich sollte es losgehen. Die Kameras waren auf Position, ich mittendrin im Scheinwerferlicht, der Regisseur über einen kleinen Knopf in meinem Ohr mit mir verbunden. Nach außen war ich völlig gelassen.

Nach außen war ich völlig gelassen

●●●

Heute wollte ich besonders cool sein, denn an der Studiotür lehnte eine der erfolgreichsten Moderatorinnen Deutschlands und sah zu. Sie wartete auf eine Aufzeichnung, die nach meinem Nachrichtenüberblick stattfinden sollte.

Kurz vorher hatten wir uns in der Maske getroffen und uns ganz locker unterhalten. Ich weiß nicht mehr worüber, nur noch, dass es ein netter Small Talk gewesen war. Es war eine der bisher wenigen persönlichen Begegnungen mit ihr in meiner noch kurzen Zeit im Sender. Von dieser charismatischen Frau wollte ich als Vertretung für einen der bekanntesten Nachrichtenanchor Deutschlands als kompetent und souverän wahrgenommen werden.

Der Regisseur zählte runter: „In 30 Sekunden gehts los … Noch 10 Sekunden … 3 … 2 … 1 …" Die kurze Openingmusik der Sendung ertönte, und das rote Licht an der Kamera ging an, als Zeichen, dass ich auf Sendung war. „Herzlich willkommen zu einem kurzen Nachrichtenüberblick am Nachmittag …", begann ich. Ich war jetzt live auf Sendung in Deutschland, Österreich und der Schweiz. Hundertausende hatten in diesen Stunden das Programm eingeschaltet. Sahen alles, was ich tat, hörten alles, was ich sagte. Der erste Satz ging mir noch ganz gut über die Lippen. Ich hatte nur blöderweise viel zu tief angefangen zu sprechen und anstatt in den Bauch nur in den Brustkorb geatmet. Mit der Absicht, cool rüberzukommen, hatte ich meine Stimme gefühlt drei Oktaven tiefer angesetzt. Für ein paar Sekunden kam mir das extrem lässig vor, bis ich merkte, dass ich mit der Luft nicht hinterherkam. Ich erschrak richtig, denn gleichzeitig derart tief zu sprechen und dabei zu atmen schien mir in meiner Aufregung ganz plötzlich unmöglich. Ich spürte Panik in mir aufsteigen, doch ich war mitten im Nachrichtenüberblick. Ich musste weitersprechen. Die Zeit lief gegen mich. Ich musste die Texte zu den vier, fünf verschiedenen Themen vom Teleprompter vorlesen. Die Bilder, die die Zuschauer auf ihren Bildschirmen sahen, waren genau an meinen Text angepasst.

Für ein Anhalten, um mich kurz zu sammeln und dann weiterzumachen, war keine Zeit. Die Panik wuchs. Ich war überzeugt, das hier niemals zu überstehen. Und es wurde schlimmer. Während ich mich quälte, irgendwie Luft zu holen und den Text weiter vorzulesen, klopfte mein Herz wie wild und ich hatte das Gefühl, mir würde die Kehle zugeschnürt. Mir war gleichzeitig heiß und kalt, erst schwitzte ich wie verrückt, dann liefen mir Kälteschauer über den Rücken. Übelkeit stieg in mir hoch. Ich wollte nur noch weg, ich hatte Angst, keine Luft mehr zu bekommen und gleich in Ohnmacht zu fallen. Es war Wahnsinn, was in diesen wenigen Sekunden in meinem Kopf abging: Bilder blitzten auf, wie ich das Bewusstsein verlor oder weglief und mein Totalausfall am nächsten Tag die Schlagzeile auf den Titelseiten diverser Tageszeitungen sein würde, oder besser noch, mein Umfallen als Video im Internet kursierte! Was für ein Horror!

Ohnmächtig werden oder weglaufen, das durfte einfach nicht passieren – das zumindest *wusste* ich in diesen Sekunden der Panik, sonst wäre ich meinen Job wahrscheinlich für immer los. Ich *musste* sitzen bleiben! Ich *musste* durchsprechen. Ohne Pause. Zur Not ohne Luft.

Ich wusste überhaupt nicht, was gerade mit mir passierte, ich krümmte und wand mich innerlich, um diesem Klammergriff der Panik zu entkommen.

Ich las wie eine Getriebene weiter vom Teleprompter ab – mein Tempo war irre. Ich wurde immer schneller, hatte das Gefühl, einen 300-Meter-Sprint hinzulegen. Bereits am Ende meiner Kräfte spürte ich, wie die Beine mir immer weniger gehorchten und zu Pudding wurden. Alles in mir schrie: „Gib auf, du kannst nicht mehr, du bist erledigt!" Aber ich machte weiter, hechelte nach Luft. Es waren doch nur gut drei Minuten. Wie konnte das alles nur so lange dauern? Die Scheinwerfer brannten in meinen Augen, ich konnte

In meinem Hirn pochte es: „Du fällst tot um. Jetzt sofort!"

● ● ●

I DIE ERSTE ATTACKE

den Text kaum lesen. Schweiß lief mir den Rücken herunter. Meine Hände klebten an den Moderationsblättern, die vor mir auf dem Tisch lagen. Mein Atmen war flach, und das bisschen Luft, das ich irgendwie in meine Lungen einsaugen konnte, drückte auf meine Rippen. Mein Herz raste und in meinem Hirn pochte es: „Du fällst tot um. Jetzt sofort!"

Doch ich fiel nicht um. Ich krallte mich am Tisch fest und schleppte mich mit allerletzter Kraft durch die letzten Sekunden. Danach fühlte ich mich, als wäre ich in Todesangst vor einem angreifenden Raubtier geflohen und gerade noch entkommen: vollkommen fertig, zittrig, schweißgebadet, am Ende meiner Kräfte. Ein Panikmonster hatte mich überfallen, aus dem Nichts, und ich war dem Tod gerade noch mal von der Schippe gesprungen.

„Was war denn mit *dir* los?", hörte ich eine verwunderte Stimme über den Knopf im Ohr aus der Regie. „Alles in Ordnung?"

„Ich hatte eine Migräneattacke", stammelte ich. Mir war klar, dass das keine Migräne-, sondern eine handfeste Panikattacke gewesen war. Aber sollte ich dem Kollegen erzählen: „Du, ich hatte eben Todesangst und dachte, ich bekomme keine Luft mehr und falle einfach um ..." – das erschien mir wenig sinnvoll. Schnell riss ich mir den kleinen Kopfhörer aus dem Ohr und sah zu, dass ich raus aus dem Studio kam. Mir war flau im Magen. Ich hatte Angst, mich übergeben zu müssen. Mit zittrigen Beinen schaffte ich es zur nächsten Toilette. Einen Heulkrampf konnte ich auf dem Weg gerade noch unterdrücken. Wie lange ich auf dem Klodeckel saß und versuchte, wieder einen klaren Gedanken zu fassen und zu mir zu kommen, weiß ich nicht mehr. Ich weiß auch nicht, wie ich es am Abend noch schaffte, die ganze Sendung zu moderieren, und ob ich dabei auch in Panik geraten bin. Ich stand unter Schock. Äußerlich ruhig, innerlich wie gelähmt. Abgerückt von der Welt, wie gefangen unter einer Glasglocke. Ich nahm nichts mehr richtig wahr, versuchte nur noch, den Tag zu überleben. Ich funktionierte einfach.

Was ich zu dem Zeitpunkt nicht wusste: Diese wenigen Minuten waren der Anfang eines gut sechs Jahre andauernden Kampfes gegen Angst- und Panikattacken. Ein Kampf, den ich ganz allein kämpfen würde. Und von dem kaum jemand etwas wissen und on air *niemand* etwas mitbekommen würde: Ein Kampf, der mich an den Rand meiner Kräfte bringen und der mir alles abverlangen würde.

WAS GESCHIEHT BEI EINER PANIKATTACKE IN UNSEREM GEHIRN?
Dr. Doris Wolf

WAS GESCHIEHT BEI EINER PANIKATTACKE IN UNSEREM GEHIRN?

DR. DORIS WOLF: Angst- und Panikattacken treten meist scheinbar aus heiterem Himmel im Alltag auf. Bei der Entwicklung solch unangemessen starker Ängste spielen unsere Gedanken und Fantasien jedoch eine wichtige Rolle. Angst ist ein Gefühl, das sich bei tatsächlicher Gefahr einstellt – aber auch bei nur vorgestellter Gefahr. Wenn wir glauben, etwas sei gefährlich, dann müssen wir Angst empfinden! Unser Körper muss mit Reaktionen wie Schwindel, Herzstechen, Übelkeit etc. reagieren, wenn wir uns ausmalen, dass eine Situation lebensgefährlich ist.

Denn Angst entsteht in unserem Körper nach einem ganz bestimmten Schema. Zunächst einmal nehmen unsere Sinnesorgane etwas wahr. Wir hören, sehen, spüren, riechen oder schmecken etwas. Diese Wahrnehmung wird an das Gehirn weitergeleitet. Die Großhirnrinde interpretiert die Reize aufgrund der Erfahrungen in der Vergangenheit.

Im Falle der Angst interpretiert unser Gehirn die Wahrnehmung als (lebens)gefährlich. Von dort gelangt die Meldung dann an das limbische System, das für unsere Gefühle zuständig ist. Spezielle Bereiche des limbischen Systems, der Hippocampus und die Amygdala, auch als Mandelkern bezeichnet, veranlassen dann den Hypothalamus, die entsprechenden körperlichen Reaktionen auszulösen. Der Hypothalamus bewirkt über Nervenbahnen im Nebennierenmark die Ausschüttung von Adrenalin, Noradrenalin, Kortisol und Kortison.

Das sympathische und das parasympathische Nervensystem werden aktiviert. Das Entscheidende: Sind blitzschnelle Reaktionen für unser Überleben erforderlich, reagiert der Mandelkern auch ohne vorherige Verarbeitung und Bewertung der Großhirnrinde.

Wir kennen das z. B. dann, wenn wir durch ein plötzlich auftretendes Geräusch aufschrecken. Dann wird unser Körper in Bruchteilen von Sekunden auf Kampf, Flucht oder Verharren vorbereitet. Schon seit Urzeiten gibt es diese automatische Reaktion. Nur so konnten unsere Vorfahren überleben. Manchmal werden wir durch diese schnelle unbewusste Verarbeitung ohne tatsächliche Gefährdung in Angst versetzt.

WELCHE KÖRPERLICHEN SYMPTOME TRETEN AUF?

Folgende Angstsymptome (körperliche Veränderungen) werden durch das sympathische Nervensystem hervorgerufen:

- Unser Herzschlag erhöht sich und die Herzkranzgefäße erweitern sich.
- Unser Blutdruck steigt an.
- Die Blutgefäße der Haut und der inneren Organe verengen sich.
- Die Skelettmuskeln werden stärker durchblutet und spannen sich an, sodass wir bereit zu Kampf oder Flucht sind.
- Als Vorbereitung auf mögliche Verletzungen verdickt sich unser Blut.
- Unsere Bronchien erweitern sich, wir atmen schneller, um uns besser mit Sauerstoff zu versorgen.
- Wir verbrauchen mehr Energie, der Stoffwechsel wird beschleunigt.
- Wir verlieren den Appetit, die Verdauung wird eingestellt.
- Der Blutzuckerspiegel und die Blutfettwerte (Cholesterin) steigen.
- Unser Speichelfluss wird reduziert, der Speichel wird zähflüssig.
- Wir verlieren die Lust auf Sex, die Genitalien werden schwächer durchblutet.
- Unsere Pupillen erweitern sich, um das Sehfeld zu vergrößern und die Gefahr besser zu erkennen.
- Die Ausscheidung, Harn- und Stuhldrang werden eingestellt.

- Unsere Energiereserven (Zucker und Fette) werden angezapft, um genügend Energie für eine mögliche Verteidigung zu haben.
- Unsere Temperatur steigt im Körperinnern an.
- Wir haben kalten Schweiß.
- Wir sind hellwach und richten unsere Aufmerksamkeit auf die Gefahr.
- Wir sind nervös, unruhig und erregt.

Im Normalfall kommt es nach einigen Minuten zu einer Gewöhnung an die Situation. Das parasympathische Nervensystem kommt zum Einsatz. Es ist dafür zuständig, dass unser Körper wieder in den Normalzustand, zur Ruhe und Entspannung zurückkehrt. Wir bleiben jedoch noch einige Zeit erregt, bis das freigesetzte Adrenalin und Noradrenalin abgebaut sind.

WELCHE KÖRPERLICHEN SYMPTOME TRETEN AUF?
Dr. Doris Wolf

Das parasympathische Nervensystem veranlasst nun folgende Angstsymptome (körperliche Veränderungen):
- Unser Herzschlag verlangsamt sich und die Herzkranzgefäße verengen sich.
- Unser Blutdruck verlangsamt sich.
- Die Blutgefäße der Haut und der inneren Organe erweitern sich.
- Die Skelettmuskeln entspannen sich.
- Unser Blut verdünnt sich.
- Unsere Bronchien verengen sich, wir atmen langsamer.
- Wir sparen Energie ein, der Stoffwechsel wird verlangsamt.
- Die Verdauung kommt wieder in Gang.
- Die Insulinproduktion wird aktiviert.
- Unser Speichelfluss kommt wieder in Gang, der Speichel wird dünnflüssig.
- Unser sexuelles Verlangen kehrt zurück, die Genitalien werden stärker durchblutet.
- Unsere Pupillen verengen sich, wir weinen möglicherweise.

- Es kommt zu Blasen- und Darmentleerung.
- Unsere Energiereserven (Zucker und Fette) werden nicht mehr angezapft.
- Wir schwitzen. Die Körpertemperatur im Innern nimmt ab und in der Haut zu.

Bei intensiven Erregungszuständen und bei Panikanfällen können sowohl das sympathische als auch das parasympathische System gleichzeitig aktiviert sein.

2

WIE ALLES MIT DEM FERNSEHEN BEGANN

Schon in der Schule liebte ich es, vor der Klasse unterhaltsame Vorträge zu halten. Ich war neugierig auf andere Menschen, hatte Interesse an ihren Geschichten, stellte viele Fragen. Schon damals träumte ich davon, die Gastgeberin einer lebendigen Abendshow im TV zu sein.

Von meinem Umfeld bekam ich nicht sonderlich viel Bestätigung oder Unterstützung. Ich war ein Mädchen aus einfachen Verhältnissen mit überdimensionierten Träumen. Flausen im Kopf, wie man das nannte. Meine Familie hatte keine Beziehungen irgendwohin und mit Fernsehen schon gar nichts am Hut. Meine alleinerziehende Mutter rackerte sich ab, um meinen Bruder und mich über Wasser zu halten, und versuchte, uns so gut sie konnte unsere Wünsche zu erfüllen, aber das Geld war immer knapp.

Also begann ich schon mit zwölf Jahren, an den Wochenenden zu arbeiten. Vom Toiletten- und Fensterputzen im Bürokomplex übers BH-Verkaufen auf dem Wochenmarkt bis hin zum Zeitungaustragen: Es war alles dabei. Meine Ferien verbrachte ich auf einem Recyclinghof, wo ich an einem Fließband tote Katzen und volle

Gab es irgendwo auch nur die unscheinbarste Gelegenheit, eine Bühne zu betreten: Ich war da!

● ● ●

Babywindeln händisch vom Altpapier trennte. Ein paar Jahre später, etwa mit siebzehn, kam ein Nebenjob hinzu, den ich weit aufregender fand: Ich begann kleine Straßenfeste und Events zu moderieren. Und wenn es nur eine Tombola war. Gab es irgendwo auch nur die unscheinbarste Gelegenheit, eine Bühne zu betreten: Ich war da!

Die Schule lief so nebenbei – sobald ich mein Abi mit neunzehn in der Tasche haben würde, wäre ich weg aus meiner beschaulichen Ostseeheimat! Mir war klar, dass ich mit meinem Traum vom Fernsehen in Wismar nicht weit kommen würde. Trotzdem schrieb ich mich nach dem Abschluss in meiner ostdeutschen Kleinstadt für ein BWL-Studium ein. Wohl eine Art Übersprungshandlung. Mein Ziel war in Wirklichkeit Hamburg. Die Medienstadt war nur etwa anderthalb bis zwei Stunden mit dem Auto entfernt und erschien mir perfekt für meinen Karrierestart. Die Frage war nur: Wie könnte ich dort möglichst schnell landen? Die Gelegenheit sollte sich bald ergeben.

Ich war schon ein paar Jahre zuvor in meiner Stammdisco gefragt worden, ob ich nicht Lust hätte, meine unermüdliche Tanzlaune professionell zu nutzen und das Discopublikum in Partystimmung zu bringen. Ich war immer die Erste und Letzte auf der Tanzfläche. Ich liebte es, tanzte manchmal stundenlang durch, wenn die Musik für mich passte. Das Angebot, dafür bezahlt zu werden, war geradezu genial. Von da an tanzte ich also auf Boxen, Bühnen und Podesten und verdiente mit dem, was mir Spaß machte, gutes Geld neben der Schule. Ich wuchs da einfach so rein und konnte obendrein mein handwerkliches Talent an der Nähmaschine meiner Mutter ausleben: Oft saß ich tage- und nächtelang, schneiderte, nähte, klebte, bastelte mir aufwendige Showkostüme für meine Auftritte.

Eines Abends, kurz nach meinem Schulabschluss, sprach mich eine junge Frau in meiner Disco an: Ob ich nicht auch in Hamburger Clubs tanzen wolle? Ich sagte sofort zu.

Hätte ich schon damals gewusst, dass ich eines Tages als Moderatorin in den Nachrichten landen würde: Ich hätte es trotzdem getan. Ich mochte es. Und stand dazu. Auch wenn mich dieser Nebenjob später jahrelang verfolgen sollte.

Zunächst brachte er mich aber in meine Traumstadt. Mein BWL-Studium lief nur noch nebenher, wenn ich in meiner alten Heimat war, und irgendwann ließ ich es ganz sein.

Stattdessen landete ich nach einer Disconacht in Hamburg beim Casting für eine Band, die eine große Blondine suchte: Fun Factory – Next Generation. Die Band Fun Factory hatte ein paar Jahre zuvor, Mitte der Neunziger, mehrere Chartplatzierungen gehabt und war mit ihrem Euro-Dance-Pop ziemlich erfolgreich gewesen. Nach ihrer Auflösung 1997 wollte der Produzent nun ein Jahr später noch die eine oder andere Mark machen und suchte eine neue Besetzung. Drei neue Sänger und Rapper waren bereits am Start, ich sollte die große singende Blondine werden. Und Gott, war ich groß: Immer Plateauschuhe an, die damals heftig hoch waren, kam ich auf gut 1,90 Meter – mit langen blondierten Haaren fast bis zum Hintern. Meinen ersten Auftritt mit der Band in einem hautengen, knielangen schwarzen Pannesamtkleid werde ich nie vergessen. Wie aufgeregt ich war! Aber ich hatte keine Angst, im Gegenteil, es war ein großartiger Nervenkitzel und ich genoss ihn. Auf einer kleinen Bühne mit wenigen Hundert Zuschauer*innen ging es los, aber das sollte sich bald ändern. Irgendwann reisten wir durch die Welt. Waren mehrfach in Japan, wo unser Album in den Charts landete, und tourten durch Deutschland, Österreich, die Schweiz und Osteuropa. Gut vier Jahre ging das so. Ein Highlight war ein Auftritt auf einem Festival in Arad, Rumänien, vor 40 000 Zuschauer*innen. Sie konnten unsere Texte mitsingen und feierten uns wie wild. Es war beeindruckend und ein wahnsinnig tolles Gefühl, da oben auf der Bühne zu stehen. Nach der Show wurden wir von Soldat*innen vom Gelände eskortiert, sonst hätten uns die Fans überrannt.

Der einzige Haken an der Sache für mich: Ich durfte nur bei den Liveshows singen. Die Studioaufnahmen kamen von der späteren Ehefrau des Produzenten. Sollte unser Projekt ein Erfolg werden, wäre ich durch sie ersetzt worden. Davon sollte natürlich niemand etwas erfahren, und ich musste so tun, als wäre ich es, die auf dem Album gesungen hätte. Auch wenn ich trotzdem mein Ding machte: Es nagte an mir. Ich hasste es, das Publikum und unsere Interviewpartner*innen anlügen zu müssen. Und dennoch war es eine fantastische Zeit, in der wir als Band die Welt kennenlernten und wie Stars gehypt wurden. Und für mich war es *die* Chance, Publikumserfahrung zu sammeln für mein späteres Ziel, Moderatorin zu werden.

Aber wie sollte ich von der Euro-Dance-Band zum Fernsehen kommen? Noch lag die Fernsehkarriere in weiter Ferne. Es war ein Promotionjob, der mich ihr näher brachte:

Ausgestattet mit einem Hut, der aussah wie eine gigantische Sushirolle, und einem übergroßen Mantel aus Kuhfellimitat war ich zusammen mit einer Freundin als Promoterin bei einem Tennisturnier am Hamburger Rothenbaum im Einsatz. Wir sollten auf ein neues Restaurant aufmerksam machen. Ich nutzte die Gelegenheit direkt für mich und sprach ein Kamerateam vom öffentlich-rechtlichen Fernsehen an: „Ich will Moderatorin werden, was muss ich tun?" Sie schickten mich zu einem Team vom Privatfernsehen, das auch mit vor Ort war. Die Kolleg*innen waren glücklicherweise offen für meine Frage und luden mich ein, mich hier an Ort und Stelle vor laufender Kamera vorzustellen.

Und tatsächlich folgten nicht viel später ein Casting und ein Praktikum beim privaten Regionalfernsehen. Aber der Moderationsjob: Fehlanzeige. Der war noch nicht drin. Der damalige Geschäftsführer und Programmleiter sagte augenzwinkernd, ich hätte Talent, aber ich müsse, so wörtlich, „noch auf die Weide". Eine Formulierung, die ich nie vergessen habe. Diese Feststellung hatte zum Glück nichts mit dem Kuhmantel zu tun, den ich im Bewerbungsvideo getragen hatte. Der Mann meinte ganz einfach, ich müsse noch viel üben, das Handwerk erst mal lernen. Es blieb nicht sein letzter wichtiger Hinweis. Später wurde er für mich zu einem Mentor, den ich immer um Rat fragen konnte und dem ich mich noch heute verbunden fühle.

Also ab auf die Weide mit mir! In diesem Fall war das eine renommierte private Schauspielschule. Hals über Kopf bewarb ich mich kurz vor den letzten Terminen für ein Vorsprechen und bekam prompt einen der begehrten Ausbildungsplätze. Während des Studiums tanzte ich wieder nebenbei, trat mit der Band auf, kellnerte und arbeitete als Promoterin, um mir die Ausbildung zu finanzieren. Ich hatte gut zu tun.

Nicht nur deshalb waren die insgesamt drei Jahre Ausbildung hart. Ich musste viel einstecken, denn hier wurde niemand geschont. Im Gegenteil: Die Kritik der Schauspiellehrkräfte war unerbittlich, manchmal niederschmetternd. Es ging darum, die Schale unserer Persönlichkeit zu knacken, Eitelkeiten und Oberflächlichkeiten abzusprengen, um auf unseren wahren Kern zu stoßen. Erst dann würden wir authentisch sein und die jeweilige Rolle wahrhaftig erfühlen und ausfüllen können, um überzeugend zu spielen. Auch meine Sprechstimme veränderte sich durch diese Arbeit. War sie früher oft hoch und piepsig – das war immer wieder ein Kritikpunkt –, klang sie später voll, entspannt und warm, auch unter Anspannung.

Bei all den wertvollen Lernerfahrungen war es auch eine tränenreiche Zeit. Aus so manch tiefem Loch, in das ich in dieser Zeit fiel, musste ich mich sehr mühsam wieder herausarbeiten – ich fühlte mich schutzlos, extrem verletzbar, und doch setzte ich meine lädierten Einzelteile immer wieder neu zusammen. Und lernte viel über mich.

Die Schauspielausbildung ermöglichte es mir, viel mehr in meine Mitte zu kommen, als ich es je zuvor gewesen war. Ich lernte, sensibler auf das, was um mich herum passierte, zu schauen und auch im Umgang mit mir selbst aufmerksamer zu sein und meine eigenen Bedürfnisse zu erkennen. All das tat mir gut und bestärkte mich, weiter voranzugehen und mich nicht von meinem Weg abbringen zu lassen. Denn ich wusste nun mehr denn je, was ich wollte und wohin.

Heute denke ich, dass dies vielleicht die beste Vorbereitung auf das war, was eines Tages gefragt sein sollte: mit Druck, harscher Kritik und Selbstzweifeln umgehen, sodass es mich nicht komplett umhaut.

Denn, machen wir uns nichts vor, als Schauspieler*in auf der Bühne oder im Fernsehen oder etwa als Moderator*in vor der Kamera zu stehen, ist für viele ein Traumjob – und auch wenn er das durchaus sein kann, plötzlich bist du auch wahnsinnig angreifbar.

Auf einmal hat jede*r eine Meinung zu dir und glaubt, über dich urteilen zu dürfen. Ob es um die Frisur, die Klamotten, deine Persönlichkeit oder die Inhalte geht, für die du stehst. Durch Social Media ist es noch dramatischer geworden. Alle können heute ihren Senf dazugeben. Und oft ist das alles andere als freundlich.

Das musst du aushalten können. Ich war mir dessen überhaupt nicht bewusst, als ich damals ins Business einstieg. Unter anderem deswegen waren die Prozesse, die ich in der Schauspielschule durchlaufen habe, sehr wichtig und hilfreich für mich.

Dank meiner Entwicklung durch die Ausbildung und durch die Erfahrungen bei mehreren Castings hatte ich irgendwann begriffen, worauf es ankam. Es war ein herausfordernder Weg, aber endlich hatte ich verstanden, was ich zuvor immer wieder zu hören bekommen hatte: „Du musst das, was du moderierst, auch fühlen. Mit dem Inhalt verbunden sein. Wenn du dich vor die Kamera stellst, dann lässt du die Maske fallen. Du musst echt sein."

Ich nahm meinen Mut zusammen, rief noch einmal bei dem Mann an, der mich auf die Weide geschickt hatte, und bat nach drei Jahren und bereits zwei gescheiterten Versuchen bei seinem Sender um einen weiteren Termin. Ich absolvierte ein Casting als Wetterfee und durfte mich auch als Moderatorin des Regionalmagazins versuchen.

Und tatsächlich: Ein paar Wochen später bekam ich endlich den lang ersehnten Job beim Regionalfernsehen und sogar die Moderationsstelle des Magazins für Hamburg! Statt dem Angebot als freie Moderatorin zu folgen, bat ich um eine Ausbildung, ein Volontariat. Es gab weniger Geld, aber ich wollte den Job von der Pike auf lernen. Es sollte sich später als Vorteil herausstellen, denn ohne ein Volontariat in der Tasche hätte ich den großen Newsjob nicht bekommen.

Von den zwei Volontariatsjahren mit Schwerpunkt Moderation moderierte ich etwa anderthalb Jahre. Ich lernte mit Sprech- und Moderationstrainer*innen, wie ich mich vor der Kamera am besten verhalte. Sie zeigten mir, wie ich unter großer Anspannung locker wirke und fehlerfrei sprechen kann. Wie ich richtig betone, gucke und mich am besten bewege. Ich lernte, auch mit den größten Stresssituationen umzugehen, zum Beispiel live on air, wenn Pannen oder Missgeschicke passierten.

Meine Schauspielausbildung und meine Auftrittserfahrung auf zahlreichen Bühnen kamen mir dabei enorm zugute.

Den Rest der Zeit wollte ich unbedingt lernen, Magazinbeiträge zu erstellen, selbst zu drehen und zu recherchieren. Es war in dem Umfang damals nicht unbedingt notwendig, aber ich wollte so viel wie möglich mitnehmen, um auf den nächsten Schritt vorbereitet zu sein. Selbst wenn ich nicht genau wusste, wie der aussehen würde, meine innere Stimme sagte mir: „Du musst nach Köln. Du musst ins nationale Programm. Unbedingt." Das war es, wofür ich brannte. Ich wollte unbedingt weiterkommen, in die Unterhaltung gehen, eine eigene Abendsendung moderieren. Und ich hatte keine Zweifel daran, dass ich das auch schaffen würde.

Auch in diesem Fall ergriff ich die Chancen, die sich mir boten. Als eine der letzten Stationen meines Volontariats verbrachte ich vier Wochen bei einem Nachrichtensender in Köln und stieg nach dem Abschluss als Nachtredakteurin dort ein. Auch wenn Nachrichten nie das waren, was ich wirklich wollte, war es ein Glücksgefühl, endlich den Fuß in der Tür zu haben. Ein anderer Weg tat sich gerade auch nicht auf.

Achtzehn Nachtschichten im Monat waren irgendwann normal für mich, und das war okay so, ich nahm an, was auf mich zukam.

Meinen damaligen Chefredakteur ließ ich zur Sicherheit jedoch wissen: „Ich möchte unbedingt moderieren. Ein Magazin. Bloß *nicht* die

Nachrichten." Bei diesem Sender war vieles möglich, von Magazinen über Talks bis zur seriösen Newssendung. Möglicherweise hätte ich besser aufpassen sollen, was ich mir auf welche Weise wünsche. Denn es lief wie mit dem blauen Elefanten: Wenn es heißt, denke *nicht* an einen blauen Elefanten, tun wir genau das. Meinem Chefredakteur schien es genauso zu gehen. Nur dass der blaue Elefant in diesem Fall ich war – als Moderatorin in seinem Nachrichtenstudio.

Auch er sah mich zumindest anfänglich noch „*nicht* in den Nachrichten"! Am Ende saß ich genau dort. Ich bekam den Job als Moderatorin der Morgennews.

Ein Job in der Unterhaltung schien damit vorerst in weite Ferne gerückt. Wie hätte ich da auch hinkommen sollen? Was mir nicht klar war: Einmal in der Schublade, immer in der Schublade. Das Fernsehen folgt dieser Formel wie einem Naturgesetz. Es würde noch Jahre dauern, bis man mir eine unterhaltsamere Sendung anbot.

Gleichzeitig saß ich in dieser Schublade – ohne sie als solche zu erkennen – sehr gut. Es war großartig. Ich war Moderatorin und liebte es. Ich fühlte mich richtig und wichtig und kämpfte fleißig um die Anerkennung der „alten Hasen" in der Redaktion. Meine Newssendungen moderierte ich mit der nötigen Seriosität, Hintergrundwissen eignete ich mir nebenher nachts an, und da, wo ich konnte, in Überleitungen, bei bunten Themen, in leichteren Talks, lebte ich mein Unterhaltungstalent aus.

Ich war immer gut vorbereitet und zur Stelle, wenn man mich im Sender brauchte, egal wofür. Ich arbeitete jeden Tag morgens in der Frühschicht. Oft auch am Wochenende. Moderierte die ersten Sendungen von 6 bis 8 Uhr, arbeitete danach weiter als Redakteurin für den Rest des Arbeitstages. 3:30 aufstehen, 4:30 im Sender, 13:30 Feierabend. Und zu Hause ging es weiter. Ich wollte mich akribisch auf den nächsten Tag vorbereiten, fräste und bohrte mich hinein in die Themen, mit denen ich mich bisher kaum beschäftigt hatte.

Ich hatte den Anspruch, immer perfekt abzuliefern

●●●

Das tat ich allerdings weniger, weil es meinen wahren Interessen entsprach. Ich wollte einfach richtig gut werden, kompetent rüberkommen und mich dabei wohlfühlen. Nur so konnte ich dabei auch Spaß haben. Ich hatte den Anspruch, immer perfekt abzuliefern und eine sichere Bank vor der Kamera zu sein. Und das gelang mir auch.

Privatleben? Das war mir nicht so wichtig und lief eher nebenbei. Freundinnen traf ich kaum. Hatte ich in Köln auch noch nicht wirklich. Ich war schließlich neu in der Stadt und meistens mit der Arbeit beschäftigt. Einen Freund gab es allerdings. Wir sahen uns jedoch eher am Wochenende.

Er hatte wenig Verständnis dafür, dass ich mich von der einstigen „Tanzmaus" zur Früh-ins-Bett-Geherin entwickelt hatte und mein Drang, mir die Nächte um die Ohren zu schlagen, gegen null ging.

Ich wollte vorankommen, Karriere machen. Ich war hungrig nach Erfolg.

In diese Zeit fiel die Anfrage zu einem großen Casting. Ursprünglich hieß es, dass eine neue Moderatorin für das Morgenprogramm des Schwestersenders gesucht werde. Ich witterte meine Chance. Da wäre sie doch noch, die unterhaltsame Abwechslung! Ein Mix aus Talks, seriösen und bunten Themen, Ernsthaftigkeit und Unterhaltung. Das konnte ich mir nicht entgehen lassen.

Kurz vor dem Termin stellte sich heraus, dass es um eine ganz andere Sendung ging. Um das Flaggschiff des Senders: die Nachrichten. Dennoch ging ich hin. Es war fast schon eine Ehre, überhaupt zum Casting ausgewählt worden zu sein. Mehrere potenzielle Kandidatinnen waren geladen ... Ich war unfassbar aufgeregt, hatte nasse Hände, inneres Zittern, einen Herzschlag, den alle hätten hören müssen. Aber: Ich schaffte es, kam in die zweite Runde. Meine Haare, mein Make-up sollten dafür noch mal verändert werden. Ich ließ alles mit mir machen, auch wenn das Styling nicht meinen persönlichen Vorlieben entsprach. Das gehörte eben dazu und ich würde mich sicher entwickeln können. In mir wuchs die Hoffnung, diese große Sendung bald moderieren zu dürfen. Mein Traum von der Unterhaltung? Ach, egal! Wer vergibt so eine Chance? Ich jedenfalls nicht.

Und es lohnte sich: Tatsächlich bekam ich die Stelle. Ich war unendlich stolz auf mich, so weit gekommen zu sein. Ein einmaliges Gefühl.

Und dann saß ich da, im Newsstudio in Köln, in der bekanntesten Nachrichtensendung des Privatfernsehens. Es muss der 5. Januar 2008 gewesen sein. Ich war 29 Jahre alt und durfte das erste Mal als Wochenendvertretung auf dem Stuhl des deutschlandweit bekannten und beliebten Anchors der Sendung sitzen und durch die Nachrichten führen. Was für ein Riesending!!! Ich hätte ausflippen können vor Freude! Ich hatte so hart dafür gearbeitet, hierhin zu kommen, und ich genoss den Sieg. Ich liebte diesen unfassbaren Adrenalinkick, der mich schon seit Tagen permanent wie ein Duracell-Häschen auf den Beinen hielt, mich stark und sicher fühlen ließ, obwohl mir unter dem Tisch die Knie schlotterten. Meine Stimme war fest und klar, der Blick entschlossen, meine Mimik kontrolliert und der Situation entsprechend.

Ein riesiger Triumph! Nur wenige hatten bis dato wirklich an mich geglaubt und daran, dass ich diesen Traum wahr machen würde. Mein bisheriger Moderationsjob war toll, das hier aber war der Ritterschlag! Ich fühlte mich stark und erfolgreich – ich hatte es allen gezeigt.

ERSTE ZWEIFEL
—
DER WEG IN
DIE ANGST

Es ist müßig, darüber nachzudenken, was gewesen wäre, wenn … Das Leben läuft nun mal oft nicht so, dass Zeit genug ist abzuwägen. Türen gehen auf, und du musst dich manchmal schnell entscheiden, ob du durchgehst oder nicht, ohne dass du die Konsequenzen absehen kannst.

Aber was macht es mit dir, wenn du einen Weg eingeschlagen hast, der ganz knapp an dem Ziel vorbeiführt, das du eigentlich erreichen wolltest? Wenn dir das tatsächlich Erwünschte und Erhoffte die ganze Zeit weiter vor Augen ist, wie eine Karotte, die dem Esel vor der Nase baumelt? Dann gehst du vermutlich weiter, weil der ganz große Traum so greifbar nah ist.

So war es zumindest bei mir. Die Entscheidung für den Job in der Nachrichtenmoderation fiel leicht, weil sie absolut logisch war. Ich war beim Fernsehen, wo ich immer hinwollte. Ich durfte moderieren, was ich immer tun wollte. Und das nicht bei irgendeinem Sender und nicht in irgendeiner Show, sondern bei einem der größten Sender Deutschlands in deren Flaggschiff: den Nachrichten. Ich hatte mich reingearbeitet und fühlte mich gut dabei. Dass dieser Sender außerdem viel von dem zu bieten hatte, was mir so viel mehr entsprach, war die Karotte vor meiner Nase oder eben der leicht bittere Beigeschmack dieses Erfolgs.

3 ERSTE ZWEIFEL – DER WEG IN DIE ANGST

Ich war von Natur aus immer schon locker und schlagfertig, lebenslustig und *mein Ding* war die Unterhaltung. Statt Zeitung habe ich lieber Magazine gelesen, mit bunten, leichten Themen. Statt Politik und Wirtschaft hat mich immer mehr Mode, Prominenz und Gesellschaft interessiert. Mein BWL-Studium hatte ich aus Mangel an Interesse nicht abgeschlossen. Und genau an diesen Inhalten schied sich der gewählte Weg eben auch von dem gewünschten. Jetzt ging es um genau die Dinge, die mich noch nie besonders vereinnahmt hatten. Und die Themen, die mich begeisterten, fehlten. Obwohl der Job als Nachrichtenmoderatorin mir auch Spaß machte, wuchsen unbewusst Zweifel in mir, was mein Können betraf. Sie kamen immer mal wieder für kurze Momente auf, waren aber nie lange präsent, weil ich viel zu sehr damit beschäftigt war, meine Arbeit zu machen. Dennoch waren sie da, tief unter der wunderbar glatten Oberfläche.

So viel und so sehr ich mich auch in die Themen hineinbegab, die ich moderierte, so lang die Nächte vor meinen Sendungen auch waren und obwohl ich das, was ich da machte, verdammt gut machte: Diese Unsicherheit, so kann ich im Rückblick sagen, blieb mir all die Jahre. Und sie wurde später, durch die Panikattacken, immer massiver – wie hätte es auch anders sein können? Die Arbeit in diesem Job bedeutete für mich außerdem, mich zu einem Teil selbst zu verleugnen, um einem Bild zu entsprechen, von dem ich meinte, es nach Außen präsentieren zu müssen. Meine Persönlichkeitsanteile, die meiner Vorstellung von der seriösen Nachrichtensprecherin nicht entsprachen, unterdrückte ich. Es war fast wie eine Rolle, in die ich schlüpfte. Natürlich brachte ich auch große Teile meines Wesens mit ein, aber ich ließ eben auch ganz viel weg von dem Menschen, der ich eigentlich war. Vielleicht ist das im Leben einfach so, wenn du erwachsen wirst, dachte ich mir. Vielleicht musst du das hinnehmen.

Eine Geschichte aus der Anfangszeit meiner Moderationskarriere macht deutlich, wie sehr ich, wenn auch unbewusst, im Zwiespalt mit mir selbst war.

Es war im Januar 2008, ich hatte den Job gerade ein paar Tage. Die Weihnachtsfeier unserer Redaktion wurde in einem eleganten Restaurant mitten in Köln nachgeholt. Kolleg*innen der vielen Außenstudios waren da, alles angenehme Menschen, viele schon lange dabei. Ich war gerade mit dem Taxi angekommen und stand an, um meinen Mantel an der Garderobe abzugeben. Dabei hörte ich, wie sich zwei Kollegen vor mir unterhielten: „Hast du die Neue schon gesehen? Die ist toll!" Wow. Ich freute mich riesig über diese Bemerkung und gleichzeitig war es mir unangenehm. Die beiden gaben ihre Mäntel ab und gingen in Richtung ihrer Plätze, ohne mich gesehen zu haben. Zum Glück. Auch wenn ich sonst immer einen Spruch auf den Lippen hatte: Lob machte mich sprachlos. Nach außen wirkte ich dennoch total selbstbewusst. Gleichzeitig war in mir eine Stimme, die mich fragte: „Krass, du hast genau das erreicht, was du wolltest. Du bist Fernsehmoderatorin. Aber warum fühlt es sich nicht hundertprozentig toll an? Warum kannst du es jetzt nicht genießen?" Und ich konnte mir die Antwort selbst geben: „Weil das nicht hundert Prozent *du* bist! Weil du nicht wie andere ein abgeschlossenes Studium hast. Weil dein Traum doch eigentlich ein anderer ist." Dabei fühlte ich mich undankbar. Ich hätte doch so zufrieden sein können! Ich hatte meine Ziele so hoch gesteckt und hatte so viel Kraft investiert, um nun hier an diesem Ort in dieser Position zu sein. Ich war da, wo so viele andere gerne hinwollten.

Die inneren Zweifel wuchsen im Laufe der Zeit wie kleine, von außen unsichtbare Wurzeln unterhalb der Oberfläche. Und irgendwann fingen sie an, sich in einem Netz feinster Strukturen immer weiter zu verzweigen.

An dem Abend der Weihnachtsfeier wurde extrem gute Musik gespielt, und es reizte mich unendlich, zu tanzen, doch ich hielt mich zurück. Statt den ganzen Abend auf der Tanzfläche zu verbringen, blieb ich die meiste Zeit am Rand und sah verkrampft zu. Zu tanzen machte mir immer noch irrsinnige Freude, egal bei welcher Gelegenheit, und ich lebte darin eine Seite von mir aus, die ich mochte.

Tatsächlich hatte ich an der Garderobe aber nicht nur meinen Mantel abgegeben, sondern auch einen großen Teil von mir selbst.

Hier stand ich nun, und während die Tanzmaus in mir rief: „Los, rauf auf die Tanzfläche. Hab Spaß und genieß den Abend!", führte ich gepflegte Konversation, weil die Nachrichtenmoderatorin in mir noch lauter rief: „Oh Gott, sei bloß nicht zu sexy. Fall bloß nicht auf. Du musst doch jetzt seriös sein." In mir tobte ein Kampf. Das einzige Ziel war, nicht anzuecken und damit am Ende noch für negative Schlagzeilen zu sorgen.

Die Schlagzeilen erschienen wenige Wochen später trotzdem. Gerade saß ich mit einer Freundin abends in einem Restaurant beim Essen, als ich sah, wie der Verkäufer einer Tageszeitung von Tisch zu Tisch ging. Er trug das Blatt mit der Titelschlagzeile vor sich her: „Ich jobbte auf der Reeperbahn", dazu ein nicht gerade vorteilhaftes Bild von mir bei einem meiner Tanzauftritte. Innerhalb von Sekunden stand mir der kalte Schweiß auf der Stirn: Jetzt war es raus. Ich hatte natürlich gewusst, dass es einen Artikel geben würde, aber das Interview war harmlos gewesen. Dass meine Vergangenheit direkt die oberste Schlagzeile auf dem Titel werden würde, damit hatte ich nicht gerechnet. Ich hätte mich am liebsten unter dem Tisch verkrochen und wäre dort gern für die nächsten Wochen geblieben. Vor meinem inneren Auge sah ich mich schon am nächsten Tag mit hochroter Birne in die Redaktion kommen und alle würden mich anstarren. Verdammt. Dabei war ich mal so stolz auf diese Zeit und mich gewesen, und jetzt plötzlich hatte ich das Gefühl, einen Makel zu haben, der mich erneut als Newsmoderatorin auszubremsen drohte.

Denn tatsächlich hatte es zuvor schon zwei Situationen gegeben, in denen meine noch frische Position beim Nachrichtenfernsehen gewackelt hatte – eben weil meine Tanzvergangenheit zum Tuschelthema geworden war. Irgendwer hatte es „ausgegraben" und an die Chefredaktion meines damaligen Senders weitergetragen. Und eine Moderationsposition bei einem anderen Sender war mir aus diesem Grund dann abgesagt worden. Die Tanzvergangenheit sei nicht seriös. Das sei ein Ausschlusskriterium, hieß es.

All das und die Angst, wieder nicht „passend" zu sein, kam in diesem Augenblick im Restaurant wieder hoch. Gott sei Dank wussten meine neuen Chefs das alles bereits und standen hinter mir.

Auch wenn sich gefühlt bereits jeder Mensch im Restaurant mindestens einmal zu mir umgedreht hatte, wartete ich tapfer auf meinen Nachtisch. Meine Freundin versuchte der Situation mit Humor zu begegnen und kaufte direkt mehrere Exemplare. Wir lasen erst mal, was es da über mich zu erfahren gab.

Tja, und eigentlich war der Artikel nur heiße Luft und vollkommen unspektakulär. Was sollten sie auch erzählen: Ich hatte in bunten, schillernden Kostümen in Discos getanzt und mir damit meine Ausbildung finanziert. Mehr nicht. Aber bei einer Nachrichtenfrau war das natürlich eine Schlagzeile wert. Auch wenn mir meine Vorgesetzten daraus keinen Strick drehen würden: Es war nicht das, was der Sender in der Zeitung sehen wollte. Aus der Sicht meiner Chefredaktion, der Seriosität, Glaubwürdigkeit und Skandalfreiheit enorm wichtig waren, kann ich das tausendprozentig verstehen.

Diese Geschichte sollte danach am besten unerwähnt bleiben oder eben möglichst klein gehalten werden, so die Einigung mit meinen Chefs. Wenn mich von da an, zum Beispiel in einer Talkshow, jemand danach fragte, wechselte ich schnell und charmant das Thema. Besser nicht zu sehr darauf eingehen. Für mich aber fühlte es sich an wie Selbstverleugnung, als ob ich nicht sein durfte, wer und wie ich war.

Dass ich mich damit in eine Rolle begeben hatte, die mir nicht behagte und mir nicht entsprach, beschäftigte mich unbewusst mehr, als ich es für möglich gehalten hätte.

Es war wenige Wochen nach meiner ersten Moderation der Hauptnachrichten im neuen Job, als ich an meinem Schreibtisch in der Redaktion saß und mitbekam, dass ein Magazin des Senders gerade mit einer ehemaligen Moderationskollegin aus meiner Zeit in Hamburg besetzt wurde. Sie, ein freundlicher, aber kühler Typ, der für mich perfekt in die Nachrichten gepasst hätte – ich, der lebenslustige, emotionale Typ, der doch viel besser dieses Magazin mit unterhaltsamen, leichten Themen moderieren hätte können – zumindest in meiner Selbstwahrnehmung. Warum sah das keiner? Warum war es nicht umgekehrt? Wie konnten meine und die Sicht der anderen nur so unterschiedlich sein?

Die Antwort war ganz einfach: Weil niemand von dem wusste, was in meinem Inneren ablief. Weil ich die Rolle perfekt ausfüllte. Mit meinen 29 Jahren saß ich da, hatte nie Politik studiert, stattdessen eine Schauspielschule besucht. *Aber* ich hatte gezeigt, dass ich moderieren konnte, selbst Themen, von denen ich meinte, keine Ahnung zu haben. Keine*r – außer mir – schien auch nur den geringsten Zweifel an mir zu haben.

Ich erinnere mich noch an eine Situation in der Anfangszeit beim Sender, in der mich das Gefühl, fehl am Platz zu sein, vollkommen vereinnahmte. Es war eine außergewöhnliche Wetterlage, deswegen wurde unser Wettermoderator direkt mit ins Studio geholt. So stand er, erfahren und kompetent, rechts neben mir, und meine Kollegin für den Sport, seriös und lange dabei, saß links von mir. Beide hätten meine Eltern sein können, beide hatten schon Jahrzehnte erfolgreich vor der Kamera gestanden. Und da saß ich in der Mitte und war der Anchor der Sendung. Ich fand das surreal und

Warum ich? Hatte ich diese Aufgabe verdient?

● ● ●

fragte mich, wie ich dazu kam. Warum ich? Hatte ich diese Aufgabe verdient? Diese innere Stimme verstummte einfach nicht.

In einer bunten Sendung hätte das für mich keine Bedeutung gehabt. Da wäre ich innerlich total selbstbewusst gewesen. Aber in diesem Kontext setzte mich das enorm unter Druck.

Anders ging es mir damit nur in einer einzigen Situation. Es war noch vor meiner ersten Panikattacke, als ich die Gelegenheit bekam, ins Hauptstadtstudio zu gehen und dort redaktionell zu arbeiten. Ich ging im Bundestag ein und aus und führte zahlreiche Interviews. Dort war ich am Puls der Zeit, war bei Hintergrundgesprächen dabei und erarbeitete Beiträge zum aktuellen politischen Geschehen, die am Abend auf Sendung gingen. Ich hatte das Gefühl, wirklich drin und dran zu sein, zu wissen, worüber ich spreche. Dieses Gefühl ist mir, zurück in Köln, wieder abhandengekommen. Da war ich gefühlt weit ab vom Schuss. Klar, ich beschäftigte mich auch jeden Tag mit der Hauptstadtpolitik, aber ich war einfach nicht im Inner Circle, hatte keine Menschen zum Thema befragt, keine Stimmungen erlebt, keine Atmosphäre aufgesogen. Bei dem, was ich da in Köln im Studio jeden Tag machte, konnte ich nicht so tief eintauchen. Und so konnte ich die Angst, es nicht draufzuhaben, mich nicht auszukennen, nicht zu wissen, wovon die da sprechen, nur schwer kompensieren. Ich hatte immer den Standpunkt: Wenn ich einen Beitrag zu einem Thema moderiere, muss ich richtig tief in der Materie sein. Jedes noch so kleine Detail kennen. Das erzeugte natürlich enormen Druck. Und befeuerte sicher meine Panikattacke. Nächtelang las ich Zeitung, erarbeitete mir die Profile meiner nächsten Interviewpartner*innen, ihre Standpunkte und Meinungen, und formulierte riesige Fragenkataloge für Gespräche von drei Minuten.

Ich war parallel zu meinem neuen Job weiterhin auch bei meinem anderen Sender in den Nachrichten tätig – die zusätzlichen Nachtschichten zu Hause sorgten daher für ein enormes Arbeitspensum. Aber diese Vorbereitung war für mich ein Sicherheitsnetz und gab mir Selbstvertrauen. Es nicht zu tun, hätte mir Angst gemacht, mich verunsichert. Die Stimmen, die in meinem Kopf riefen: „Das kannst du nicht. Das schaffst du nicht. Das willst du doch eigentlich gar nicht", konnte ich so wunderbar ruhigstellen und ihnen zeigen, dass ich es eben doch konnte und immer besser wurde.

DER BEGINN MEINES INNEREN KAMPFES

Dann war er da, dieser Tag der allerersten Panikattacke, die mich in den Kurznachrichten am Nachmittag überfiel. Sie kam für mich zunächst aus dem Nichts. Natürlich wusste ich um meine Unsicherheiten. Aber gleichzeitig war ich überglücklich, in der Position zu sein, in der ich war.

Immerhin war ich jedes Wochenende Moderatorin der Hauptnachrichten des Senders. Mein Chef war überzeugt von meinen Fähigkeiten und förderte mich. Ich war immer souverän, selbst in den größten Stresssituationen sah man mir die Aufregung nicht an, ich konnte mit Lampenfieber und Druck umgehen. Meine Kolleg*innen waren durch die Bank weg nett. Mit einer der jungen Kolleginnen verband mich mittlerweile sogar eine enge Freundschaft. Der Job war einfach alles in allem wie ein Sechser im Lotto, eine Chance, die man im Leben kein zweites Mal bekommt. Eigentlich hätte ich mich rundum wohlfühlen und glücklich sein können.

Ich sagte mir also innerlich, dass es keinen Grund gebe, an mir oder meinem Weg zu zweifeln. Ich verdrängte meine Unsicherheiten in die hinterste Ecke meiner Selbstwahrnehmung, verrammelte das Versteck und stellte mich taub für die inneren Stimmen, die weiter riefen. Ich fühlte mich souverän mit dem Schlüssel in der Hand. Dass diese Gefühle der Unsicherheit es schaffen würden, die Türen zu durchbrechen und mich aus dem Hinterhalt zu überwältigen, damit hatte ich nicht im

Geringsten gerechnet. Die Panik hatte meinen Stolz, so weit gekommen zu sein, binnen weniger Minuten zerschlagen. Meine Liebe zu meinem Job, zu moderieren und zu recherchieren, hatte ihre Kraft verloren. Ich hatte der Attacke nichts entgegenzusetzen.

Okay, es gab einen weiteren Punkt, der mich in der Zeit vor der Panik geschwächt hatte: Ich hatte monatelang deutlich zu viel gearbeitet. Allein vor dieser Sendung gut drei Wochen am Stück. An den Wochenenden sah man mich als Moderatorin bei der Hauptnachrichtensendung und unter der Woche hatte ich mich weiterhin bei meinem anderen Job in alle möglichen Redaktions- und Moderationsdienste eintragen lassen oder freie Veranstaltungsmoderationen angenommen. Ich war immer da, wenn man mich brauchte, und sagte selten Nein, wenn ein Dienst besetzt werden musste. Meine Beziehung hatte ich beendet. Es hatte einfach nicht gepasst. Auch wenn es mich traurig gemacht hatte, fühlte ich mich frei. Ich konnte Gas geben. Karriere machen. Keiner stand mir mehr im Weg und nörgelte herum, wenn ich keine Zeit hatte. Das hatte ich genutzt und einfach keine Pause mehr gemacht. Dass ich mir im Grunde meines Herzens eine intakte, glückliche Beziehung wünschte, ignorierte ich. Dabei hätte ich mehr Privatleben und Zeiten zum Durchatmen dringend gebrauchen können. Nur von allein gestand ich mir das in dem nötigen Maß nicht zu.

Immerhin war mir aber klar, dass mein Arbeitspensum zu diesem Zeitpunkt nicht mehr gesund sein konnte, und so hatte ich mich schon im Vorfeld des Zwischenfalls für die kommenden zwölf Tage nicht in den Dienstplan eintragen lassen. Ich war erschöpft und hatte diese Pause zum Durchschnaufen eingeplant, um danach wieder den vollen Einsatz bringen zu können. Sie kam leider keine Sekunde zu früh. Im Gegenteil.

Nach diesem Horrortag meiner ersten Panikattacke war ich am Ende.

Eine Auszeit zu nehmen, mit viel Ruhe – das würde mir jetzt guttun, dachte ich, und mich wieder regenerieren. Sicherlich wäre der ganze Spuk dann schnell wieder vorbei. Ich schwor mir, wieder aufzutanken und besser auf meinen Körper zu hören, bevor mich ein Burn-out komplett lahmlegte. Diese Attacke war eindeutig ein Signal dafür, dass ich zu viel arbeitete und mir unbedingt eine Auszeit gönnen musste. Dachte ich.

KÖNNEN PANIKATTACKEN UND BURN-OUT IM ZUSAMMENHANG STEHEN?

DR. MICHAEL KLESSASCHECK: Das Burn-out-Beschwerdebild wird definiert als ein Risikozustand, der in Zusammenhang mit chronischem Stress durch Arbeitsbelastungen aufgetreten ist und sich durch drei Hauptmerkmale auszeichnet: Erschöpfung, Leistungsminderung und Zynismus als eine innere Distanz gegenüber der Sinnhaftigkeit der eigenen Arbeit.

Aus diesem Risikozustand können sich bei anhaltender Überforderung sowohl psychische – zum Beispiel Schlafstörungen, Depressionen, Angststörungen – als auch körperliche Erkrankungen – zum Beispiel Tinnitus oder hoher Blutdruck – entwickeln.

Das Risiko für einen Burn-out-Zustand ist abhängig von Arbeitsplatzfaktoren und individuellen Faktoren.

Zu den Arbeitsplatzfaktoren gehören Überlastungen durch Arbeitsumfang und Arbeitstempo, Arbeitsplatzunsicherheit, Mangel an Anerkennung und Wertschätzung sowie ein Mangel an Fairness.

Zu den individuellen Faktoren gehören psychische und körperliche Vorerkrankungen, Schwierigkeiten in der Stressregulation, des Erholungsverhaltens sowie der Verfügbarkeit von sozialen Unterstützungen.

Wer annimmt, von einem Burn-out-Syndrom betroffen zu sein, sollte zunächst die persönlichen Bedingungen genau untersuchen. Dabei ist es auch wichtig, eine mögliche körperliche Erkrankung als Ursache der Erschöpfung auszuschließen. Auch ist zu hinterfragen, ob sich aus dem Burn-out-Zustand bereits psychische Folgen mit Krankheitswert, zum Beispiel eine Angststörung, Depression oder ein Medikamenten- bzw. Alkoholmissbrauch ergeben haben. Mit diesem Gesamtüberblick erschließen sich dann die Ansätze für eine gezielte, individuelle und umfassende Behandlung.

Eine Angststörung könnte somit einer Burn-out-Entwicklung als Risikofaktor vorausgegangen sein oder als Folgezustand begleitend aufgetreten sein.

KÖNNEN PANIKATTACKEN UND BURN-OUT IM ZUSAMMENHANG STEHEN?
Dr. Michael Klessascheck

Zum Burn-out hat die deutsche Gesellschaft für Psychiatrie und Psychotherapie, Psychosomatik und Nervenheilkunde bereits 2012 in einem Positionspapier auf den Zusammenhang zwischen bestimmten Arbeitsfaktoren und psychischen Gesundheitsrisiken hingewiesen (dgppn.de). Zur Vorbeugung von Burn-out ist nicht nur der einzelne Mensch gefragt, seine Ressourcen gesund zu halten, sondern auch das betriebliche Gesundheitsmanagement, Betriebsärzte, Krankenkassen und auch die Politik.

BURN-OUT
Burn-out ist zwar derzeit noch keine definierte, medizinisch anerkannte Gesundheitsstörung. Die Weltgesundheitsorganisation hat aber nun 2019 (in Kraft tritt die neue Klassifikationsliste mit dem Namen ICD-11 erst im Januar 2022) Burn-out als Krankheit anerkannt, wobei mit der bekanntgegebenen Entscheidung Experten eine Definition vorlegen, in der sie das Phänomen auf chronischen Stress am Arbeitsplatz, der nicht erfolgreich verarbeitet wird, zurückführen. Dabei werden drei Dimensionen der Krankheit hervorgehoben: ein Gefühl von Erschöpfung, eine zunehmende geistige Distanz oder negative Haltung zum eigenen Beruf sowie verringertes berufliches Leistungsvermögen. Zudem weist die WHO darauf hin, dass der Begriff Burn-out ausschließlich im beruflichen Zusammenhang und nicht für Erfahrungen in anderen Lebensbereichen verwendet werden sollte.
Das Burn-out-Syndrom bezeichnet einen vollständigen und für die Betroffenen zunächst unerklärlichen Motivationsverlust. Dieses ‚Ausbrennen' geschieht nicht schlagartig, sondern geht schleichend voran. Zentrale Faktoren bei der Entstehung von Burn-out sind oft mit großem Ehrgeiz verfolgte Ziele und Bedürfnisse, die nicht oder nur mit großen Opfern erreicht werden können. Daraus können dann bei Nichterreichen der Ziele Verzweiflungsgefühle und bei Erreichen Erschöpfungszustände resultieren. Dies geht meist mit einem Rückzug aus dem gewohnten sozialen Umfeld einher. Das Endstadium des Burn-outs – ‚Meltdown' – ist durch chronische Hilflosigkeitsgefühle und Suizidgedanken geprägt.[2]

Nach der Panikattacke hatte ich also glücklicherweise fast zwei Wochen Ruhe vor mir. Ich hatte eine wunderschöne Wohnung mit einem hübschen kleinen Balkon am Stadtrand. Da draußen war ich, wann immer ich es wollte, ungestört. Wenn jemand klingelte, konnte er oder sie nicht einmal sehen, ob ich zu Hause war. Dafür mussten Besucher*innen erst durch einen großen Garten gehen, um zum Haus zu kommen. Ich konnte mich dort komplett zurückziehen. Und das tat ich auch. Es war Anfang September. Ich wollte viel schlafen, gesund essen, Sport machen und den Spätsommer auf meinem Balkon genießen – solche Phasen halfen mir eigentlich immer, schnell wieder in Form zu kommen.

Aber diesmal war es anders. Ich konnte nicht mal schlafen. Mein Kopfkino hatte durchgehend Programm. Vor meinem inneren Auge spielte sich immer wieder die Attacke ab und die Gedanken kreisten: „Oh mein Gott, was war da mit dir los? Warum hattest du so eine Panik und was sollte das alles überhaupt?" Während mich diese Fragen quälten, wuchs meine innere Unruhe, so etwas wieder zu erleben. Wie sollte ich dann meinen Job machen? Ich wusste ja gar nicht, wie es zu diesem Anfall gekommen war und was ihn ausgelöst hatte, außer dass ich eben falsch geatmet hatte. Aber das war doch im Grunde nicht so schlimm. Mein Gehirn ratterte wie ein alter Filmprojektor und zeigte die immer gleichen Szenen des letzten Moments im Studio. Ich konnte es nicht abstellen. Ich bekam Schweißausbrüche und gleichzeitig liefen mir kalte Schauer über den Rücken. Mein Herz klopfte wie wild, und das alles, obwohl ich mich nicht im Geringsten bewegte. Ich hatte von heute auf morgen unfassbar große Angst! Angst, dass alles wiederkommen und mich erneut überfallen würde, dass dies das Ende meiner Karriere sein würde und ich plötzlich vor dem Nichts stünde. Ich, die immer die Zügel in der Hand hielt. Die immer nach vorn ging und sich ihren Weg suchte.

An Sport als Ausgleich, wie ich es eigentlich geplant hatte, war in diesen zwei Wochen nicht zu denken. Mein Körper fühlte sich krank und kraftlos an. Langsames Spazierengehen war das Einzige, was ich an manchen Tagen noch irgendwie zustande brachte, und selbst das war ein enormer Kraftakt. Ich weinte viel, mein Gesicht war davon aufgequollen und ich mochte schon deshalb nicht aus dem Haus gehen. Der Blick in den Spiegel auf diese traurige Gestalt, zu der ich urplötzlich geworden war, erschreckte mich und ließ mich innerlich noch tiefer fallen. Ich hatte das Gefühl, gegen etwas in mir zu kämpfen, von dem ich nicht einmal wusste, was es war. Ich konnte meinen Gegner nicht sehen, kannte ihn nicht und wusste überhaupt nicht, wo ich ansetzen sollte.

Ich war so unendlich müde und erschöpft von alldem. Ich wollte schlafen, wollte Ruhe, und gleichzeitig lief in meinem Kopf pausenlos der Angstfilm, in dem sich alles, was passiert war, stetig wiederholte. Und ich fühlte mich, als wäre ich ganz allein in diesem schrecklichen Kino.

Die Tage vergingen einfach so, ohne dass ich irgendetwas tat. Manchmal schaffte ich es an einem ganzen Tag nur, mich vom Bett zum fünf Meter entfernten Sofa in mein Wohnzimmer zu schleppen. Wenn ich nicht mehr konnte, und das war öfter der Fall, blieb ich auch mal für ein paar Stunden auf halber Strecke am Boden liegen.

Gab es Momente, in denen ich irgendwie dazu in der Lage war, telefonierte ich. Ich rief meine Freundinnen an oder sprach mit Bekannten und wollte von ihnen erfahren, ob sie so etwas Ähnliches auch schon erlebt hatten. Es beruhigte mich, mich mitzuteilen und von anderen zu hören, dass ich vielleicht doch nicht ganz allein mit meinem Problem war, dass es Menschen gab, die mich verstanden.

Aber wirklich helfen konnte letztlich keiner. Und ich wollte auch niemanden damit zu sehr in Beschlag nehmen oder gar irgendwem zur Last fallen. Also versuchte ich, den ganzen Wahnsinn möglichst allein zu bearbeiten.

Ich fing an, nach Büchern zu recherchieren, die mir helfen könnten. Aber damals war es noch nicht so, dass eine Bücherbestellung schon am nächsten Tag vor der Haustür lag. Und die Vorstellung, in eine Buchhandlung zu gehen, um nach Literatur zum Thema Angst und Panik zu fragen, stresste mich. Ich wollte in meinem Zustand auf keinen Fall irgendwo gesehen werden.

Meine Mittel zur Selbsthilfe waren entsprechend begrenzt.

Der Gang zum Arzt erwies sich nach gut einer Woche als unabwendbar. Es ging mir einfach nicht besser, und der Tag, an dem ich zurück vor die Kamera musste, rückte näher.

Ich hatte ein lockeres Verhältnis zu meinem Hausarzt und wir pflegten einen freundschaftlichen Umgangston. Als ich ihm von meinem Erlebnis erzählte und wie es mir damit ging, sah er mich über den Rand seiner Brille an: „Das ist nicht so schlimm, Annett. Ich kann dir einen Tranquilizer verschreiben. Das wird dir erst mal helfen und dich beruhigen. Viele Schauspieler und Leute vor der Kamera, die in der

Öffentlichkeit stehen und Druck aushalten müssen, nehmen das." Er drückte mir ein Rezept in die Hand, gab mir noch den Rat mit auf den Weg, mich gut auszuruhen und mal ein bisschen runterzufahren, und schickte mich damit zur Apotheke.

Über die Option, dass sich meine Panikattacke wiederholen könnte, sprachen wir nicht. Genauso wenig wie über eine weitere Behandlung, Therapie oder Ähnliches. Wahrscheinlich hielt er mich einfach nur für etwas überarbeitet. Schließlich kannte er mich als eine lebensfrohe und lockere, fröhliche Patientin, die selbst mit größeren Schmerzen noch Scherze machte.

BENZODIAZEPINE

Benzodiazepine gehören zu den sogenannten Tranquilizern und haben eine rasch einsetzende, angstlösende und beruhigende Wirkung. Sie haben die Zulassung für die Akutbehandlung von Spannungs-, Erregungs- und Angstzuständen, nicht jedoch für die Behandlung von Angststörungen. Ihr Vorteil ist der schnelle Wirkeintritt. Im Gegensatz zu Antidepressiva, mit denen Angsterkrankungen behandelt werden, kommt es nicht zu Unruhe bei Behandlungsbeginn. Eine Sedierung kann jedoch die Reaktionsfähigkeit stark beeinträchtigen. Der Hauptnachteil bei längerem Gebrauch ist das Risiko von Abhängigkeit und Entzugssymptomen beim Absetzen. Gegen eine Langzeiteinnahme von Benzodiazepinen gibt es noch weitere Bedenken. Außerdem haben Benzodiazepine nur einen begrenzten Nutzen bei begleitenden psychischen Störungen wie Depressionen, die oft im Zusammenhang mit Angstzuständen auftreten. Benzodiazepine sollten daher bei Angststörungen nur zeitlich befristet und in Ausnahmesituationen unter einer besonderen Risiko-Nutzen-Abwägung angewendet werden.[3]

Die Tranquilizer beruhigten mich. Ich hatte das Gefühl, in Watte gepackt und nicht mehr ganz so aufgewühlt zu sein. Jedenfalls halfen sie mir, besser zu schlafen. Wenn ihre Wirkung aber nachließ, ging das Kopfkino wieder los und das Gedankenkarussell sprang wieder an: „Was ist, wenn das wieder passiert? Was machst du dann? Du hast solche Angst, das kannst du nicht aushalten." Ich wollte meinen Job auf gar keinen Fall aufgeben müssen oder gar verlieren.

Der Moment der Panik, den ich erlebt hatte, hatte sich im Laufe der zwei Wochen immer mehr in mein Unbewusstes eingegraben. Mit der Vertiefung dieser Spur in meinem Innersten war auch die Angst vor einer erneuten Panik immer größer geworden. Noch war ich nicht so weit, diese Dynamik zu verstehen, aber davon aufgerieben und am Ende der zwei Wochen fast noch erschöpfter als zu Beginn ging ich schließlich wieder zurück zur Arbeit.

DIE ZWEITE ATTACKE

Ich hatte ein mulmiges Gefühl. Die Angst davor, dass die Panik vor der Kamera wiederkommen könnte, quälte mich. Ich fühlte mich hundeelend, kraftlos, ausgelaugt. Ich hatte gehofft, nach diesen zwölf Tagen wieder ausgeruht und voller Elan zur Arbeit zu gehen. Aber es war alles andere als das.

Selbst das Halten meiner Teetasse am Morgen war mir schon zu viel. Dieser kraftlose Zustand nahm mich gedanklich dermaßen ein, dass meine negativen Gedanken alles zusätzlich verschlimmerten. Ich hätte so gern die Reißleine gezogen und mich krankgemeldet. Aber mein schlechtes Gewissen war stärker. Ich wusste, wenn ich kurzfristig absagte, würde es für die Redaktion ein Riesenakt werden, einen Moderationsersatz zu bekommen. Am Wochenende war das ein großes Problem. Ich wollte niemandem Stress bereiten und wollte nicht als unzuverlässig dastehen. Also versuchte ich, es durchzuziehen.

Selbst das Halten meiner Teetasse am Morgen war mir schon zu viel

•••

Nach dem knapp zweiwöchigen Urlaub, der definitiv das Gegenteil von erholsamen Ferien gewesen war, kam ich an einem Samstag wieder zurück in die Redaktion. Der gefürchtete Nachrichtenüberblick am Nachmittag blieb mir an diesem Tag glücklicherweise erspart.

Ich erinnere mich aber, als wäre es gestern gewesen, wie ich an dem Samstag das erste Mal wieder die Abendsendung moderierte. Ich hatte

5 DIE ZWEITE ATTACKE

befürchtet, dass sich die Angst auch dann wieder zeigen würde. Den mächtigen Schlag, der dann kam, hatte ich aber beim besten Willen nicht vorausgeahnt.

Zwei Minuten vor der Livesendung versuchte ich, mich gedanklich von meiner Aufregung und der aufkommenden Übelkeit abzulenken. Ich konzentrierte mich noch einmal auf die Texte auf den Blättern vor mir, doch mein Gehirn war wie benebelt. Ich konnte gar nicht verarbeiten, was da stand. Ich war schrecklich nervös. Hatte ich bis eben noch die leise Hoffnung gehabt, dass ich es ohne Zwischenfall überstehen würde und die Panik nicht wiederkäme, wusste ich jetzt mit jeder Sekunde, die der Anfang der Sendung mit der Openingmusik näher rückte, dass das nicht so sein würde. Und Millionen Zuschauer*innen würden an ihren Fernsehern live dabei sein und alles mitbekommen. Es gab kein Entkommen. Ich fühlte eine immer stärker werdende innere Unruhe. Während meiner einleitenden Begrüßungsmoderation spielte sich in mir erneut ab, was ich vor ziemlich exakt zwei Wochen auf diesem Stuhl erlebt hatte: schiere Panik – ich spürte, wie sie mit jedem Wort, das ich zu sagen hatte, immer größer und größer wurde. Ich konnte vor meinem inneren Auge direkt sehen, wie sich eine riesige schlammige Panikwelle vor mir aufbaute, immer weiter anwuchs und näher kam. Und ich stand da, sah sie voller Angst auf mich zukommen, wollte eigentlich schreiend weglaufen und musste doch so tun, als wäre alles in Ordnung.

Diese irren Szenen spielten sich in meinem Kopf ab und nahmen langsam Besitz von meinem Körper, während ich mich lächelnd zur Sportmoderatorin neben mir wandte und sie begrüßte, um mich danach in die nächste Kamera zu drehen und die erste richtige Beitragsanmoderation vorzutragen. Ich hatte den Text schon in der Redaktion zur Sicherheit gefühlt hundertmal gelesen und schaffte es, zumindest die Sätze, trotz meines inneren Überlebenskampfes, fehlerfrei abzulesen.

Und während ich all das tat, wuchs die Welle weiter an. Mir schoss der Gedanke durch den Kopf: Entweder falle ich jetzt tot vom Stuhl und alles ist endgültig vorbei, oder ich kämpfe und bleibe da, wo ich bin.

Und wieder blieb ich sitzen, mein Körper verkrampfte sich, um auch wirklich nicht vom Stuhl zu fallen, meine Füße versuchten sich in den Boden zu krallen, als die Panikwelle innerlich über mich hereinbrach und mich mit sich riss.

Ich versuchte, weiterzulesen und zu atmen. Irgendwie. Ich hatte Todesangst – doch der Instinkt zu überleben war größer. Ich wollte aus dieser Welle wieder auftauchen und weitermachen. Ich musste da durch, wenn ich nicht für immer untergehen wollte. Atemlos rettete ich mich zum nächsten Beitrag. Jetzt hatte ich gut zwei Minuten Zeit, mich wieder zu sammeln.

Niemand von außen sah diesen unfassbaren Kraftakt, der sich in mir abspielte. Meine Kollegin neben mir verfolgte interessiert die Sendung und niemand aus der Regie sprach mich an. Ich konnte also für einen Moment atmen. Nur leider war die Sendung längst nicht zu Ende. Ich hangelte mich irgendwie von Moderation zu Moderation, die Welle kam wieder, war jedoch nicht mehr ganz so groß – und irgendwie schaffte ich es, den Kopf bis zum Ende über Wasser und diese Sendung durchzuhalten. In der anschließenden Redaktionskonferenz, die immer nach der Sendung stattfand und eine kurze Auswertung beinhaltete, hatte niemand eine Anmerkung zu meiner Performance. Ich war unglaublich erleichtert. Und konnte es gleichzeitig kaum glauben, dass tatsächlich niemand etwas wahrgenommen hatte. Heute weiß ich, dass solche Attacken oft im Verborgenen stattfinden, die Menschen um einen herum es gar nicht wahrnehmen. Genauso war es bei mir und blieb es all die Jahre, die ich vor der Kamera mit Panikattacken zu kämpfen hatte.

Dass meine Kolleg*innen nichts mitbekommen hatten, tröstete mich allerdings nicht über mein Unglück hinweg: Nach dieser weiteren Attacke war ich vollkommen niedergeschlagen. Ich hatte inständig gehofft, durch die vorangegangene zweiwöchige Pause wieder zu mir gefunden zu haben. Mein Zustand, in dem ich angetreten war, hatte mir dazu nicht gerade Anlass gegeben, aber dennoch hatte ich mich an diese Hoffnung geklammert. Und was wäre mir auch anderes übrig geblieben? Ich wusste nicht, wie ich sonst hätte mit der Situation umgehen sollen. Ich konnte nicht im Geringsten einschätzen, was überhaupt mit mir los war. Und weil ich davon überzeugt war, es müsse weitergehen, hatte ich all meine Kraft zusammengenommen und einfach versucht, da durchzukommen. Ich war mal wieder ins eiskalte Wasser gesprungen. Nach dem Motto: Augen zu und durch, wird schon irgendwie werden.

Doch das Gegenteil war der Fall. Ich hatte mich, ohne es damals bewusst wahrzunehmen, selbst in diese Spirale aus Angst vor der Panik hineinmanövriert. Mit meinen eigenen Gedanken. Und ab einem gewissen Punkt ist die Spirale nicht mehr zu stoppen. Es konnte gar nichts

> Im zweiten Teil des Buches erkläre ich dir unter „Die Macht der Gedanken", S. 143, wie du durch deine Gedanken dein eigenes Erleben erschaffst und was das mit deiner Angst zu tun hat.

anderes folgen als eine erneute Panikattacke. Ich hatte sie unbewusst herbeigeführt.

Die erste Panikattacke war scheinbar aus dem Nichts gekommen. Wie eine Naturgewalt. Als gigantische Flutwelle war sie über mich hereingebrochen und hatte mich weggerissen. Und genauso plötzlich, wie sie gekommen war, war sie auch wieder verschwunden. Doch sie hatte eine Spur der Verwüstung in mir hinterlassen. Zurück blieb eine Angst, die mir wie schwarzer, klebriger Schlick in den Knochen saß und mich fast bis zur Bewegungsunfähigkeit lähmte.

Nach der zweiten Attacke wusste ich, dass es sich nicht um ein einmaliges Unwetter gehandelt hatte, das einfach wieder vorbeigezogen war. Vielmehr hatte ich es hier mit etwas zu tun, das mein Leben radikal veränderte. Nichts war mehr wie zuvor. Mir war klar, dass diese Angst jederzeit wieder die Panik in mir heraufbeschwören konnte und dass diese Panik mir erneut den Boden unter den Füßen wegziehen würde. Irgendwann würde ich in der Wucht dieser Panikwelle ersticken. Was sollte ich dagegen tun?

WIE ENTWICKELT SICH AUS EINER PANIKATTACKE EINE STÖRUNG?
Dr. Doris Wolf

WIE ENTWICKELT SICH AUS EINER PANIKATTACKE EINE STÖRUNG?

DR. DORIS WOLF: Bei Menschen, die unter Angstzuständen wie Panikattacken leiden, liegt der Anteil von Frauen bei 60 bis 75 Prozent. Die Betroffenen laufen meist jahrelang zu Ärzten und werden mit Tabletten behandelt, ohne dass die Ursachen erkannt oder behandelt werden. Sie bekommen den Eindruck, verrückt zu sein, weil sie körperliche Beschwerden verspüren, aber kein Arzt eine organische Ursache finden kann.

Oft entwickelt sich begleitend mit den Angstzuständen eine Agoraphobie. Es ist die Angst, sich in bestimmten Situationen hilflos und überfordert zu fühlen und aus diesen Situationen nicht flüchten zu können. Die Betroffenen spüren körperliche Beschwerden, sobald sie sich einer befürchteten Situation nähern, wie z. B. Herzklopfen, Schweißausbrüche, Atembeschwerden, Beklemmungsgefühle, Schwindel, Unwirklichkeitsgefühle, Hitzewallungen, Kälteschauer oder Todesangst.

WIE ENTWICKELT SICH AUS EINER PANIKATTACKE EINE STÖRUNG?
Dr. Doris Wolf

Sie beginnen, die Situationen zu meiden, aus denen sie glauben, nicht entkommen zu können, und wo es im Falle eines Panikanfalls keine Hilfe gäbe. Meist sind es Situationen, in denen die Betroffenen glauben, keine Kontrolle über die Situation zu haben, wie etwa im Kino, im Stau, beim Warten in der Schlange vor der Kasse, beim Friseur, im Kaufhaus. Auch werden oft Busse, Bahn oder andere Transportmittel gemieden, oder Veranstaltungen, die man nicht verlassen kann, ohne unangenehm aufzufallen, werden nicht mehr besucht.

Außerdem stellen Betroffene sich oft immer wieder ihren ersten Anfall vor und erzeugen allein mit ihrer Vorstellung erneut eine ähnliche Anspannung im Körper. Sie beginnen dann zu glauben, dass sie unter einer schweren Erkrankung, einer Geisteskrankheit, einer Herzschwäche, Epilepsie oder einem Hirntumor leiden. Es entwickelt sich ein sogenannter Teufelskreis der Angst. Die Angst vor der Angst kann so stark sein, dass es zu einem Rückzug in die eigene Wohnung kommt, die nicht mehr verlassen wird. Dadurch entsteht eine starke Abhängigkeit vom Partner, von Freunden und Angehörigen.

Ich war nach der Sendung fix und fertig und wäre am liebsten gleich nach Hause gefahren. Aber es war der Abend der jährlichen Verleihung des Deutschen Fernsehpreises in Köln. Im Sender waren die Karten für dieses glamouröse Event begehrt. Und ich hatte das Glück, eingeladen zu sein. Meine Freundin und Moderationskollegin hatte ich als meine Begleitung angegeben. Während ich noch versuchte, die Redaktionssitzung durchzustehen, wartete sie schon auf mich, voller Vorfreude auf einen unvergesslichen Abend mit mir. Absagen kam nicht infrage. Das konnte ich ihr, so elend es mir ging, nicht antun. Allein der Wirbel darum, welches Kleid wer an diesem Abend trug ... Wir hatten wirklich auf dieses Ereignis hingefiebert.

In schönster Abendrobe und schick aufgebrezelt saßen wir schließlich zusammen im Taxi auf dem Weg zum Coloneum, wo in diesen Minuten das Who's who der deutschen TV-Prominenz über den roten Teppich wandelte. Es war fast unvorstellbar für mich, selbst gleich über

5 DIE ZWEITE ATTACKE

den roten Teppich zu gehen, für die Kameras zu posieren und auch noch Autogramme zu geben. Letztes Jahr hörte ich noch hier und da Getuschel: Wer ist das? Kennt die einer? Aber dieses Jahr würde es anders sein, ich war mittlerweile über ein Jahr auf Sendung und die Fotograf*innen kannten mein Gesicht. Das würde es einfacher machen, sagte ich mir zur Beruhigung, ich müsste nur das Kleid ein bisschen schwenken, hier und da lächeln und fertig. Eigentlich mochte ich diese Momente ganz gern, Glamour, sehen und gesehen werden. Auf nichts hätte ich an diesem Abend besser verzichten können. Mir war hundeelend und ich hatte Angst, dass man mir meinen Zustand ansehen würde. Ich erzählte meiner Freundin auf der Fahrt alles, versuchte ihr zu beschreiben, wie es mir ging und wie verzweifelt ich war. Meine zitternden Hände und mein offensichtlicher Kampf mit den Tränen sprachen wohl für sich. Ich wollte am liebsten losheulen und nicht mehr aufhören, aber dann wäre mein ganzes Make-up verschmiert gewesen, das hätte alles noch schlimmer gemacht. Also riss ich mich zusammen. Meine Freundin spürte genau, wie ernst die Lage war. Sie war voller Mitgefühl und versuchte mich zu beruhigen, aber sie drang nicht zu mir durch. Ich war so sehr in meinen Grundfesten erschüttert. Was hatte ich nicht schon alles an Druck und Stress in meinem Leben ausgehalten! Und jetzt hatte mir eine Welle der Panik, der ich nichts entgegenzusetzen hatte, einfach die Beine weggerissen.

Den roten Teppich überstand ich irgendwie mit einem aufgesetzten Lächeln. Auf meinem Platz war ich dann während der Veranstaltung einigermaßen ungestört. Trotzdem fiel es mir unendlich schwer, die drei Stunden des Programms durchzuhalten, mir war die ganze Zeit kotzübel und aufstehen und mich durch die Reihen schlängeln kam für mich nicht infrage. Ich fühlte mich so fehl am Platz. Ich wollte ein Teil des Ganzen, wollte eine erfolgreiche Moderatorin sein und gleichzeitig fühlte ich mich vollkommen falsch in meiner Rolle. Diese verdammte Angst zerstörte mir gerade meinen Lebenstraum. In mir tobte es: „Was machst du hier eigentlich, du bist doch im falschen Film und im falschen Job. Sonst würdest du doch jetzt nicht in so einer Situation stecken. Das ist doch der Beweis." Ich präsentierte hier nach Außen die seriöse Nachrichtenmoderatorin, die ich doch, wie ich meinte, eigentlich gar nicht war. Mit der Panikattacke war die ganze Unsicherheit wieder hochgekommen, nicht die Richtige für den Job zu sein und von dort, wo ich jetzt war, auch nie da hinkommen zu können, wo ich hinwollte. Ewig die

Vertretung von jemandem zu bleiben, so wie ich schon zu Fun-Factory-Zeiten immer nur die Vertretungssängerin gewesen war. Immer nur die Zweite in der Reihe, auswechselbar. Das, was ich wirklich konnte, was ich wirklich wollte, würde ich nie zeigen, nie ausleben können. Und wieder fühlte ich mich wie verstoßen, ungeliebt, nicht richtig. Gleichzeitig hatte ich ein schlechtes Gewissen, weil ich wusste, wie dankbar ich sein sollte, so etwas Besonderes erleben zu dürfen. Es fühlte sich schrecklich an. Es war so, als könnte ich es mir selbst nicht recht machen.

> **Gleichzeitig hatte ich ein schlechtes Gewissen, weil ich wusste, wie dankbar ich sein sollte**
>
> ● ● ●

Ich fühlte mich komplett hilflos, wusste einfach nicht, wie ich mich aus diesem inneren Kampf hätte herausholen können.

Diese Gedanken belagerten mich, während ich der Moderatorin des Deutschen Fernsehpreises dort auf der Bühne dabei zusah, wie sie charmant und lustig, voll in ihrem Element an der Seite ihres Co-Moderators durch den Abend führte und der ganze Saal voller Begeisterung mitging. So eine leichte, lebensfrohe Art der Moderation wollte ich auch. *Davon* träumte ich. Ich konnte es kaum ertragen, still sitzen zu bleiben und zuzusehen. Am liebsten hätte ich losgeheult, musste es mir aber irgendwie, mitten im Saal unter den Hunderten Gästen, verkneifen.

Als sich alle nach der Preisverleihung im Foyer sammelten, konnte ich den Gesprächen nicht folgen, bekam nichts richtig mit – trotzdem lächelte ich die ganze Zeit. Ich weiß heute nicht mehr, wie ich das geschafft habe. Es war einfach die Hölle. Meine eigene Hölle, ganz im Verborgenen. Ich hatte zittrige Knie und fühlte mich extrem schwach. Es war, als wäre ich eingepackt in Watte. Meine Sicht war verschwommen, ich nahm überall Lichter und Nebengeräusche wahr, konnte die Menschen um mich herum aber nicht richtig sehen. Es kostete mich all meine Kraft, das Ganze irgendwie durchzustehen und meine Fassade aufrechtzuerhalten, um meiner Freundin den Gefallen zu tun und ihr einen schönen Abend zu ermöglichen. Dass das leider ziemlich in die Hosen ging, machen ihre Erinnerungen deutlich. Sie schildert den Abend folgendermaßen:

„Ich habe die ganze Zeit deine Angst und Unruhe gespürt und hatte das Gefühl, dass ich dir nicht helfen kann, nicht an dich rankomme. Du warst nicht du selbst. Irgendwie zwei Personen in einer. Auf der einen Seite die strahlende Annett, auf dem roten Teppich, die in die Kameras lächelt. Auf der anderen Seite die vollkommen panische und verängstigte Annett, der es schlecht ging, sehr schlecht. Und die die ganze Zeit verzweifelt versucht hat, das vor den anderen zu verbergen.

Dieser Abend war sehr seltsam. Deine Zerrissenheit, deine Überzeugung, unbedingt das Gesicht wahren zu müssen, das hat auch mir wehgetan. Diese Gefühle haben sich auf mich übertragen, ich habe sie mit dir gefühlt. Und ich konnte dir trotzdem nicht helfen. Da waren lauter schöne, fröhliche, strahlende Menschen, die alle nach außen zeigten: ‚Hey, mir geht es gut, ich bin glücklich.' Menschen, die einander Komplimente machten, wie toll sie doch aussehen würden, wie großartig ihr Erfolg sei. Aber wenn wir uns wegdrehten, dann hörten wir oft noch den einen oder anderen flüstern: ‚Hast du die gesehen, die hat aber auch zugenommen …' Oder: ‚Die letzte Sendung von dem läuft ja gar nicht gut, ganz schlechte Einschaltquoten …' Es fühlte sich alles falsch an, unecht, auch für mich. Ein Grund war sicher, dass es dir so schlecht ging. Aber ein anderer ist wohl auch, dass in dieser TV-Welt viel von der Fassade, dem schönen Schein gelebt wird."

Wir verließen die Veranstaltung früh. Endlich zu Hause, warf ich mir einen der Tranquilizer ein. Ich war verzweifelt, am Ende meiner Kräfte. Und jetzt kamen die Tränen, die ich den ganzen Abend zurückgehalten hatte. Ich konnte nur noch weinen und wünschte mir nichts mehr als Erlösung. Die Nacht über schlief ich dank der Beruhigungstablette tief und so fest, dass ich am nächsten Morgen kaum aus dem Bett kam. Doch ich musste. Ich war für den Dienst eingeteilt. Es war der 27. September 2009. Bundestagswahl. Ich sollte im Nachrichtenstudio des Partnersenders sitzen, für den ich parallel arbeitete, und moderieren. In der Redaktion anzurufen und zu sagen, dass ich es nicht schaffte, traute ich mich nicht. Wer sollte denn sonst so schnell für mich einspringen?

Vollkommen benommen von der Beruhigungstablette, die ich, wie mir jetzt klar wurde, viel zu spät noch genommen hatte, quälte ich mich wie gejetlagt und völlig neben der Spur auf die Autobahn. Eigentlich hätte ich in diesem Zustand gar nicht fahren dürfen. Ich war unendlich müde und kraftlos. Ich weinte während der gesamten zwanzigminütigen Fahrt voller Verzweiflung über meinen Zustand. Ich wollte zurück ins Bett, allein sein, und doch trieb mich mein Pflichtgefühl vorwärts.

Dank leerer Straßen am Sonntagmorgen schaffte ich es, ohne Zwischenfälle zum Sender zu kommen. Wie ich den Tag dort überstehen sollte ... ich wusste es noch nicht. Ich musste versuchen, irgendwie noch eine Mütze Schlaf zu bekommen, vielleicht in der Maske. Das Schminken dauerte etwa eine Stunde und manchmal war es möglich, währenddessen noch mal für einen Moment wegzunicken. So weit kam es aber nicht, denn noch bevor ich an meinen Schreibtisch kam, lief ich einer befreundeten Kollegin direkt in die Arme. Sie war für die Tagesplanung zuständig. Ich muss wirklich furchtbar ausgesehen haben. Sie zog mich sofort aus der Redaktion raus, weg von möglichen Blicken anderer Kolleg*innen, die glücklicherweise in ihre Arbeit vertieft waren und mich noch nicht wahrgenommen hatten.

Im ersten Moment vermutete sie wahrscheinlich, dass ich eine etwas zu heiße, lange Nacht beim Fernsehpreis hinter mir hatte. Aber als sie mich genauer ansah, war ihr schnell klar, dass mein Zustand wenig mit zu viel Spaß zu tun hatte. Ich musste nicht viel sagen. Sie nahm mich kurz in den Arm und schob mich zur Ausgangstür. „Fahr nach Hause und ruh dich aus. Wir kriegen das schon hin." Und damit war sie verschwunden.

Ich fuhr und kam für den nächsten Monat nicht wieder. Die lebendige, fröhliche Annett gab es zu diesem Zeitpunkt nicht mehr. Ich war nur noch ein Häufchen Elend.

WELCHE FORMEN VON PANIK- UND ANGSTSTÖRUNGEN GIBT ES?
DR. MICHAEL KLESSASCHECK: Es gibt sehr verschiedene Ausprägungen.
Bei der Panikstörung treten plötzliche Angstanfälle mit körperlichen Symptomen wie Herzrasen, Zittern, Schwitzen, Atemnot, Beklemmungsgefühlen, Schwindel und Benommenheit auf. Betroffene erleben diese Symptome einer Panikattacke als Zeichen eines körperlichen Defekts und bekommen dann Angst vor Ohnmacht, vor Kontrollverlust oder Angst zu sterben. Als eine Folge werden Situationen und Orte vermieden, in denen sich eine Panikattacke ereignen könnte, sodass fast immer eine Agoraphobie mit Auswirkungen auf den Alltag resultiert.

WELCHE FORMEN VON PANIK- UND ANGSTSTÖRUNGEN GIBT ES?
Dr. Michael Klessascheck

Bei der sozialen Phobie leiden Betroffene unter einer erhöhten Angst vor möglichen Bewertungen in sozialen Situationen mit der Konsequenz von Versagen oder Ablehnung. Häufig bestehen überhöhte Selbsterwartungen an das eigene Auftreten, ungünstige Selbstmissbilligungen und negativ-skeptische Einschätzungen der Kritikbereitschaft der Umgebung. Diese Bewertungsangst spielt sich zum einen vor und während, aber auch nach einer sozialen Exposition ab. Es entwickelt sich ein inneres Schema bestimmter ungünstiger Gedanken und erhöhter körperlicher Erregung. Im weiteren Verlauf kommt es zunehmend zu dem Wunsch nach Vermeidung und Rückzug aus wichtigen Lebensbereichen.

Bei der generalisierten Angststörung entsteht hingegen eine innere Fokussierung auf Sorgen und zukunftsgerichtete Befürchtungen mit Überforderungen bereits bei kleinen Anlässen oder Alltagsproblemen. Patienten mit generalisierter Angst machen sich signifikant häufiger und länger Sorgen und Erleben den Sorgenprozess als wenig kontrollierbar. Mit den Sorgen kommt man einer realen Lösung jedoch nicht näher, sondern gelangt nur zu einer partiellen Kontrolle der unangenehmen, begleitenden Gefühle und inneren Erregung.

Die häufigsten Ängste sind spezifische Phobien, dazu zählen zum Beispiel Flugangst, Angst vor Hunden, Spinnen usw.

Zur Selbsteinschätzung von Hinweisen auf eine Angststörung kann man zunächst selbst versuchen, die folgenden Fragen zu beantworten:
- Ich denke einen großen Teil des Tages über meine Ängste nach.
- Ängste schränken meine Bewegungsfreiheit und meine Lebensqualität erheblich ein.
- Ängste machen mich zunehmend depressiv.
- Wegen Ängsten habe ich sogar schon Selbstmordgedanken gehabt.

WELCHE FORMEN VON PANIK- UND ANGSTSTÖRUNGEN GIBT ES?
Dr. Michael Klessascheck

- Ich habe begonnen, meine Ängste mit Alkohol, Beruhigungstabletten oder Drogen zu beruhigen.
- Unter meinen Ängsten leidet meine Partnerschaft ernsthaft.
- Wegen Ängsten habe ich Probleme in meinem Beruf beziehungsweise meiner Freizeit.

Sollte jemand eine oder mehrere dieser Fragen mit Ja beantworten, empfiehlt sich eine genauere Abklärung bei einem Arzt oder Psychotherapeuten bzw. einer Ärztin oder einer Psychotherapeutin.

Die Expert*innen können im Gespräch feststellen, ob eine Angststörung vorliegt.

6

KRANKSCHREIBUNG UND KEINE BESSERUNG IN SICHT

Mit letzter Kraft schleppte ich mich direkt am nächsten Tag, einem Montag, zu meinem Hausarzt, denn mir war klar, dass ich am kommenden Wochenende nicht wieder vor der Kamera stehen würde. Er schrieb mich ohne viel Aufhebens krank. Auch er sah, dass es Zeit brauchen würde, bis ich wieder einigermaßen auf dem Damm wäre. Ich bat ihn, mir als offizielle Diagnose etwas an die Hand zu geben, was ich meinen Chefs sagen konnte, ohne mit der Wahrheit rausrücken zu müssen. Es musste etwas sein, das keinen Verdacht auf meinen wahren Zustand lenkte. Eine Erkrankung, die mehrere Wochen brauchte, um auskuriert zu werden. Ich hatte so ein irre schlechtes Gewissen. Aber was hätte ich meinen Vorgesetzten erzählen sollen? Klar war ich nicht verpflichtet, eine Diagnose überhaupt preiszugeben, aber wir hatten ein gutes und vertrauensvolles Verhältnis. Ich wollte irgendetwas Nachvollziehbares sagen können, um ihnen die Planung zu erleichtern … Aber Angst, Panik, so etwas wie Burn-out als Diagnose – ich war mir nicht sicher, ob ich dann jemals wieder hätte moderieren können. Ich wäre vermutlich, so sah ich es, ein zu großer Unsicherheitsfaktor in der Sendung gewesen. Was wäre passiert, wenn man mich, die Hintergründe kennend, auf Sendung gelassen hätte und ich hätte es nicht gepackt? Ich selbst hätte als Außenstehende diese Verantwortung nicht übernehmen wollen.

Aber selbst wenn ich großes Verständnis vonseiten meiner Chefs bekommen hätte, möglicherweise wäre ich dadurch erst richtig instabil geworden. Denn dann hätte ich die Fassade an einem schlechten Tag, an dem ich den Kampf gegen die Angst zu verlieren meinte, nicht mehr unbedingt aufrechterhalten müssen und um einen Ersatz bitten können.

Jemanden, der für mich einspringt. Vielleicht hätte ich mich meiner Angst dann dauerhaft geschlagen gegeben und wäre für viele Monate ausgefallen. Keine Ahnung, was dann passiert wäre, wie lange sich alles hingezogen hätte. Und das ist das Schwierige bei Ängsten, Panikattacken und Burn-out: Niemand weiß, wie lange es wirklich dauert, bis die Betroffenen wieder gesund und belastbar sind. Geschweige denn, ob sie es überhaupt jemals wieder werden. Auch die Art der Therapie ist sehr individuell und nichts, was sich von heute auf morgen „lösen" lässt. Für Außenstehende ist das alles so schwer greifbar und erzeugt eher Ratlosigkeit. Ein Gipsbein dagegen oder eine Krankheit, die geläufig ist, damit können auch Außenstehende etwas anfangen. Es ist für sie nachvollziehbar.

Also verständigten mein Hausarzt und ich uns auf eine Herzmuskelentzündung als Diagnose. Eine sehr ernst zu nehmende Erkrankung. Das wusste ich so genau, weil ich nicht lange zuvor für einen Fernsehbeitrag in einem Herzzentrum gewesen war. Dort wartete ein Patient, mit dem ich gedreht hatte, nach einer verschleppten Grippe und einer daraus resultierenden schweren Herzmuskelentzündung auf ein Spenderherz. Aus der Geschichte des Mannes kombinierte ich die Einzelheiten für meine eigene erfundene Version. So schäbig ich mich dabei auch fühlte, wusste ich mir dennoch keinen anderen Rat. Diese Lüge verschaffte mir zumindest Zeit, wieder auf die Beine zu kommen – hoffentlich. Ich hatte mir innerlich einen Monat gegeben, um wieder fit zu werden. Mehr war meiner Meinung nach nicht drin.

Nach dem Besuch beim Arzt lag ich tagelang nur im Bett oder auf dem Sofa, unfähig mich zu bewegen. Wenn ich mal den Ort wechseln musste, zum Beispiel um auf Toilette zu gehen, kroch oder wankte ich durch die Wohnung, immer wieder geplagt von Angstanfällen. Es dauerte manchmal gefühlt Stunden, die kleinsten Wege zurückzulegen. Nachts konnte ich nicht schlafen und döste tagsüber vor mich hin. Ansonsten tat ich nichts.

Ich war unfähig, etwas zu lesen, jemanden anzurufen oder den Fernseher zu bedienen. Ich lag einfach da und starrte ins Leere. Einmal allerdings zwang ich mich mit zittrigen Händen, Atemnot und Schweißattacken, den Fernseher anzuschalten: an einem Abend, an dem ich hätte moderieren sollen. An die Sendung nur zu denken, löste bereits eine Angstattacke in mir aus. Dennoch musste ich mich versichern, dass mein Kollege, der für mich einspringen musste, nicht genervt oder überarbeitet wirkte. Mit rasendem Herzen suchte ich, während er moderierte, nach Anzeichen in seiner Stimme, seinem Gesicht, seiner Gestik, die auf seinen Gemütszustand schließen ließen. Ich fand, dass er einen ziemlich fröhlichen und entspannten Eindruck machte, und schaltete den Fernseher direkt wieder aus. Mir war beim Zusehen übel geworden. Doch jetzt konnte ich mein schlechtes Gewissen, alle im Stich gelassen zu haben, einigermaßen beruhigen.

Ich lag einfach da und starrte ins Leere

● ● ●

Einige Tage vergingen. Mir war klar, dass das nicht ewig so weitergehen konnte. Dass ich Hilfe brauchte, lag auf der Hand. Aber wie sollte die aussehen? Mittlerweile wusste ich überhaupt nicht mehr, in welche Richtung ich laufen und wo ich um Unterstützung bitten sollte. Wie ein vom Kurs abgekommenes Schiff auf dem Ozean, mitten in einem Orkan, der es fast zum Kentern bringt. Nirgendwo war Land in Sicht.

Auf die Schnelle eine psychotherapeutische Praxis zu finden, schien aussichtslos. In meiner Verzweiflung wandte ich mich an eine Klinik für Patienten mit psychischen Erkrankungen im Südwesten der Stadt. Auf diese Klinik war ich bei meiner Recherche im Netz gestoßen. Als ich meinen Zustand am Telefon schilderte, bekam ich die Möglichkeit, sofort stationär aufgenommen zu werden. Doch davor schreckte ich zurück. Erstens wollte ich nicht, dass jemand mich erkennt und irgendwie nach außen dringt, dass ich mich wegen einer „Psychosache" behandeln ließ. Selbst wenn die Ärzt*innen dort natürlich der Schweigepflicht unterlagen – die galt schließlich nicht für die Patient*innen. Zweitens wusste ich durch einen Blick in den Wochenplan der Klinik, dass ich viel Zeit allein oder möglicherweise noch mit einer fremden Person auf dem Zimmer verbracht hätte, weil ich jeden Tag nur ein oder zwei Termine in Einzel- oder Gruppentherapie gehabt hätte. Allein der Gedanke verursachte Beklemmungen, die ich kaum ertragen konnte. Ich wollte lieber zu Hause in meinen eigenen vier Wänden sein, wo ich meine Ruhe hatte und hemmungslos weinen konnte. Auch wenn ich da mit meinen Angstanfällen allein zurechtkommen musste und ich mich besonders nachts wahnsinnig einsam fühlte.

THERAPIEFORMEN

Eine Gesamtübersicht über wirksamkeitsüberprüfte und Erfolg versprechende Behandlungsmaßnahmen gibt es im Internet über die Informationsplattform „Neurologen und Psychiater im Netz". Darin haben sich die großen neurologischen und psychiatrischen Fachverbände aus Deutschland und der Schweiz mit empfehlenswerten Informationen zusammengeschlossen.

Prinzipiell kommen gleichermaßen psychotherapeutische und medikamentöse Therapien mit Antidepressiva infrage. Darüber kann der/die behandelnde Arzt/Ärztin individuell beraten. Je nach Schweregrad findet das Therapiesetting ambulant, tagesklinisch oder stationär in einer psychiatrischen Klinik statt.

Ambulante Psychotherapie können gesetzlich Krankenversicherte über die Versichertenkarte entweder als psychoanalytische Therapie, tiefenpsychologisch fundierte Therapie, systemische Therapie oder als kognitive Verhaltenstherapie in Anspruch nehmen. Das wirksamste Psychotherapieverfahren bei Angststörungen ist die kognitive Verhaltenstherapie. Dabei werden in vorbereiteten Expositionsübungen Bewältigungserfahrungen der Angstsituationen angeleitet und verfestigt.

Eine Beratung zur Auswahl des geeigneten Verfahrens kann der/die behandelnde Arzt/Ärztin geben. Diese Beratung bietet auch der Psychotherapie-Informationsdienst (PID) an. Die gesetzlichen Krankenkassen verfügen über Adresslisten der regionalen ambulanten Vertragsbehandler, das sind ärztliche oder psychologische Psychotherapeuten/Psychotherapeutinnen, die diese Verfahren praktizieren und von den Krankenkassen zugelassen sind. Diese Listen und weitere Informationen über Psychotherapie sind im Internet jedoch auch über die kassenärztlichen Vereinigungen der Bundesländer verfügbar. Die Bundespsychotherapeutenkammer bietet auf ihrer Website (www.bptk.de) unter „Psychotherapeutensuche" Zugriff auf die Datenbanken der regionalen Psychotherapeutenkammern,

> mit deren Hilfe ebenfalls nach niedergelassenen Psychotherapeuten und Psychotherapeutinnen gesucht werden kann.
> Die niedergelassenen Psychotherapeuten und Psychotherapeutinnen haben telefonische Sprechzeiten und können gegebenenfalls Akutsprechstunden anbieten, in denen Notwendigkeit und geeignetes Psychotherapieverfahren individuell beraten werden.
> Beim Psychotherapie-Informationsdienst (PID) können Betroffene sich vorab telefonisch zur Wahl eines/einer für sie geeigneten Psychotherapeuten/Psychotherapeutin in ihrer Region beraten lassen. Die Berater und Beraterinnen kennen die Spezialisierungen der registrierten Psychotherapeuten und Psychotherapeutinnen auf bestimmte Therapieformen, behandelte Störungen und Patientengruppen (z. B. Kinder/Jugendliche oder Erwachsene), eventuelle Fremdsprachenangebote oder Barrierefreiheit. Der Beratungs- und Vermittlungsservice des PID ist kostenlos erreichbar unter der Telefonnummer: 030 2 09 16 63 30, per E-Mail: pid@psychologenakademie.de oder online unter: www.psychotherapiesuche.de.[4]
> Eine tagesklinische oder stationäre Akutbehandlung in einem Krankenhaus erfolgt über Einweisung durch den behandelnden Arzt bzw. die behandelnde Ärztin. Kostenträger sind die gesetzlichen bzw. privaten Krankenversicherungen. Eventuell kommen für bestimmte Betroffene Rehamaßnahmen in einer psychosomatischen Fachklinik infrage, der Zustand ist dann nicht mehr akut und der Erhalt oder die Wiederherstellung der Arbeitsfähigkeit stehen dann im Vordergrund. Eine stationäre medizinische Rehamaßnahme wird bei der zuständigen Rentenversicherung beantragt und kann erst nach Überprüfung und Bewilligung erfolgen. Eine Liste mit Rehakliniken bei Angststörung findet sich zum Beispiel unter www.rehakliniken.de/krankheiten/angststoerung.[5]

Ich lehnte das Angebot der Klinik ab. Stattdessen vereinbarte ich für die nächsten Wochen Gesprächstermine mit Dr. Klessascheck, der zu dieser Zeit Neurologe und Psychiater dort war.

Wir sprachen in meiner ersten Sitzung ausführlich über meine Panikattacken und Angstzustände. Das war extrem emotional für mich, denn bis dato hatte ich mich – außer wenigen Freunden und meinem

Hausarzt – niemandem offenbart. Ich schämte mich für meine Angst. Denn meine Situation musste für Außenstehende doch als überaus privilegiert erscheinen: Ich war jung, attraktiv, erfolgreich. Ich hätte doch glücklich sein *müssen*! Hatte ich überhaupt das Recht, es nicht zu sein? Wir beleuchteten die Situationen genau, in denen Angst und Panik aufgetaucht waren, gingen zurück in meine Kindheit, und ich durfte alles auspacken, was mich beschäftigte. Das tat gut. Ich fühlte mich gesehen in meinem Schmerz, den ich endlich loswerden wollte. Die weiteren Therapiestunden nutzten wir, um Methoden für mich zu finden, die mir helfen würden, mit den Panikattacken besser umgehen zu können, und die mich möglicherweise nach und nach sogar von ihnen befreien könnten. Allerdings bereitete Dr. Klessascheck mich darauf vor, dass das nicht von heute auf morgen passieren würde und ich Geduld mit mir haben müsse. Geduld! Alles, nur das nicht. Ich wollte doch in wenigen Wochen wieder am Start sein! Ich wollte zurück in meinen Job, redete mir ein, allzu lange würde man bestimmt nicht auf mich warten. The Show must go on! Ich sagte mir: 365 Tage Nachrichten im Jahr, da kann sich kein Sender leisten, eine Moderatorin zu beschäftigen, die lange krank ist oder ständig ausfällt. Ein Gedanke, der mir extrem Druck machte. Ich hatte das Gefühl, mir gar keine Auszeit nehmen zu können, um wieder zu mir selbst zu finden, Kraft zu tanken und Zuversicht zu schöpfen. Ich fühlte mich von allen Seiten bedrängt. Dabei war es einzig und allein ich selbst, die diesen ganzen Stress verursachte.

Gleichzeitig gab Dr. Klessascheck mir aber auch einen Funken Hoffnung, mir helfen zu können. Ich erlebte ihn als angenehm zurückhaltend und dennoch wach, abwartend und interessiert. Ich konnte ihm vertrauen und fühlte mich in den Sitzungen gut aufgehoben. Er stellte mir unterschiedliche Techniken vor, die mich unterstützen könnten. Eine, die er anwandte, war die wingwave®-Methode.

Bei blockierenden Gedankenmustern und Glaubenssätzen oder etwa bei Prüfungs-, Auftritts- und Flugangst kann sie für erhebliche Erleichterung sorgen.

> **DIE WINGWAVE®-METHODE**
> Die wingwave®-Methode ist ein Leistungs- und Emotionscoaching, das für die Coachees spürbar und schnell in wenigen Sitzungen

zum Abbau von Leistungsstress und zur Steigerung von Kreativität, Mentalfitness und Konfliktstabilität führt. Erreicht wird dieser Ressourceneffekt durch eine einfach erscheinende Grundintervention: das Erzeugen von „wachen" REM-Phasen (rapid eye movement), die wir Menschen sonst nur im nächtlichen Traumschlaf durchlaufen. Dabei führt der Coach/die Coachin mit schnellen Handbewegungen den Blick seiner/ihrer Coachees horizontal hin und her. Laut Gehirnforschung lösen die wachen Augenbewegungen – anders als beim fixierten Blick – deutlich stresslindernde Reaktionen in verschiedenen Gehirnarealen aus, beispielsweise aktivieren sie auch auf eine günstige Weise den präfrontalen Cortex im Großhirn. Die „Motion" der Augen ist also ein wirkungsvoller Auslöser für positive „waves".
Mit dem Myostatiktest als besonders gut beforschtes Muskelfeedback-Instrument wird vorher das genaue Thema bestimmt und nachher die Wirksamkeit der Intervention überprüft.[6]

Zusätzlich zeigte mir Dr. Klessascheck die EFT-Methode (Emotional Freedom Techniques). Mit ihr können negative Belastungen wie Angst, Stress oder etwa innere Konflikte gelöst werden. Der Vorteil gegenüber wingwave®: Schon mit wenig Übung kann die Methode auch selbstständig von den Betroffenen eingesetzt werden und verschafft zum Beispiel in Angstsituationen direkt Linderung.

DIE EFT-METHODE
EFT steht für Emotional Freedom Techniques und ist ein therapeutisches Konzept aus dem Bereich der sogenannten energetischen Psychologie. Das Konzept ist eine Methode zur Linderung und Behandlung von Stress und psychischen Störungen durch Stimulation von Akupressurpunkten. Verschiedene Körperpunkte auf den Energiebahnen des Körpers (Meridiane) werden mit den Fingerspitzen beklopft. Während des Klopfens konzentrieren sich die Klient*innen auf das belastende Thema (z. B. auf die Angst oder die Blockaden). Die EFT-Therapie erklärt die Wirkung durch das Harmonisieren des Energieflusses. Damit können belastende Emotionen wie Ängste,

> Wut, Eifersucht, körperliche Beschwerden und Leistungsblockaden aufgelöst werden. Die Annahme der EFT-Klopftherapie ist, dass der Grund von negativen Gefühlen in der Unterbrechung des Energieflusses im Körper liegt. Der gleiche Ansatz ist in asiatischen Heilmethoden zu finden, wo man davon ausgeht, dass Krankheiten und negative Emotionen durch ein Ungleichgewicht im Energiesystem verursacht werden. Dieses Wissen wurde schon vor ca. 5000 Jahren durch die Akupunktur angewendet, damals noch ohne Nadeln.[7]

Beide Methoden sind aus meiner heutigen Sicht und mit der Vertiefung meines Wissens als Systemische Coachin großartige und wirkungsvolle Methoden, um das Problem von Panikattacken und Angstzuständen anzugehen. Damals aber waren es nicht meine Lösungen. Denn obwohl mir das Klopfen, wenn zu Hause auf dem Sofa eine Angstattacke anrollte, tatsächlich eine Erleichterung brachte und die Angst nach einer Weile der Anwendung spürbar nachließ, blieb für mich die Frage, wie ich das in der Sendung machen sollte, wenn es akut war. Ich konnte doch schlecht im Studio stehen und vor laufenden Kameras meine Akupressurpunkte abklopfen. Noch dazu, wenn ich gleichzeitig vom Teleprompter abzulesen oder Fragen an Interviewpartner*innen zu stellen hatte. Daher gab ich der Methode damals nie eine echte Chance, was ein Fehler war. Denn mittlerweile habe ich selbst erlebt – und war bei anderen Zeuge –, wie wirkungsvoll sie ist, gerade in akuten Augenblicken. Ich hätte durchaus direkt in der Sendung klopfen können, nämlich dann, wenn ich nicht zu sehen war. Aber das erschien mir in der Situation nicht unauffällig genug, obwohl es tatsächlich einen Punkt an der Hand gibt, der einfach zu stimulieren ist. Angesichts meiner massiven Panikwelle, die immer wieder anrollte, glaubte ich damals, diese minimale Anwendung der Methode sei nicht ausreichend stark für mich. Zudem hätte es mir sicher geholfen, die Übungen noch eine Weile mit professioneller Begleitung zu üben. Die aber konnte ich ja kaum mit ins Studio nehmen. Heute glaube ich, ich hätte mich mehr mit der Methode beschäftigen müssen und hätte gute Ergebnisse erzielen können. Ich gab mir einfach nicht genügend Zeit, es wirklich zu versuchen.

Eine schnelle Hilfe in absoluten Notfallsituationen vor der Kamera bot mir dafür eine Methode, die Dr. Klessascheck mir schon in unserer ersten Sitzung gezeigt hatte. Wenn die Panikwelle anrollte, sollte ich Muskeln oder Muskelgruppen ähnlich wie in der progressiven Muskelentspannung fest anspannen, bis ich Schmerzen spürte. Oder in bestimmte unauffällige Körperstellen wie Daumen oder Teile der Hand kneifen. Der Grund: Durch das Erleben der Anspannung und des Schmerzes war ich zwangsläufig mit meiner Aufmerksamkeit genau dort, wo es wehtat. Mein Gedankenkarussell war mit einem Mal unterbrochen, und die Angst – die sich ja nur gedanklich in meinem Kopf abspielte und auf die mein Körper mit Symptomen reagierte – hatte in dem Moment keine Chance mehr, mich so hart zu treffen.

Tatsächlich nutzte ich diese Übung sehr oft im Studio. Hinter dem Tisch konnte keiner sehen, was ich tat, und so hatte ich meist die Schuhe ausgezogen, um den kalten Boden zu spüren, wenn die Hitze in mir aufstieg, und um meine Zehen fest zusammenzukrallen, wenn es notwendig wurde. Ich kniff mir zusätzlich in Hände und Daumen und strengte mich wahrlich an, im Hier und Jetzt zu bleiben, sobald es wieder losging.

Unweigerlich sah ich mich in dieser Zeit auch mit der Frage konfrontiert, was die Panikattacken eigentlich mit mir und meiner Vergangenheit zu tun hatten. Irgendwie war mir klar, dass die Themen „erfolgreich sein wollen" und „sich nicht gut genug fühlen" etwas damit zu tun haben mussten – meine Familiengeschichte, meine Kindheit möglicherweise Ursache der Angst sein könnten. Ich hatte das Bedürfnis, das zu verstehen, und wollte dem auf den Grund gehen. Es war nicht das erste Mal, dass ich mich damit befasste. Mit Anfang zwanzig war ich schon mal aus einer Not heraus in einer Gesprächstherapie gewesen und hatte dabei versucht, mich mit meiner Vergangenheit auseinanderzusetzen. Leider war es keine wirklich weiterführende Erfahrung für mich gewesen. Ich fand es zwar befreiend, meinen Ballast, meine Sorgen und Nöte mal ununterbrochen erzählen zu können. Ich heulte Rotz und Wasser, und mein Therapeut sah mich dabei verständnisvoll an und hörte weiter zu, wo jede Freundin längst ausgestiegen wäre. Im Grunde aber rührten wir immer in derselben Suppe der Vergangenheit herum, ohne dass sie dadurch genießbarer wurde.

> Im zweiten Teil des Buches unter Punkt 5 auf S. 212/213 biete ich dir eine geführte Anleitung zur progressiven Muskelentspannung an.

Und am Ende der Sitzung ging ich nach Hause. Nur um noch mehr zu heulen und doch nicht weiterzuwissen.

Das war sicherlich auch der Grund, warum ich mir in dieser akuten Situation nicht sofort eine begleitende Therapie suchte, außerhalb der wenigen Sitzungen, die ich bei Dr. Klessascheck bekommen konnte. Dass es noch andere Therapieformen gab, war mir damals nicht bewusst. Heute würde ich meinen Klient*innen bei tiefer liegenden Problemen aber immer dazu raten, diesen Weg parallel zu beschreiten und sich eine für sie passende, gegebenenfalls langfristige, psychotherapeutische Begleitung zu suchen.

Immerhin hatte mich meine Therapieerfahrung damals, als junge Frau, aber schon mal in eine Auseinandersetzung mit dem Thema Vergangenheit geführt und ich kannte die Arbeit mit dem inneren Kind als Anteil der Persönlichkeit bereits. Im Laufe der Jahre hatte ich einige Bücher dazu gelesen. Es fühlte sich für mich richtig an, und ich hatte das dringende Bedürfnis danach, mich noch mal mit meiner Kindheit auseinanderzusetzen und Teile aufzuarbeiten.

Als ich knapp sieben Jahre alt war, hatten sich meine Eltern getrennt. Meine Mutter, mein Bruder und ich waren allein zurückgeblieben. Die Trennung war für mich extrem schmerzhaft gewesen, und das, obwohl ich mich bis heute kaum an schöne Momente mit meinem Vater erinnern kann. Im Gegenteil: Ich weiß noch genau, was für eine riesige Angst ich oft hatte, nach Hause zu kommen. Manchmal weinte ich schon auf dem Weg und traute mich kaum, im Hausflur die Stufen nach oben zu laufen. Und doch musste ich zwangsläufig immer wieder den Mut aufbringen, das zu ertragen, was mich erwartete. Mein Vater verprügelte mich regelmäßig. Gürtel und Hausschuhe kamen dabei nicht selten zum Einsatz. Auf dem blanken Po. Blaue Flecken oder Striemen blieben als stumme Zeugen zurück. Das fing im Babyalter an und endete erst, als er ging. Offenbar war ich nie gut genug, denn ständig gab es drakonische Strafen und Gewaltausbrüche, wenn ich nicht spurte. Meine Mutter konnte kaum etwas dagegen tun. Nach der Trennung ging der Kontakt nach und nach zurück und schlief irgendwann ganz ein. Meine Mutter entschied, dass wir nicht zwischen den harten Fronten aufgerieben werden sollten.

Mit dieser körperlichen und emotionalen Gewalt, die ich erlebt hatte, waren auch große seelische Verletzungen einhergegangen. Bereits im Kindergarten weinte ich oft, weil der Friedhof, an dem wir täglich vorbeimussten, Angst vor dem Tod, vor dem Alleinsein und Verlassenwerden in mir auslöste. Meine Sehnsucht war groß, von meinem Vater liebevoll aufgefangen zu werden. Stattdessen gab es Schläge zu Hause. Das Gefühl, von ihm angenommen, geliebt und unterstützt zu werden, kannte ich nicht. Heute, wo ich selbst Mutter bin, zerreißt es mir das Herz, wenn ich daran denke, was ich damals erleben musste. Wie kann man so grausam sein und ein Kind so behandeln? Ich habe nach sehr langer Zeit meinen Frieden damit machen können und Antworten für mich gefunden, sodass ich damit umgehen kann. Doch die Narben sind geblieben.

All das hat massiv dazu beigetragen, dass ich auch noch als Erwachsene um Anerkennung rang und mich selbst nur schwer annehmen konnte. Meine tiefsten Bedürfnisse waren damals nicht erfüllt worden, und nun hörte ich selbst nicht auf das, was mir mein Bauch und mein Herz sagten. Stattdessen verleugnete ich Teile meiner Persönlichkeit, sorgte selbst nicht für mein Seelenheil und betrieb einen irrsinnigen Aufwand, um ein Gefühl von Stolz und Selbstsicherheit zu erreichen. Ein Aufwand, der mich offensichtlich völlig erschöpfte. Ohne eine intensive Bearbeitung dieser Thematik konnte ich dieses Verhalten nicht stoppen und es musste mich ausbrennen.

Meine tiefsten Bedürfnisse waren damals nicht erfüllt worden

WAS KÖNNEN URSACHEN VON ANGST UND PANIKSTÖRUNGEN SEIN?
DR. MICHAEL KLESSASCHECK: Jeder Mensch kennt das Gefühl der Angst. Die Gründe, warum es bei einigen Menschen zur Entstehung von Angststörungen kommt, sind vielschichtig. Wissenschaftliche Erklärungsmodelle beschreiben bei Angststörungen verschiedene Risikofaktoren, die in individuell unterschiedlichem Maß dazu beitragen können. Risikofaktoren können individuelle, psychosoziale und sozioökonomische Faktoren, genetische und neurobiologische Dispositionen sein, möglicherweise auch der erlebte Erziehungsstil.

Bezüglich **psychosozialer Faktoren** ist bekannt, dass Patient*innen mit Panikstörung häufiger

WAS KÖNNEN URSACHEN VON ANGST UND PANIKSTÖRUNGEN SEIN?
Dr. Michael Klessascheck

Kindheitstraumata ausgesetzt waren, zum Beispiel dem Tod eines Elternteils, der Trennung der Eltern, einer schweren Krankheit, Alkoholmissbrauch in der Familie oder sexuellem Missbrauch. Häufig gehen belastende Lebensereignisse der Auslösung von Panikattacken voraus.

Ob ungünstige **Erziehungsstile** einen verursachenden Einfluss haben oder ob bei Angstpatient*innen in der Erziehungszeit eine erhöhte Sensibilität für Interaktionen wie Zurückweisung oder Alleingelassenwerden vorlag, ist noch unklar.

Einen möglicherweise schützenden Effekt haben **sozioökonomische Faktoren** wie das Bildungsniveau, Vollzeitberufstätigkeit und Familienstand. Zum Beispiel treten Angststörungen bei Arbeitslosen häufiger auf als bei Vollbeschäftigten.

Lerntheoretische Modelle beschreiben Angststörungen als einen fehlerhaften Lernprozess. Bei Panikstörung werden eigentlich nicht bedrohliche körperliche Reaktionen wie ein stressbedingter Pulsanstieg als bedrohliche körperliche Erkrankung oder als Herzinfarkt fehlinterpretiert und als Gefahr „gelernt". Die Wahrnehmung dieser vermeintlichen Gefahr führt zur Auslösung noch stärkerer Angstsymptome bis hin zu einer Panikattacke. Andere Fehlinterpretationen beziehen sich auf die Atmung als Angst zu ersticken oder Benommenheitsgefühle als Angst, einen Schlaganfall zu erleiden, ohnmächtig zu werden oder über sich selbst die Kontrolle zu verlieren. Wenn dann nach mehreren spontanen Panikattacken Betroffene beginnen, bestimmte Situationen zu vermeiden, aus Befürchtungen, die Symptome erneut zu bekommen, entsteht so eine begleitende Agoraphobie.

Bei der generalisierten Angst geht es um Lernerfahrungen im Umgang mit Sorgen, bei der sozialen Phobie um individuelle Lernerfahrungen mit sozialen Bewertungssituationen.

WAS KÖNNEN URSACHEN VON ANGST UND PANIKSTÖRUNGEN SEIN?
Dr. Michael Klessascheck

Psychodynamische Erklärungen fußen auf psychoanalytischen Theorien, in denen frühkindliche Lösungsversuche für Konflikte überdauern und in belastenden Lebenskonstellationen zu Dekompensationen mit Angst als Krankheitssymptom führen. Aus psychoanalytischer Sicht liegt der generalisierten Angststörung eine verminderte Fähigkeit zugrunde, Sicherheit, Gewissheit und Ruhe herzustellen. Es kann innerlich nur unzureichend auf sicherheitsgebende Beziehungserfahrungen zurückgegriffen werden. Die psychoanalytische Theorie sieht bei Panikstörung Ursachen in zwischenmenschlichen Konflikten in wichtigen Beziehungen und Schwierigkeiten in der eigenen Konfliktfähigkeit.

Bei der sozialen Phobie stehen sich aus psychodynamischer Sicht der Wunsch nach Akzeptanz und Bestätigung bei gleichzeitig befürchteter Demütigung oder Beschämung gegenüber. Eine innere Bemühung, perfekt zu sein, um Zurückweisung zu entgehen, erhöht die innere Anspannung und subjektive Gefahr eines Scheiterns, sodass eine damit verbundene Beschämung noch weiter gesteigert wird.

Genetische und neurobiologische Befunde gehen von einem komplexen Wechselspiel verschiedener Faktoren aus. Bei Angststörungen sind demnach moderate bis hohe Erbfaktoren erkennbar, die für die unterschiedlichen Angststörungen je nachdem zwischen 30 und 65 Prozent relevant sind. Dabei handelt es sich nicht um ein einzelnes spezifisches Gen, sondern um unterschiedliche genetische Eigenschaften. Diese scheinen für die Regulation des gehirneigenen Angstnetzwerkes eine gegenüber gesunden Kontrollpersonen erhöhte Verletzlichkeit für Angststörung zu bedeuten, insbesondere wenn dann psychosoziale Faktoren und Belastungen hinzutreten. Die Bedeutung solcher Neurotransmittersysteme wird durch die Wirksamkeit von bestimmten Antidepressiva bekräftigt.

WAS SIND MÖGLICHE AUSLÖSER VON PANIKATTACKEN?
Dr. Doris Wolf

WAS SIND MÖGLICHE AUSLÖSER VON PANIKATTACKEN?

DR. DORIS WOLF: Hinter Panikattacken können sich unterschiedliche Ursachen verbergen. Unter anderem sind es folgende:

- **Stresssituation:** Betroffene befinden sich in einer Konflikt- oder Belastungssituation, für die sie keine Lösung finden. Sie befinden sich z. B. aufgrund einer Trennung, Entlassung, eines Todesfalls, einer finanziellen Notlage, einer schweren chronischen Erkrankung eines Angehörigen in einer persönlichen und seelischen Krise.
- **Erschöpfungssituation:** Betroffene sind infolge einer körperlichen Erkrankung erschöpft.
- **Hyperaktives Nervensystem:** Betroffene haben eine angeborene erhöhte Angstbereitschaft. Sie reagieren auf Reize intensiver als andere und gewöhnen sich langsamer an neue Reize.
- **Persönlichkeitsmerkmale:** Betroffene haben perfektionistische Ansprüche an sich und fühlen sich für alles und alle verantwortlich. Sie können keinen Ärger ausdrücken und keine Grenzen setzen. Dadurch fühlen sie sich oft überfordert.
- **Körperliche Erkrankungen** wie eine Schilddrüsenfehlfunktion, Mangel an Vitamin B_1, Lebererkrankungen, Störungen im Kalziumhaushalt, eine Virusinfektion können Angstzustände auslösen. Ebenso kann niedriger Blutzucker oder niedriger Blutdruck zu körperlichen Schwindel- und Schwächeanfällen sowie Benommenheit führen, die Betroffene dann möglicherweise als gefährlich bewerten und mit Angst reagieren.
- Auch in Verbindung mit **Hormonumstellungen in den Wechseljahren** können Angstzustände auftreten. Deshalb ist es sinnvoll, sich haus- oder fachärztlich untersuchen zu lassen, ehe man sich in eine psychotherapeutische Angstbehandlung begibt.

- **Medikamente** wie Schilddrüsenpräparate, Antidepressiva, Antihistaminika, bestimmte Erkältungsmittel, Schlaftabletten, Herz-Kreislauf-Mittel, Beruhigungsmittel und Drogen wie Alkohol, Koffein, Kokain und Halluzinogene können während der Einnahme und nach dem Absetzen Angstzustände hervorrufen.

Panische Angstgefühle können auch in Verbindung mit **Hirnschädigungen, Psychosen, Depressionen und Zwangsstörungen** auftreten.

Heute weiß ich, dass meine Zustände nicht aus dem Nichts kamen. Damals kam ich diesen Zusammenhängen aber nur langsam auf die Schliche. Als ich mitbekam, dass in dem Yogazentrum, in dem ich angemeldet war, Familienaufstellungen angeboten wurden, verspürte ich das Bedürfnis, es auszuprobieren. Ich wusste, dass Menschen diese Methode aus der Familientherapie nutzen, um Konstellationen und Verletzungen in der eigenen Familie zu beleuchten und daraus neue Kraft und Erkenntnisse zu gewinnen.

Ich hatte die Hoffnung, herauszufinden zu können, warum mich mein Vater körperlich und psychisch misshandelt hatte. Ich hoffte, ihm gefühlsmäßig näher zu kommen und darin auch Heilung für mich zu finden. Dass Verzeihen ein wichtiger Punkt ist, um für sich zur Ruhe zu kommen, mit Dingen abzuschließen und nach vorn schauen zu können, hatte ich oft gelesen. Auch dass es dabei helfen kann zu verstehen, was die Eltern selbst durchgemacht haben – warum sie waren, wie sie waren. Und anzuerkennen, dass sie trotz allem ihr Bestes gegeben haben, zumindest das Beste, was sie damals imstande waren zu tun.

Die Aufstellung fand an einem Wochenende in einem großen Dachgeschossraum der Yogaschule statt. Ich hatte all meine Kräfte zusammengenommen und mich dort hingeschleppt. Irgendwann traute ich mich zu sagen, dass ich die Familie meines Vaters aufstellen möchte. Es wurde ein wirklich extremes und außergewöhnliches Erlebnis und ein tränenreiches Wochenende für mich. Ich ließ in der Sitzung fremde Menschen meine Eltern und

> Im zweiten Teil des Buches ist unter Punkt 2 auf S. 176 eine angeleitete Übung zu finden, wie du beginnen kannst, das Verzeihen zu lernen.

die ganze Familie väterlicherseits aufstellen: von Oma und Opa über Urgroßeltern, Onkel und Tanten bis hin zu ungeborenen oder verstorbenen Kindern. Ich hörte von den Sorgen und Ängsten meiner Verwandten und Vorfahren, den schwierigen Lebensverhältnissen und ihren persönlichen Problematiken und Schuldkomplexen. Ich glaubte verstehen zu können, warum mein Vater mich so behandelt hatte, zumindest meinte ich nun seine Beweggründe zu kennen und welche Qualen er selbst in seiner Kindheit und Jugend erlebt haben musste. Deshalb sprach ich ihn nicht gleich frei von Schuld und es war nicht plötzlich alles wieder gut, aber es war für mich ein kleiner, wichtiger Schritt auf dem Weg zu meiner Heilung und einem Abstand zu den dunklen Zeiten meiner Kindheit. Es half mir ein Stück weit, meine eigene Geschichte besser zu begreifen und mich weniger als Opfer zu sehen.

Für mich war diese Familienaufstellung damals hilfreich. Obwohl sie von einer Therapeutin angeboten wurde, die ich nicht kannte. Ich wusste damals auch nichts über die Unterschiede zwischen verschiedenen Methoden. Ich hatte einfach Glück, dass es sich für mich stimmig entwickelte. Das geht jedoch nicht allen Hilfesuchenden so. Mit meinem heutigen Wissen würde ich allen, die daran Interesse haben, zu einer Familienaufstellung im Rahmen eines Systemischen Coachings oder einer Systemischen Therapie raten.

FAMILIENAUFSTELLUNG

Die Familienaufstellung ist eine Methode aus der Familientherapie oder Systemischen Therapie, bei der einzelne Personen stellvertretend für Familienmitglieder im Raum positioniert (aufgestellt) und miteinander in Beziehung gesetzt werden. Dadurch soll das Beziehungsgeflecht innerhalb einer Familie visualisiert werden. Familienaufstellungen können außer in einer Gruppe auch mithilfe von Figuren und Symbolen auf einem Familienbrett erfolgen.

Mit der Bezeichnung Familienaufstellung, Familienstellen oder Systemisches Familienstellen können unterschiedliche Konzepte und Vorgehensweisen gemeint sein. Es gibt Aufstellungen, die nach dem Ansatz der Familientherapeutin Virginia Satir erfolgen, bei diesem Konzept ist die Lösung offen und wird von den Klient*innen konstruktiv erarbeitet.

> Die in den letzten Jahrzehnten sehr bekannt gewordene Methode von Bert Hellinger ist eine Abwandlung von Methoden der Systemischen Familientherapie und es handelt sich dabei nicht um ein eigenständiges Verfahren der Psychotherapie. Das zugrunde liegende Konzept und Hellingers Umgang mit Klient*innen sind stark umstritten und werden von der Deutschen Gesellschaft für Systemische Therapie, Beratung und Familientherapie e. V. (DGSF) als „ethisch nicht vertretbar" und „gefährlich für die Betroffenen" kritisiert.
> Unter diesem Link findet sich dazu eine Stellungnahme der DGSF: https://www.dgsf.org/themen/berufspolitik/hellinger.htm
> Die Deutsche Gesellschaft für Systemaufstellungen (DGfS) bietet unter folgendem Link eine Datenbank mit geprüften Systemaufstellern an: https://lexikon.stangl.eu/5558/familienaufstellung[8]

Hätte ich die Aufstellung und die regelmäßigen Termine bei Dr. Klessascheck in der Klinik nicht gehabt, wäre ich vielleicht tage- oder wochenlang nicht aus dem Haus gekommen, so elend fühlte ich mich. Ich konnte nachts kaum schlafen, lag wach und blickte in den Sternenhimmel über meinem Dachfenster. Und plötzlich war ich wieder die kleine Annett, die sich ungeliebt und verstoßen fühlte. Ich hatte Angst vor dem Abschied von all dem, was ich mir aufgebaut hatte. Angst, allein und verlassen zu sein, nicht mehr dazuzugehören. Ein dunkler Schleier legte sich in diesen Nächten über mich. Bis ich, meist mithilfe von Schlaftabletten oder weil ich einfach erschöpft war, einschlief. Morgens kam ich dann kaum aus dem Bett. Doch wann immer es ging, zwang ich mich aufzustehen, mich zu duschen und anzuziehen. Manchmal brauchte ich Ewigkeiten, weinte, musste mich hinsetzen oder ich legte mich wieder ins Bett. Mir fehlte die Kraft. Es gab Tage, an denen ich wirklich nicht wusste, wie ich mich aus diesem abgrundtiefen Loch herausziehen sollte, wie ich diese unendliche Leere, den Schock über das Nicht-mehr-so-wie-früher-Sein in mir überwinden konnte. Ich war allein, hatte keinen Partner an meiner Seite, und es war mir weiterhin wichtig, meinen Freund*innen nicht zur Last zu fallen. Vor Ort hatte ich immer noch wenig Vertraute. Ich telefonierte in der Zeit mit der einen oder anderen guten Freundin in der Ferne, aber ich wollte niemanden von ihnen um Hilfe bitten und wollte sowieso für mich sein. Alle anderen, die mir reingeredet, mich vielleicht zu irgendwelchen Aktivitäten hätten zwingen wollen, wären für mich eine Belastung gewesen.

Ich erinnere mich, wie ich an einem Morgen in meinem Bett unter der Dachschräge saß und durch das Fenster hinauf in den Himmel blickte. Es war ein sonniger Herbsttag, ich sah das strahlende, wolkenlose Blau, bunt gefärbte Baumwipfel, hörte die Vögel zwitschern und spürte „das normale Leben" da draußen vorbeiziehen. Es machte mich schwermütig. Ich fühlte mich mutterseelenallein, vermeintlich niemanden da draußen interessierte es, was ich machte, wo ich war und wie es mir ging. Und gleichzeitig spürte ich, dass ich diese Aufmerksamkeit und diese Zuneigung, die ich im Außen suchte, dort nicht finden würde. Diese innere Leere würde niemand in mir füllen können ... ich würde es selbst tun müssen ... ich selbst war der einzige Mensch, der mich jetzt hier herausholen konnte! An solchen Tagen nutzte ich dieses Wissen und den Antrieb, den es mir gab, um mir Hilfe zu suchen, zu recherchieren und Wege zu finden, stärker als meine Angst zu werden. Es waren die Phasen, in denen der Wille, jetzt endlich etwas zu tun, um aus diesem untragbaren Zustand herauszukommen, stärker war. Dann schaffte ich es zeitweilig, mich an den eigenen Haaren aus diesem schwarzen Loch herauszuziehen.

DEPRESSION
Aus medizinisch-therapeutischer Sicht ist die Depression eine ernste Erkrankung, die das Denken, Fühlen und Handeln der Betroffenen beeinflusst, mit Störungen von Körperfunktionen einhergeht und erhebliches Leiden verursacht. Menschen, die an einer Depression erkrankt sind, können sich selten allein von ihrer gedrückten Stimmung, Antriebslosigkeit und ihren negativen Gedanken befreien. Aber es gibt gute und effektive Möglichkeiten der medikamentösen und psychotherapeutischen Behandlung.
Die allgemeinsprachliche Verwendung des Begriffs Depression kann irreführend sein. Wenn ein an Depression erkrankter Mensch oder die Angehörigen annehmen, Freudlosigkeit, gedrückte Stimmung und Hoffnungslosigkeit seien nachvollziehbare Reaktionen auf bestehende Lebensprobleme und nicht Ausdruck einer eigenständigen, behandelbaren Erkrankung, so ist das Risiko groß, dass

keine professionelle (ärztliche oder psychotherapeutische) Hilfe gesucht wird.
Eine Depression im medizinischen Sinne ist aber wie jede andere Erkrankung auch behandlungsbedürftig. Sie ist durch bestimmte Krankheitszeichen gekennzeichnet – dazu können neben den oben genannten Symptomen auch verminderte Konzentration, Schlafstörungen und pessimistische Zukunftsgedanken gehören. Treten sie über mindestens zwei Wochen auf, wird die Diagnose Depression gestellt.[9]

WELCHE ERKRANKUNGEN KÖNNEN MIT EINER ANGSTSTÖRUNG GEMEINSAM AUFTRETEN?
Dr. Michael Klessascheck

WELCHE ANDEREN ERKRANKUNGEN KÖNNEN MIT EINER ANGSTSTÖRUNG GEMEINSAM AUFTRETEN?

DR. MICHAEL KLESSASCHECK: Es besteht ein regelhafter Zusammenhang sowohl zwischen den verschiedenen Angststörungen zueinander als auch zu weiteren psychischen Begleiterkrankungen. Das gleichzeitige Auftreten von verschiedenen Erkrankungen nennt man Komorbidität.

Das Risiko für eine gleichzeitige oder spätere weitere Angststörung beträgt zwischen 30 und 80 Prozent. **Depressive Erkrankungen** können begleitend oder im späteren Verlauf entstehen, was bei ca. 60 Prozent der Betroffenen vorkommt. Für Kinder mit Trennungsängsten ist das Risiko einer späteren Panikstörung erhöht. Fast immer ist eine Panikstörung mit einer Agoraphobie verbunden. Gehäuft kommt es auch zu **Suchtstörungen**, zum Beispiel für Alkohol bei 30 bis 50 Prozent, zu Medikamentenmissbrauch oder -abhängigkeit bei ca. 30 Prozent der Betroffenen. Körperliche Beschwerden ohne Vorliegen einer erklärbaren körperlichen Ursache werden als somatoforme Störung bezeichnet. Auch hier findet sich eine gehäufte Wechselbeziehung.

Ein besonders hohes Risiko für Begleiterkrankungen besteht bei der Panikstörung. So beträgt die Häufigkeit begleitender Depression 52 Prozent, somatoformer Störungen 37 Prozent und einer Alkoholabhängigkeit 16 Prozent. Bei der generalisierten Angststörung sind diese Häufigkeiten 71 Prozent für Depression, 48 Prozent für somatoforme Störungen und 9 Prozent für eine Alkoholabhängigkeit.

Diese Häufigkeiten liegen deutlich über den Werten für Menschen ohne eine zugrunde liegende Angststörung oder Panikstörung.

Ich bestellte mir Bücher, wirklich viele Bücher zu Themen wie Ängste, Depressionen, Burn-out, aber auch Spiritualität und Sinnsuche. Viele durchblätterte ich nur, las sie quer und suchte fieberhaft nach Anhaltspunkten für eine Lösung meines Problems. Bei einem Buch zum Thema Angst, ich erinnere mich nicht mehr an den Titel, blieb ich hängen. Der Inhalt war ein Schlüsselerlebnis für mich. Da wurde meine Angst beschrieben. Genau das, was ich gedanklich und körperlich durchmachte. Was mit mir geschah, wenn diese verdammte Welle wieder größer zu werden und mich wegzuspülen drohte. Ich fing an zu verstehen,

Meine Beschwerden waren ein ganz normaler körperlicher Prozess

was überhaupt in meinem Körper geschah und dass die körperlichen Reaktionen etwas ganz Normales, in manchen Situationen sogar Überlebensnotwendiges waren. Das klingt so banal und doch war es enorm wichtig für mich. Vor allem zu wissen, dass ich nicht tot umfallen und sterben würde, wenn die Panik mich wieder überrollte. Auch wenn sie manchmal zu Schwindel und Übelkeit führte, war sie keine todbringende Krankheit, sondern eine Angststörung, und meine Beschwerden waren ein ganz normaler körperlicher Prozess. Gegen all das konnte ich etwas tun. Was für eine Erleichterung! Das war für mich ein wichtiger Erkenntnismoment, der den Nebel ein wenig lichtete, und dann, wenn auch noch ganz weit weg, flackerte in meinen dunklen Gedanken in der Ferne ein kleines Licht auf. Die Hoffnung.

IN WELCHEN SITUATIONEN KOMMT ES ZU PANIKATTACKEN?
Dr. Doris Wolf

IN WELCHEN SITUATIONEN KOMMT ES ZU PANIKATTACKEN?

DR. DORIS WOLF: Viele Menschen wissen nicht, dass sich Angst nicht nur in ihren Gefühlen, sondern auch in ihrem Körper äußert. Deshalb werden sie durch ihre körperlichen Symptome, die bei Angst auftreten, verunsichert. Im Falle der Panik lösen Betroffene dann die Panik selbst erst aus oder steigern sie noch, indem sie die körperlichen Beschwerden falsch bewerten – nämlich als Hinweis auf eine ernste körperliche Erkrankung oder gar den herannahenden Tod.

Bei einer Panikstörung reagiert der Körper scheinbar völlig unvermittelt mit den unterschiedlichsten körperlichen Beschwerden. Meist gibt es für diese Beschwerden eine ganz einfache Erklärung.

- Eine Panikattacke kann z. B. in einer Stresssituation infolge einer hohen Adrenalinausschüttung auftreten.
- Manchmal tritt sie auch erst nach dem Ende einer schweren körperlichen oder seelischen Belastung auf. Der Körper hat eine Alarmreaktion gezeigt und viel Adrenalin ausgeschüttet. Nach der Belastung baut der Körper das Adrenalin über eine Panikattacke ab.
- Manchmal kommt die Panikattacke auch erst dann, wenn die betroffene Person einen Moment zur Ruhe kommt, manchmal sogar erst im Schlaf.

Durch Gedanken darüber, wie schrecklich es wäre, wenn andere ihre Beschwerden erkennen, sie die Kontrolle verlieren oder an einer schweren Krankheit leiden würden, erzeugen Betroffene eine noch stärkere Anspannung.

Ein weiterer wichtiger Meilenstein für mich war die Entdeckung eines Buches, das mir eine Freundin am Telefon empfohlen hatte, die selbst durch eine schwere Zeit gegangen war:

Jetzt! Die Kraft der Gegenwart von Eckhart Tolle. Ich habe dieses Buch verschlungen. Zugegeben, einiges darin sprach mich überhaupt nicht an.

Gleichzeitig fand ich vieles, das mich zum Nachdenken anregte, das mir half, mein Kopfkino mit dem Panikprogramm zu stoppen und das Gedankenkarussell zum Stillstand zu bringen: durch die Aufmerksamkeit auf den gegenwärtigen Moment. Einfach nur durch meine bewussten Gedanken und die Konzentration auf das Hier und Jetzt. Auch einige positive Glaubenssätze, die ich durch die Arbeit mit den Selbsthilfebüchern von Louise Hay für mich gefunden hatte, klebten mittlerweile überall in meiner Wohnung auf gelben Post-its. Ich hatte sie ständig vor Augen, sodass ich gar nicht umhin kam, mich mit ihnen auseinanderzusetzen. Wenn ich in den Spiegel sah, wenn ich Schränke öffnete, wenn ich eine Tasse aus dem Regal nahm und sogar an meinem Bett, sodass ich sie direkt als Erstes sah, wenn ich morgens die Augen aufschlug. Die Affirmationen von Louise Hay bestärkten mich darin, meine Gedanken zu steuern und ins Positive zu lenken. Zusammen mit den für mich wichtigsten Sätzen von Eckhart Tolle wurde ich immer daran erinnert, dass *ich* die Macht über meine Gedanken hatte, wenn ich aufmerksam genug war. Das war eine wirklich gute Nachricht, die mir Mut machte und Aufwind gab. Ich schrieb mir einige dieser Sätze auch auf einen Zettel und trug ihn immer bei mir. Später, als ich wieder in der Redaktion saß und es mir in manchen Momenten erneut so schlecht ging, dass ich zu schwitzen begann, Unruhe in mir aufstieg und ich anfing in eine Angstattacke reinzurutschen, holte ich diesen Zettel aus meiner Tasche. Ich las mir meine ausgewählten Sätze durch, konzentrierte mich mit aller Kraft auf den Inhalt der Worte, auf das „gedanklich im Hier und Jetzt bleiben" und auf meine Atmung. Und tatsächlich schaffte ich es so, wieder ruhiger zu werden und die Angst zurückzudrängen, sodass ich weiterarbeiten konnte. Den Zettel besitze ich sogar heute noch.

Die Kraft, die ich aus manchen Büchern ziehen konnte, motivierte mich, weiterzumachen und weiterzusuchen. Es tat mir gut und brachte mich zwischen den wiederkehrenden Sitzungen in der Klinik bei Dr. Klessascheck in kleinen Schritten voran. Ohne fremde Hilfe. Durch Zufall hatte ich unter anderem die Biografie eines schwer depressiven Mannes in die Hände bekommen, der es geschafft hatte, durch regelmäßiges Laufen immer wieder aus seiner Depression herauszukommen, besonders wenn es richtig schlimm wurde. Er lief sozusagen zurück ins Leben und schaffte es, sich nach und

Im zweiten Teil des Buches ist auf S. 246 unter Punkt 7, „Affirmationen – bestärkende Glaubenssätze", eine genaue Anleitung zu finden, wie du eigene positive Glaubenssätze für dich finden und nutzen kannst.

nach immer weiter zu befreien. Auch dieses Buch motivierte mich. Seine Erfahrung zeigte mir: Bewegung hilft, und es gibt andere, die ein ähnliches Schicksal, wenn nicht sogar noch ein viel schlimmeres haben und es dennoch schaffen, sich da rauszuziehen. Auch das war eine extrem wichtige Botschaft für mich: Ich bin nicht allein mit Angst, Panik und dem totalen Burn-out, und ich kann es selbst schaffen, so wie er. Ich fühlte mich ihm verbunden. Er gab mir Zuversicht und Hoffnung. Erst recht als ich ihn in einer Talkshow sitzen sah und über seinen Kampf gegen die inneren Dämonen reden hörte. Er hatte es geschafft, innerhalb weniger Jahre seine Depressionen so klein zu kriegen, dass es ihm bedeutend besser ging. Leider weiß ich heute nicht mehr, wie er oder das Buch hieß, aber ich kann allen aus meiner Erfahrung raten, sich die Geschichten derer anzuhören, die aus ähnlichen Situationen herausgekommen sind. Es kann eine so kraftvolle Quelle der Inspiration und Motivation sein.

Zum Joggen, wie dieser Mann es tat, dessen Geschichte mich so inspiriert hatte, fehlte mir noch die Kraft, aber ich zwang mich, so oft es ging rauszugehen, an der frischen Luft im nahe gelegenen Park zu spazieren.

Ich lernte, die Natur um mich herum aufmerksamer zu beobachten, hinzusehen, hinzuhören, meinen Körper zu spüren, wie er sich mit jedem Schritt bewegte, und versuchte dabei gedanklich im Hier und Jetzt zu bleiben. Ich verband meine Spaziergänge auf diese Weise mit einer Art Gehmeditation. Eine einfache, kleine Übung und tatsächlich effektiv.

Denn nichts anderes konnte in diesen kostbaren Minuten in meinem Kopf herumgeistern und meine Angst heraufbeschwören.

All das, die Sitzungen in der Klinik bei Dr. Klessascheck, die Familienaufstellung, das Lesen und Spazierengehen, Telefonate mit Freund*innen und Bekannten, die Ähnliches erlebt hatten, halfen mir nach und nach, mich zu reflektieren. Ich schaffte es tatsächlich, mich in Momenten, in denen die Angst langsam anrollte, selbst ein Stück weit aufzufangen. Wie weit ich schon gekommen war, zeigte mir ein Augenblick im Auto auf dem Rückweg aus der Klinik.

Ich hatte mit Dr. Klessascheck über die Option Psychopharmaka gesprochen. Meine vier Wochen Krankschreibung neigten sich dem Ende entgegen. Ich war längst nicht so weit, wieder zur Arbeit zu gehen, gleichzeitig traute ich mich nicht, eine weitere Krankschreibung vorzulegen. Ich hatte

> Im zweiten Teil des Buches ist auf S. 219 unter Punkt 5 neben weiteren Entspannungsübungen auch eine Anleitung zur Gehmeditation zu finden.

gehofft, dass mir Psychopharmaka akut helfen könnten, doch Dr. Klessascheck machte mir klar, dass diese Art der Therapie erst längerfristig Erfolge zeigen würde. Bis das richtige Medikament und die richtige Dosierung gefunden wären, könnte es Monate dauern. Er bat mich, mir darüber Gedanken zu machen, ob ich das wolle. Ich war am Boden zerstört und fuhr zittrig und voller Angst vor der nahen Zukunft nach Hause. Eine schnelle Hilfe war nicht in Sicht. Als ich auf dem Weg im Auto anfing, wie ein Schlosshund zu weinen, machte es klick in meinem Kopf. Ich war einen kurzen Moment in der Lage, mich selbst zu reflektieren, und fragte mich: „Warum weinst du eigentlich? Im Hier und Jetzt kannst du gar nichts weiter tun, als mit dem Auto nach Hause zu fahren. Du bist okay, alles ist okay, so wie es jetzt gerade ist." Und augenblicklich gelang es mir, mich selbst zu beruhigen. Ich hörte auf zu weinen und fuhr weiter. Das mulmige Gefühl und die Angst vor dem, wie es weitergehen würde, waren noch da, aber bei Weitem nicht mehr so stark. Es war gut auszuhalten.

Das Erlebnis war ein kleiner Erfolg, und ich wusste, ich musste von nun an dranbleiben an diesen inneren Stützen und Hilfen. Jeden Tag daran arbeiten. Wurde ich träge oder nachlässig, rutschten mir meine Gedanken weg und ließen der Angst und der inneren Leere Platz, um sich wieder auszubreiten.

Solche Situationen gab es immer wieder und sie dauerten an.

Diese kleinen Inseln der Zuversicht, auf die ich mich immer wieder retten konnte, waren es aber, die mir zeigten, dass es irgendwie weitergehen würde. Dafür musste ich jedoch selbst etwas tun, niemand konnte mir das abnehmen.

7

ZURÜCK IN DEN JOB – MEIN LEBEN MIT DER ANGST

Vier Wochen waren vergangen. Ich war mir sicher, dringend zurück in den Job zu müssen. Es war meine selbst gesteckte Deadline. Ich wusste, dass sich die Kolleg*innen wünschten, dass ich gesund zurückkäme, und wahrscheinlich Verständnis gehabt hätten, wenn ich noch Zeit gebraucht hätte. Und dennoch war mir klar, dass einige durch mein Fehlen mehr Arbeit hatten und vielleicht sogar Planungsschwierigkeiten bekamen. Das schlechte Gewissen und mein Pflichtbewusstsein trieben mich an. „Du musst fleißig sein, wenn du etwas erreichen willst, von nichts kommt nichts", sagte eine barsche Stimme in meinem Kopf. Und da waren sie wieder, die Wunden meiner Kindheit und diese ungestillte Sehnsucht: Ich wollte andere nicht vor den Kopf stoßen, ich wollte von ihnen gemocht und anerkannt werden. Auch wenn es mir damals nicht bewusst war, dieses tiefe Bedürfnis nach Anerkennung war mein Antrieb, und ich glaubte, mein Ziel nur durch absolute Verlässlichkeit und Bestleistung erreichen zu können.

> **Dieses tiefe Bedürfnis nach Anerkennung war mein Antrieb**
>
> ●●●

Und natürlich wollte ich auch endlich wieder zurück ins Leben und dahin, wo ich doch eigentlich gerne war.

Ein großer Teil von mir liebte diesen Job. Mir war klar, dass es nicht einfach werden würde. Auch wenn ich bereits kleine Schritte nach vorn gemacht hatte, jetzt würde wohl eine Art Marathon kommen. Den musste ich laufen – und akzeptieren, dass meine Angst mitlaufen würde. Das war eine Perspektive, die mich in schwachen Momenten fast verzweifeln ließ.

Mit einem dicken Kloß im Bauch, innerlich angespannt und zittrig, fuhr ich wieder zur Arbeit.

Ich hatte große Angst vor diesem Moment. Seit meiner ersten Attacke, die inzwischen sechs Wochen zurücklag, hatte dieses Erlebnis mich Tag und Nacht beschäftigt. Wann immer ich nicht aufpasste, war diese Unruhe wieder da: „Was, wenn die Panik beim Moderieren wieder über dich hereinbricht?" Auch wenn es mir gelang, meine Gedanken zu kontrollieren, lauerte die Angst ständig in irgendeinem Winkel meines Hirns, so lange, bis ich wieder unachtsam wurde und sich dieser Schlick in mir ausbreiten konnte. Das war unglaublich anstrengend.

Und nun wurde es konkret: Heute Abend würde ich im Studio stehen und moderieren. Ich musste es schaffen, die Angst in Zaum zu halten und eine erneute Panikwelle abzuwenden, nur dann konnte ich abliefern. Und dabei durfte ich mir auf keinen Fall etwas anmerken lassen. Alles, was ich mir in den vier Wochen bewusst gemacht, angelesen und antrainiert hatte, hatte sich in einer akuten Situation noch nicht bewähren müssen. In ruhigen Momenten, wenn ich zu Hause unbeobachtet war und mich ohne Ablenkung auf mich, meinen Körper, meine Gedanken und Gefühle konzentrieren konnte, war es mir immer öfter möglich, mich innerlich mit verschiedenen Methoden zu beruhigen und dieser Schleife von Hilflosigkeit und Versagensangst zu entkommen oder gar nicht erst so tief hineinzugeraten. Aber schon im Auto, auf dem Weg zur Arbeit, versagte mein Können. Die Nächte davor hatte ich vor Aufregung nicht geschlafen. Statt mich kraftvoll und ausgeruht der Situation stellen zu können, war ich müde und erschöpft. Beim Aussteigen aus meinem Wagen musste ich meinen Körper förmlich dazu überreden, sich zu bewegen. Als ich in die Redaktion kam, zitterten meine Knie und ich hatte Mühe, meine Tränen zurückzuhalten. Meine Kolleg*innen freuten sich alle sehr, mich wiederzusehen. Dass ich scheinbar vor Rührung weinte, war also nicht überraschend und ich konnte mich schnell wieder fangen. Die Fragen nach meinem Gesundheitszustand bügelte ich schnell ab. Ich lächelte in die Runde und war gleichzeitig nur darauf konzentriert, meinen Atem zu beruhigen und meinen Herzschlag irgendwie herunterzufahren, damit es mich nicht zerriss. Es kostete mich unendlich viel Anstrengung. Dabei war es eigentlich so schön, alle wiederzusehen und so freudig empfangen zu werden. Ohne Zweifel, ich mochte meine Kolleg*innen sehr, ich wollte wieder in dieses Studio, ich wollte den Adrenalinkick, wenn Breaking News reinkamen und wir alle blitzschnell handeln mussten. Ich liebte die entspannte, kollegiale Atmosphäre, in der trotz des großen Drucks und der Verantwortung so viel gelacht wurde. Wir hatten einen guten Zusammenhalt. Und ich wollte verdammt noch mal endlich wieder ich selbst und hier mit vollem Elan dabei sein.

All das wollte ich auf keinen Fall aufgeben müssen, nur weil sich diese Angst in mir breitgemacht hatte.

Dass die Angst mit mir zu tun hatte, dass sie mir etwas sagen wollte, ahnte ich zwar bereits, aber ich war noch nicht so weit, mich ihrer Botschaft zu stellen. Vorerst musste es reichen, dass ich mich mit Händen und Füßen dagegen wehrte, mich von ihr kontrollieren zu lassen.

Die morgendliche Redaktionskonferenz, in der ich dann auch von meinen Chefs herzlich begrüßt wurde, stand ich halbwegs gut durch. Sie freuten sich und fragten, wie es mir gehe. Ich wäre vor schlechtem Gewissen am liebsten einfach nur im Boden versunken. Weil sich aber kein Loch unter mir auftat, blieb ich sitzen und versuchte, als die aktuellen Themen für die Abendsendung besprochen wurden, mit zusammengekrallten Zehen und Fingern unter dem Tisch, gedanklich im Hier und Jetzt bei der Sitzung zu bleiben. Ich war vor der Konferenz noch mal auf der Toilette verschwunden, hatte Atemübungen gemacht und meinen Zettel mit den affirmativen Sätzen ausgepackt. Es hatte geholfen, mich zu beruhigen. Kurznachrichten am Nachmittag gab es an diesem Tag glücklicherweise nicht. Aber je näher die Abendsendung rückte, desto mehr geriet ich innerlich in Aufruhr. Während ich dann mit geschlossenen Augen in der Maske saß und mein Makeup aufgetragen wurde, dachte ich immer nur: „Bleib hier mit deinen Gedanken, atme weiter ein und wieder aus", und gab mir Mühe, dabei möglichst entspannt und fröhlich zu wirken. Dabei musste ich mehrfach im Gesicht abgepudert werden, weil mir ständig der Schweiß ausbrach. Die Maskenbildnerin fing schon an, sich Sorgen zu machen, und fragte, ob ich wirklich wieder gesund sei. Ich schob es auf die Heizungsluft. Es war ja bereits Ende Oktober. Und dabei beließ sie es dann auch.

Währenddessen bohrte ich mir die ganze Zeit die Fingernägel in die Handflächen, die violetten Furchen waren noch Stunden später zu sehen. Aber auch das rettete mich nicht.

Mir war damals bereits klar, dass ich die Panikattacke mit dieser Angst heraufbeschwor, das hatte ich verstanden. Doch leider konnte ich auf das, was ich mir dagegen zurechtgelegt hatte, in der akuten Situation noch nicht zurückgreifen. Ich konnte die Gedanken nicht stoppen. Ich war einfach noch nicht in der Lage, diesen Kreislauf zu durchbrechen.

Immerhin wusste ich eins: Auch wenn die Panikwelle mich überrollte, mir innerlich den Boden wegzog und ich das Gefühl hatte, gleich keine Luft mehr zu bekommen und zu ertrinken: Ich würde es überleben. Ich musste nicht sterben. Das war sicher. Es mag lächerlich klingen, aber diese Gewissheit gab mir die Kraft weiterzumachen. Es war ein Licht am Ende dieses Tunnels. Ich würde nach diesem furchtbar anstrengenden Tag nach Hause fahren können, wenn auch am Rande der Erschöpfung, und mich weiter dieser Naturgewalt stellen, bis ich diesen Kampf irgendwann gewinnen würde, bis mich die Welle gar nicht mehr erfassen könnte. Das war mein Ziel. Ich würde mich von dieser Angst nicht kleinkriegen und mein Leben nicht von ihr zerstören lassen.

Aber heute war noch nicht der Tag für einen Sieg. Ein paar Minuten vor Beginn der Sendung, während die Maskenbildnerin mir ein letztes Mal Nase und Stirn abpuderte und der Kollege vom Ton die Mikrofone noch mal auf ihren richtigen Sitz überprüfte, saß ich still und voller Anspannung auf meinem Platz. Ich hätte mich übergeben können, so übel war mir, ich hatte einen tonnenschweren Stein im Bauch, und doch war ich entschlossen, sitzen zu bleiben und es durchzustehen. Und natürlich kam es, wie ich es erwartet hatte. Das Opening der Sendung ertönte. Ich begann, meine Zehen unter dem Tisch zusammenzukrallen. Die Schuhe hatte ich ausgezogen. Ich spürte den Schmerz. Hitze stieg in mir auf.

Die Kamera kam auf mich zugefahren, und ich begrüßte den Sportmoderator neben mir, quälte mich zu einem Lächeln, um anschließend mit dem Blick in eine andere Kamera zu wechseln. Meine ganze Kraft galt jetzt der ersten Anmoderation. Vielleicht 35 Sekunden lang. Ich hielt in diesem Moment meinen Blick konstant auf den Teleprompter gerichtet. Er war mein Anker. Den Text fehlerfrei abzulesen, das war alles, was ich tun musste. Dabei noch freundlich und engagiert schauen. Egal welche Hölle sich in meinem Inneren abspielte. Und dabei sah ich vor meinem inneren Auge, wie die Riesenwelle, diese graue, schlammfarbene Masse, wieder auf mich zurollte. Ich zwang mich zur Ruhe, bloß nicht schneller lesen, dranbleiben, nicht wegreißen lassen, und in dem Moment hatte sie mich auch schon erfasst. Ich rang nach Luft. Und gleichzeitig las ich weiter. Hielt mich mit den Augen weiter an den Buchstaben im Teleprompter fest, um nicht komplett unterzugehen. Ein irrsinniger Kraftakt. Ich schaffte es, die Moderation hinter mich zu bringen, und hatte nun etwa neunzig Sekunden Zeit, mich wieder zu fangen, während der erste Beitrag lief. Die Welle ebbte ab. Ich war vollkommen erledigt. Aber ich hatte das Schlimmste hinter mir! Ein wenig Erleichterung machte sich in mir breit. Der Teleprompter war mein Segen und mein Fluch zugleich, nicht nur in dieser Situation, sondern all die kommenden Jahre. Hätte ich die Texte frei sprechen müssen, hätte die Angst weniger Chancen gehabt, in meine Gedanken vorzudringen. So war es auch meist, wenn ich Interviews zu führen hatte. In diesen Sendungen hatte ich auch sehr mit mir zu kämpfen, aber die „inneren Zwischenfälle" waren nicht ganz so extrem. Das Ablesen vom Teleprompter dagegen konnte ich schon im Schlaf. Und so schaffte es meine Angst, Raum zu gewinnen, sich in meinen Kopf zwischen mich und den Text zu schleichen. Ich geriet immer wieder in eine Gedankenspirale, die diese Angst heraufbeschwor, indem ich die Panik, während ich meinen Text ablas, förmlich erwartete oder meinen Puls beobachtete, der bis zum Anschlag hämmerte. Gleichzeitig empfand ich den Teleprompter im Moment der Panik als Rettungsanker – einfach ablesen, um durchzukommen, das gelang mir irgendwie. Das war so sehr Routine, dass dabei in mir der Wahnsinn toben und nach außen alles vollkommen normal erscheinen konnte.

Hatte ich die erste Panikwelle in der Sendung hinter mir, ging es aber meist etwas besser. So pendelte es sich über die kommenden Monate ein. Wobei eine Herausforderung wechselnde Stehpositionen am Pult wurden, in denen ich ganz zu sehen war. Ich musste selbstverständlich Schuhe tragen. In den engen Pumps konnte ich die Zehen kaum zusammenkrallen. Also versuchte ich erneut, mir selbst Schmerzen zuzufügen, indem ich mich kniff, um mich zu ankern, wie ich es gelernt hatte. Aber in

> **Ich geriet immer wieder in eine Gedankenspirale, die diese Angst heraufbeschwor**
>
> ● ● ●

diesen Moderationspositionen war alles ungleich schwerer, und so manches Mal klammerte ich mich in der Hoffnung an den Tisch, auf den hohen Hacken Haltung bewahren zu können.

Interessanterweise waren meine Panikanfälle in einem anderen Studio, in dem ich eine andere Nachrichtensendung moderierte, nicht ganz so massiv. Ich fühlte auch da nach meiner Rückkehr die aufkommende Unruhe und kämpfte gegen die Panikwelle, wenn ich wieder vor der Kamera saß. Aber die Welle schaffte es nicht, mich so frontal zu treffen. Mit dem Einsatz meiner Methoden bekam ich die Situation nach einiger Zeit besser und schneller in den Griff. Vielleicht auch, weil ich wegen der Art, wie die Sendung gestaltet war, in der Moderation freier war und mehr Spielraum hatte. Und vermutlich, weil mein erster Panikanfall eben nicht in diesem Studio stattgefunden hatte.

Wenn ich mir heute Moderationen von damals ansehe, kann ich es selbst kaum fassen, was zu dieser Zeit in mir abgegangen war. Allerdings kann ich genau sagen, wann und wo ich Panikattacken hatte. Ich merke es an meiner Atmung und meinem Blick. Für Außenstehende ist das nicht erkennbar. Das macht Angst- und Panikattacken so schwer nachvollziehbar und erklärt, warum mir niemand auch nur ansatzweise zu Hilfe kommen konnte, wenn ich ihn nicht eingeweiht hatte. Ich hatte mich nach außen völlig im Griff. Das spiegelten auch meine Jahresgespräche und die Zuschauerbefragungen über all die Zeit. Ich erhielt sehr viel positives Feedback.

Mein Kampf mit der Angst und der Panik blieb ein verborgener. Und er würde dauern und mir noch einige Jahre das Äußerste abverlangen.

8

DIE ANGST UND WAS ICH VON IHR LERNTE

Besonders die ersten Monate zurück in meinem Job waren eine unglaubliche Herausforderung. Schon in den Nächten vor der nächsten Wochenendmoderation lag ich wach, mal apathisch, mal weinend, immer hilflos. Morgens wachte ich auf und fühlte mich, als hätte ich durchgemacht, konnte kaum aufstehen. Meistens schaffte ich es doch. Ab und zu, wenn es gar nicht ging, meldete ich mich morgens beim Chef vom Dienst und bat darum, erst am frühen Nachmittag kommen zu dürfen. Die Zeit, die ich dadurch gewann, nutzte ich für Atemübungen, Gehmeditationen im Wald oder einfach für weiteren Schlaf. Obschon ich wusste, dass mir diese Übungen halfen, kostete es mich unendlich viel Entschlossenheit, sie überhaupt durchzuführen und dranzubleiben. Ich saß wieder in der Redaktion in den Konferenzen und war oft einfach nur froh, wenn mich niemand ansprach. Ich hatte Hitzewallungen und im nächsten Moment war mir eiskalt. Um Stress abzubauen, wackelte ich unter dem Tisch mit den Beinen. Es war manchmal schwer, etwas vom Inhalt der Sitzungen zu erfassen, so sehr war ich damit beschäftigt, mich unter Kontrolle zu halten. Ich war in mir selbst gefangen.

Vor allem die Kurznachrichten am Nachmittag blieben über einige Jahre mein Stahlbad. Aber ich wollte einfach nicht klein beigeben und sprang immer wieder hinein. Je nach Aufbau des Nachmittagsprogramms, fiel der Nachrichtenüberblick an manchen Samstagen oder Sonntagen aus. Darauf hoffte ich in all den Jahren jedes Wochenende. In diesen drei schier nicht enden wollenden Minuten, in denen ich ohne Pause durchmoderieren musste, hatte ich meine erste Panikattacke durchgemacht. Und immer wieder, jahrelang, erlebte ich diese Gefühle der Angst und den Anfall aufs Neue.

Es gab meistens keine Inseln in diesen wenigen Minuten Nachrichten, auf die ich mich hätte retten können, selten mal einen kurzen vertonten Beitrag, währenddessen ich mich nach der Anmoderation sammeln konnte. Aber auch der half kaum. Selbst wenn nur noch zwei Minuten Sendezeit blieben, in denen ich zu sprechen hatte: Die Panik war immer und immer wieder da. Darauf war Verlass. Meine einzige Hoffnung war, dass die Texte möglichst kurz und in schnellem Wechsel geschrieben waren, damit meine Konzentration mehr gefordert war und meine Gedanken gar nicht erst so sehr in Gang kamen.

Bei jeder Redaktionssitzung am Wochenende, in der klar wurde, dass ich den kurzen Nachrichtenblock übernehmen musste, wurde mir wieder übel. So ging das jahrelang, auch wenn sich mein Zustand mit der Zeit etwas besserte. Hieß es morgens in der Konferenz aber zum Beispiel: „Heute zeigen wir am Nachmittag einen Spielfilm, der Nachrichtenüberblick fällt aus", war es, als würde mir eine tonnenschwere Last abgenommen. Der ganze Tag war dann etwas leichter. Ich konnte meine Konzentration auf die Hauptnachrichten am Abend legen und mich innerlich irgendwie auf diesen einen Kampf gegen die Angst vorbereiten.

In den meisten Fällen aber musste ich die Panikattacke an den Wochenenden gleich zweimal am Tag durchleben.

Ich bin sicher, dass meine Moderationskolleg*innen vom Sport, mit denen ich immer gemeinsam im Studio saß, nicht ahnten, was mit mir los war. Vielleicht machte ich manchmal einen komischen Eindruck auf sie oder auch auf die Maskenbildner*innen, denn vor der Sendung war ich in der Zeit oft sehr angespannt. Es stresste mich enorm, wenn jemand noch an mir herumzuppelte, Haare, Klamotten gerichtet werden mussten oder mich andere Kolleg*innen mit Fragen oder Bemerkungen von meinen Gedanken ablenkten. Ich versuchte, mich voll und ganz auf meinen inneren Kampf und das, was kommen würde, einzustellen, und konzentrierte mich dabei oftmals so sehr, dass kein Gespräch mit mir möglich war.

Die *eine* Methode, die mir half, konnte ich in den ersten Jahren einfach nicht finden, und ich musste mich meinen Panikattacken immer und immer wieder stellen. Heilung auf Knopfdruck gab es nicht.

Zumindest nicht für mich. Es war ein Ausprobieren vieler Methoden, die mir im besten Falle etwas an die Hand gaben, mit Angst und Panik besser umzugehen, und mit der Zeit gehörte all das für mich einfach zu meinem Alltag. Auch Angst und Panik. Ich wünschte mir so oft, endlich wieder so entspannt und mit einer routinierten Leichtigkeit wie früher in eine Sendung gehen zu können. Aber das sollte noch lange dauern. Dazwischen lag eine Zeit, in der mir die Angst eine wichtige, wenn auch ungeliebte Lehrerin wurde.

Wirklich frei wurde ich nämlich erst, als ich mich meiner Angst stellte. Als ich den Kampf aufgab und hinsah, hinhörte, mich und meine Bedürfnisse analysierte und annahm. Auch der Entschluss, irgendwann meinem Herzen zu folgen und andere Formate zu moderieren, die mir glücklicherweise angeboten wurden, half mir.

Meine Sitzungen bei Dr. Klessascheck waren bald nach Ende meiner Krankschreibung vorbei, also bemühte ich mich um einen Therapieplatz. Ich suchte nach einer Therapie, die mir zeigte, wie ich mich in meiner Angst und Panik anders verhalten könnte, oder am besten, wie ich es schaffen würde, dass beides erst gar nicht mehr so von mir Besitz ergreifen konnte.

Eine Gesprächstherapie kam für mich nicht mehr infrage, eher eine kognitive Verhaltenstherapie.

Es dauerte. Ich musste erst mal recherchieren, wer so etwas anbot und in den nächsten Wochen überhaupt einen Termin frei hatte. Bei der ersten Therapeutin, die ich zur Probesitzung traf, hatte ich kein gutes Bauchgefühl. Irgendetwas in mir fühlte sich nicht wertgeschätzt, nicht wirklich gesehen. Ich konnte mir nicht vorstellen, mich ihr gegenüber zu öffnen. Beim zweiten Anlauf fand ich eine Therapeutin, die für mich passte.

Es dauerte dennoch einige Wochen, bis wir wirklich mit der Arbeit starten konnten. Ihr Terminplan war voll und dann brauchte sie noch das „Go" meiner Krankenkasse.

Wer schon mal dringend therapeutische Hilfe gesucht hat, weiß, wie lange sich so etwas hinziehen und wie kräftezehrend es sein kann.

Deshalb suchte ich nach weiteren Möglichkeiten zur Überbrückung, um mich zu stabilisieren und durchhalten zu können. Vieles von dem, was ich in meinen Büchern las, probierte ich aus. Sehr oft half es mir auch für den Moment. Eigentlich hätte ich aber eine Person gebraucht, die mich tatsächlich eng begleitet hätte und mich unterstützend da durchführt, um diesen Kraftakt durchzustehen, den es jedes Mal bedeutete, auf Sendung zu gehen.

> **SYSTEMISCHE THERAPIE UND SYSTEMISCHES COACHING**
>
> Die Systemische Therapie betrachtet den Menschen als Teil eines komplexen Systems von Beziehungen und Randbedingungen, d. h., eine psychische Störung wird als Ausdruck eines gestörten Systems verstanden. Die Therapie sieht Symptome als Ausdruck bestimmter Beziehungsmuster. Therapeutische Interventionen zielen darauf, Muster deutlich werden zu lassen, Ressourcen zu aktivieren und Handlungsmöglichkeiten der Beteiligten zu erweitern.
>
> Systemische Therapie ist heute ein weitgehend eigenständiges psychotherapeutisches Verfahren mit einer Vielzahl von Methoden und Anwendungsbereichen und wird in der Arbeit mit Einzelnen, Paaren, Familien und Gruppen angewandt.[10]
>
> Das Systemische Coaching folgt den Grundannahmen der Systemischen Therapie und versteht sich als begleitende Unterstützung zur Selbstentwicklung – Entwicklung ist möglich und Lösungen können aus sich selbst heraus gewonnen werden. Dabei ist das Systemische Coaching in seiner Arbeitsweise ausgesprochen lösungsorientiert und greift dazu auf psychologische Methoden zurück, die in der Neurowissenschaft beforscht werden.

In den meisten Fällen gehört es dazu, dass man einige Wochen oder Monate auf einer Warteliste steht, dann erst mal ein paar Sitzungen machen muss, um bei der Krankenkasse eingestuft zu werden. Und auch auf diese Probetermine muss man in der Regel warten. Das kann für manchen problematisch sein. Wer in so einem Zustand ist, wie ich es damals war, sucht schnellstmöglich Hilfe, am besten sofort, nicht erst in ein paar Monaten.

Aus diesem Grund würde ich heute in einer ähnlichen Situation parallel ein Coaching in Anspruch nehmen. Dazusitzen und zu warten, auf Hilfe zu hoffen, die nicht in Sicht ist, macht die Situation noch unerträglicher, als sie sowieso schon ist. Alle, die diese Angst kennen, werden das bestätigen können. Eine*n Coach*in zu finden, der oder die Zeit hat, ist weit weniger schwierig und kann helfen, die Wartezeit auf den Therapieplatz zu überbrücken und nicht alleine dazustehen. Es wird dann darum gehen, andere Blickwinkel einzunehmen, Hilfsmittel zu finden, um die Panik abzuwehren oder in den Griff zu kriegen, und diese Mittel zu vertiefen. Wer eine Angststörung hat, kann eine psychologische Unterstützung damit zwar nicht ersetzen, aber die Symptome können unter Umständen gelindert werden, und schon das Wissen, man ist ab jetzt nicht mehr allein mit der Situation, hilft oft enorm.

Ich hätte mir damals so eine Begleitung für vor, während und nach der Therapie gewünscht.

Ich bin überzeugt, dass ich diesen schmerzhaften Prozess um Jahre hätte verkürzen können. Ich wusste allerdings damals nicht wirklich, wonach ich suchen sollte. Und kannte Coaching noch nicht. Leider.

Für meine Therapie bekam ich nach einiger Wartezeit ein paar Sitzungen von der Krankenkasse bewilligt, mit Option auf Verlängerung.

WAS ZAHLT DIE KRANKENKASSE?
Gesetzlich Versicherte
Wie lange eine Therapie dauert, hängt vom Verfahren und der Schwere der psychischen Erkrankung ab.
Die Verhaltenstherapie und die tiefenpsychologisch fundierte Psychotherapie sind schon als Kurzzeittherapie mit 25 Stunden möglich. Regulär umfassen sie 45 und 50 Stunden. Eine analytische Psychotherapie hat mindestens 160 Stunden.
Wenn der oder die Therapeut*in absehen kann, dass es dem oder der Patient*in bis zum Ende der Therapie nicht besser gehen wird, kann eine Verlängerung beantragt werden. In besonders schweren Fällen kann auch eine zweite Verlängerung angefordert werden.
Maximal sind insgesamt 300 Gesprächsstunden für eine analytische Therapie möglich, die tiefenpsychologisch fundierte Psychotherapie dauert maximal 100 Stunden, die Verhaltenstherapie 80.

> *Privat Versicherte*
> Privat Versicherte sind oft schlechter dran als gesetzlich Versicherte. Für Privatpatient*innen gibt es keine einheitlichen Regelungen, doch die meisten privaten Verträge sehen für ambulante Psychotherapie deutlich weniger Leistung vor als die gesetzliche Krankenversicherung.
> Viele private Versicherer orientieren sich zwar an den Psychotherapierichtlinien der gesetzlichen Krankenkassen. Oft ist eine Therapie aber auf 10 bis 20 Sitzungen begrenzt oder sie ist ganz ausgeschlossen.[11]

Die Therapeutin half mir herauszufinden, welche inneren Stimmen oder inneren Anteile in mir aktiv wurden, wenn es um die Angst ging. Und dabei kam auch mein inneres Kind, die kleine Annett, wieder zum Vorschein. Ich hatte mich bereits etwa zehn Jahre zuvor in meiner Gesprächstherapie mit ihr beschäftigt. Es war damals der Versuch, Unsicherheiten und Ängste, die aus meiner Kindheit zurückgeblieben waren, aufzuspüren und ihnen ihre Macht zu nehmen. Durch die Arbeit mit dem inneren Kind war ich mir selbst und meinen Bedürfnissen nähergekommen.

Allerdings hatte ich vor der ersten Panikattacke mein inneres Kind ganz schön lange aus dem Blick verloren. Das war mir in diesem Maße überhaupt nicht bewusst gewesen. Solange ich in der Lage gewesen war, mein Ding zu machen, und ich mich nicht allzu vielen triggernden Herausforderungen, auch im Privatleben, stellen musste, spielte die kleine Annett keine so große Rolle mehr für mich.

Jetzt aber brauchte sie mich. Oder ich brauchte sie, vielmehr. Ich musste wieder lernen, dass dieser Anteil meines Wesens auch zu mir gehört und Bedürfnisse hat. Da half es nichts, stark zu sein, Dinge einfach durchzuziehen und alles irgendwie hinzubekommen. Dieser Anteil in mir schrie förmlich auf, weil ich nicht hinhörte. Die kleine Annett brauchte Nähe, wollte lieb gehabt und in den Arm genommen werden. Sie wollte mit ihren Wünschen und Ängsten gesehen und akzeptiert werden. Ich

Ich hatte mein eigenes System überstrapaziert und mir keine Pausen gegönnt

●●●

hatte diesen kindlichen Teil in mir komplett stiefmütterlich behandelt. Ich strebte im Außen nach Erfolg und Anerkennung und hatte keine Rücksicht auf meinen wahren Kern genommen. Ich hatte mein eigenes System überstrapaziert und mir keine Pausen gegönnt. So war ich in diese Panikattacke gerutscht, als ich genau an dem einen Tag cool sein wollte. Und als die Panik dann in einer immer wiederkehrenden Schleife zurückkehrte, war ich nicht in der Lage, diesen kindlichen Anteil darin zu erkennen und ihm genau das zu geben, was er brauchte.

Durch die Arbeit mit der Therapeutin verbrachte ich in Gedanken wieder viel Zeit mit der kleinen Annett. Ich lernte wieder, von außen auf sie zu schauen, mich nicht mit ihr zu assoziieren und selbst das kleine, hilflose Kind zu sein, sondern als ihre spätere, erwachsene Version wie eine Freundin und Mutter für sie da zu sein.

Wir lernten uns ganz neu kennen. In späteren Situationen, wenn die Panik wiederkam, konnte ich in Sekundenbruchteilen Kontakt zu ihr aufnehmen und stand als starke, erwachsene Annett an ihrer Seite.

Es hatte eine ganze Weile gedauert, bis ich so weit war, weil ich sie mit meiner Angst überhaupt nicht in Verbindung gebracht hatte. Dieser eine Augenblick vor der Kamera, in dem ich etwas darstellen wollte, war der Moment, in dem all die verdrängten Ängste und Unsicherheiten die Chance hatten, wieder an die Oberfläche zu kommen. Es war die kleine verängstigte Annett, die sich durch diese Ängste Gehör verschaffte. Sie fühlte sich bedroht und schrie nach Hilfe. Irgendwann war ich zu geschwächt und ausgelaugt, um diese inneren Kämpfe und die Botschaft meines inneren Kindes weiter zu ignorieren.

Im Rahmen der Therapie hatte ich einige Aha-Momente und kam all dem auf die Schliche.

DAS ERLEBNISMODELL „INNERES KIND"
Sigmund Freud, als „Vater der Psychoanalyse", entwickelte in den 1920er-Jahren sein Modell der Psyche des Menschen. Danach besteht sie aus drei Teilen: dem Es, dem Ich und dem Über-Ich. Von John Bradshaw entstand daraus in den 1970er-/80er-Jahren das innere Kind als therapeutisches Konzept. Es symbolisiert alle – teilweise unbewussten – Gefühle, Erlebnisse und Erinnerungen aus der eigenen Kindheit. Demnach führen Verletzungen, Zurückweisungen,

> Liebesentzug und Traumatisierungen in der Kindheit häufig dazu, dass das verwundete innere Kind zum Schutz vor belastenden Erinnerungen abgekapselt wird und Menschen die Verbindung zu ihren kindlichen Gefühlen und Erinnerungen verlieren. Das Ziel der therapeutischen Arbeit mit dem inneren Kind besteht darin, sich dem inneren Kind liebevoll und akzeptierend zuzuwenden und wieder Zugang zu kindlichen Gefühlen wie Freude, Neugier und Lebenslust zu erhalten.[12]

Die Therapeutin führte mich wieder an mein inneres Kind heran. Sie stellte mir Fragen, über die ich bis dahin nie nachgedacht hatte: Was passiert mit der kleinen Annett, wenn sie mit im Studio steht? Was könnte ihr helfen, dass es ihr in dieser Situation besser geht? Was braucht sie dazu von dir? Durch diese Fragen lernte ich, mein inneres Kind wahrzunehmen, seine Bedürfnisse zu erkennen und anzunehmen.

Um es mir gedanklich besser vorstellen zu können, hatten wir im Therapieraum mehrere Stühle für mich und die jeweiligen inneren Anteile aufgestellt. Schnell war klar, dass andere mögliche Anteile bei meinem Konflikt keine Rolle spielten, das innere Kind aber umso mehr. Also wechselte ich im Laufe mehrerer Sitzungen zu verschiedenen Fragen und Situationen zwischen meinem Stuhl und dem der kleinen Annett. So konnte ich meine und ihre Position aus verschiedenen Blickwinkeln betrachten und war in der Lage, mich hineinzufühlen, was mein inneres Kind von mir erwartete, was es von mir brauchte. Und anschließend ging ich wieder an meinen Platz der erwachsenen Annett im Hier und Heute, um für mich zu erspüren, was ich der kleinen Annett geben konnte, um sie zu stärken und zu beschützen. Ich stellte sie mir mit ihren kurzen braunen Haaren vor, vielleicht fünf, sechs Jahre alt, mit einem niedlichen Kleidchen, frechem Blick und einer liebevollen Anhänglichkeit. Ich lud sie ein, bei mir zu sein, und bot ihr an, mich um sie zu kümmern, für sie da zu sein.

Von da an visualisierte ich sie im Alltag. Sie war meine ständige imaginäre Begleiterin. In fröhlichen und entspannten Momenten, aber besonders wenn ich spürte, dass die Unruhe wiederkam und sich zur Angst oder im Studio gar zur Panik auszuweiten drohte.

Es half mir enorm, meine Gedanken auf dieses kleine Mädchen in mir zu konzentrieren. Die Kleine gedanklich in den Arm zu nehmen, ihr

Geborgenheit zu geben und ihr zu zeigen, dass ich ihr zur Seite stand und ihr all die Liebe und Zuneigung zukommen ließ, die sie so schmerzlich vermisst hatte.

Gemeinsam kämpften wir Seite an Seite gegen diese zähe Masse Angst, diesen grauen Schlamm, der der Panik den Boden bereitete und mit dem wir es jedes Mal im Newsstudio zu tun hatten.

Oft nahm ich gedanklich schon vor der Sendung mit der kleinen Annett Kontakt auf. Wir gingen zusammen ins Studio und sie stand in meinem Geiste an meiner rechten Seite. Eng an meine Hüfte gekuschelt. Sicherheit suchend und Sicherheit findend. Von mir, die bereit war, sich allen, die der Kleinen wehtun wollten, in den Weg zu stellen. Ich, die erfolgreiche, selbstbewusste erwachsene Annett, die dazu herausgefordert war, eine schützende Mutter für dieses kleine Mädchen zu sein. Es war verrückt: Wenn ich tatsächlich genau das tat und als Erwachsene die Verantwortung für dieses innere Kind und seine Bedürfnisse übernahm, dann moderierte ich die Sendung innerlich sehr viel gestärkter und fand in manchen Momenten fast die innere Leichtigkeit wieder, nach der ich mich zuvor so lange gesehnt hatte. Je mehr ich mich auf meine Kraft als Erwachsene besann, die mein inneres Kind beschützte, desto weniger groß konnte die Panikwelle werden. Weil ich mich um mich selbst kümmerte und nicht meine gesamte Aufmerksamkeit auf die Angst richtete und die Panik erwartete. Ein großer Teil meiner Gedanken war mit der Kleinen beschäftigt.

Nach einigen Therapiesitzungen war ich auch in der Lage, meine Angst sehr genau zu visualisieren. Das war ein absoluter Gewinn. Die Panik hatte ich immer als eine riesige graue Schlammwelle vor mir gesehen, die wie ein Tsunami auf mich zurollte. Die Angst dagegen, mit der ich alles heraufbeschwor, war bisher eher konturlos. Sie war der Schlick, den die Panik zurückließ, aber sie hatte keine Form. Nachdem meine Therapeutin und ich sie genauer betrachtet hatten, auch durch das Stellen verschiedener Positionen im Raum, wie wir es beim inneren Kind gemacht hatten, bekam sie plötzlich ein Aussehen. Sie war ein waberndes Monster. Dick, schleimig und meist grün-grau oder schlammfarben. Sie konnte ihre Form verändern. Manchmal vervielfältigte sie sich auch und plötzlich waren da zwei oder drei wabernde Dämonen. Sie erinnerten mich ein wenig an die Monster bei *Ghostbusters* oder die Dementoren bei *Harry Potter*. Sie lachten mich aus oder zogen sich

> Im zweiten Teil des Buches ist unter Punkt 1 ab S. 153 mehr zur Arbeit mit dem inneren Kind zu finden.

auch mal wütend zurück. Als einzig richtige Waffe gegen diese Viecher erschien mir ein Laserschwert – oder besser gleich zwei. Meine Therapeutin und ich beschlossen, dass ich sie in Zukunft direkt im Augenblick des Angriffs zum Einsatz bringen würde.

Routiniert, wie ich es im Ablesen meiner Texte vom Teleprompter war, war ich in der Lage, diese Monster tatsächlich während der Moderationen im Raum vor mir zu lokalisieren und sie mit den neuen Waffen in Schach zu halten. Ich zeigte sie auch der kleinen Annett: „Da, schau, da oben rechts, da sind sie wieder." Und wir wedelten dann gemeinsam mit unseren Laserschwertern und bekämpften die Angstmonster recht erfolgreich.

Ich weiß, das klingt vollkommen durchgeknallt: Die seriöse Newslady im schicken Businesskleid, top gestylt, liest der Nation Nachrichten vor, während sie gleichzeitig gedanklich mit ihrem inneren Kind gegen Monster im Studio kämpft!

Nein, ich war wirklich nicht verrückt geworden und hatte auch keine bewusstseinsverändernden Substanzen genommen. Es waren tatsächlich auch immer nur wenige Augenblicke, in denen das so intensiv geschah. Natürlich bekam ich haargenau mit, was in der Sendung passierte. Wenn ich „besonders wach" sein musste, weil etwas Außergewöhnliches vorkam oder ich zum Beispiel Studiogespräche hatte, war die Angst kein so großes Thema. Ich steckte dann nicht mehr in meiner täglichen Routine, musste mich ganz anders konzentrieren und spulte nicht alles automatisch ab. Und so kam ich ein Stück aus der Angstspirale heraus. Dass ich die Angst wirklich selbst steuerte, wurde mir erst ganz langsam bewusst.

> Im zweiten Teil des Buches gibt es auf S. 239 unter Punkt 6, „Deine Angst und was sie dir sagen will", eine genaue Anleitung zur Visualisierung der Angst.

WELCHE PSYCHOTHERAPIE EMPFIEHLT SICH BEI ANGST- UND PANIKSTÖRUNGEN?

DR. DORIS WOLF: Angstkrankheiten wie Panikattacken lassen sich mithilfe der kognitiven Verhaltenstherapie behandeln. Besonders die Konfrontationstherapie, ein Bestandteil der Verhaltenstherapie, ist ein wichtiger Baustein bei der Behandlung von Angstzuständen. Die Behandlung von Panikattacken setzt an zwei Bereichen an:

WELCHE PSYCHOTHERAPIE EMPFIEHLT SICH BEI ANGST- UND PANIKSTÖRUNGEN?
Dr. Doris Wolf

1. **An den auslösenden Bedingungen für die erste Panikattacke:** Betroffene lernen Stressbewältigungsstrategien, steigern ihre Selbstsicherheit und bauen perfektionistische Forderungen ab.
2. **Am Umgang mit den Panikattacken:** Die Betroffenen lernen, die Zusammenhänge zwischen ihren Katastrophengedanken und körperlichen Reaktionen zu erkennen. Sie lernen, dass ihre körperlichen Reaktionen und ihre Angst von ihnen selbst durch ihre angstauslösenden Gedanken und Fantasien erzeugt sind. In neunzig Prozent der Fälle kommt es niemals zu den befürchteten Reaktionen, die sie sich in ihrem Geiste ausmalen. Sie lernen zu verstehen, wie die Angst sich aufschaukelt, dass die Angst durch Meidung und Flucht verstärkt wird, sich aber abschwächt, indem man sich ihr bewusst aussetzt. Sie lernen, wieder Vertrauen zu ihrem Körper zu gewinnen.

Ziel der Konfrontationstherapie ist es, Betroffene möglichst schnell von den lähmenden Symptomen ihrer Angstzustände zu befreien. Sie werden gezielt mit ihrer Angst konfrontiert, d. h., sie müssen sich in die für sie angstauslösenden Situationen begeben, dürfen die Angstsituationen nicht vermeiden oder aus ihnen flüchten. Sie verspüren in den Situationen ihre Angst intensiv und erleben, dass sie sie aushalten können.

Der Therapeut unterstützt Betroffene dabei und erklärt ihnen, wie sie mit den auftretenden körperlichen Reaktionen und Angstgefühlen umgehen können. Sicherlich wird der Therapeut auch empfehlen, ein Entspannungsverfahren wie etwa die progressive Muskelentspannung anzuwenden. Mithilfe dieses leicht zu erlernenden Entspannungsverfahrens können Betroffene besser mit den körperlichen Angst- und Stressreaktionen umgehen und das Vertrauen in ihren Körper stärken.

In der ersten Zeit war ich eher passiv und versuchte, im Hier und Jetzt zu bleiben, indem ich meine Zehen zusammenkrallte und mir selbst in die Hand kniff. Nach und nach lernte ich erst, das Heft des Handelns oder in diesem Falle das Laserschwert in die Hand zu nehmen. Ich war nicht mehr hilflos ausgeliefert. Ich war aktiv. Das half mir enorm. Gleichzeitig kostete es mich unheimlich viel Kraft, sodass ich nach so mancher Sendung ganz schön erschöpft war. Doch mit den Monaten und Jahren wurde ich kraftvoller durch die Erweiterung meiner Methoden, das Verständnis meiner selbst und die Achtsamkeit mir gegenüber. So konnte ich die Wucht der Panikwelle abschwächen, bis sie irgendwann gar nicht mehr kam und nur noch die wabernden Schlickmonster existierten. Als ich begann, die Angst zu visualisieren und sie im Studio zu bekämpfen, kam es zu keiner Panikattacke mehr. Trotzdem war ich aufgeregt, mir war schlecht und mir fehlte auch so manches Mal die Luft. Aber es war kein Tsunami mehr, der über mich hereinbrach. Ich hatte eine gewisse Kontrolle erlangt.

Und ich bekam es durch ein weiteres Hilfsmittel noch besser in den Griff. Immer wenn meine Angst stärker wurde und sich wieder zu wabernden Ungetümen formierte, begann eine immer größer werdende Unruhe in mir. Die Gedanken daran beschleunigten meinen Puls, ich fing an zu schwitzen, und ehe ich mich versah, schlug mir mein Herz plötzlich bis zum Hals. Ich schaffte es einfach nicht, das zu unterbinden, auch wenn ich mittlerweile verstand, warum das alles passierte. Genau dieser Herzschlag, der mir den Oberkörper fast zu zersprengen schien, sorgte dafür, dass die Achterbahnfahrt losging.

Mein Hausarzt verschrieb mir einen leichten Betablocker, der dieses wahnsinnige Herzpochen verhinderte. Nur eine Tablette. Später halbierte oder viertelte ich sie sogar, was er schmunzelnd als eine homöopathische Dosis bezeichnete. Für mich aber war diese Minidosis Gold wert. Nahm ich sie eine halbe Stunde vor der Sendung ein, wurde ich ruhiger, mein Herz schlug normal, und durch die Anwendung all meiner Methoden blieb von der Panikwelle „nur noch" eine blasse wabernde Angstblase übrig, die keine große Macht mehr über mich erlangte. Ich nahm diesen Betablocker allerdings auch nur an Arbeitstagen; wenn ich freihatte, war das kein Thema.

BETABLOCKER

Betablocker können Angstsymptome im vegetativen Nervensystem (zum Beispiel Schwitzen, Herzklopfen, Tremor) reduzieren. Sie finden vereinzelte Spezialanwendungen, zum Beispiel bei

> Musiker*innen, die bei Lampenfieber einen Tremor entwickeln, oder wenn kardiologisch bestimmte behandlungsbedürftige Herzrhythmusstörungen vorliegen.
> Grundsätzlich sollten Betablocker jedoch vermieden werden, da sie keinen grundlegenden Effekt auf den Verlauf von Angststörungen haben.[13]

Nach und nach stellte sich Erleichterung bei mir ein. So konnte ich weitermachen, musste nicht aufgeben. Jedes Wochenende moderierte ich meine Sendungen und saß in den Konferenzen. Sendungen während der Woche kamen hinzu. Ich meisterte sie alle, ohne einen einzigen, nach außen hin sichtbaren nennenswerten Vorfall. Ich begann, in zwei Welten zu leben. Außerhalb der Sendung und auch in der Redaktion ging es mir irgendwann wieder gut. Ich hatte wieder Spaß am Leben, wollte

Dieser Dauerzustand zehrte an meinen Nerven

weiterkommen, Neues machen. Der Job war toll und ermöglichte mir vieles, für das ich extrem dankbar war und bin – doch diese blöde Angst blieb. Ich verfluchte sie. Es kostete mich viel Kraft und Aufwand, sie klein zu halten. Ich empfand sie weiterhin als Qual, jedes Mal wenn ich genau in diesem Newsstudio vor der Kamera stand, besonders in der Nachmittagssendung. Dieser Dauerzustand zehrte an meinen Nerven und raubte mir viel, viel Energie.

Nur ganz wenige Menschen waren eingeweiht. Eine meiner Kolleginnen zum Beispiel. Wir hatten uns im Laufe der Zeit bei der Arbeit immer mehr angefreundet und waren zu engen Vertrauten in jeder Lebenslage geworden. Sie war mir eine enorme Stütze, wusste alles und sah es mir jedes Mal an, wenn ich in der Sendung oder auch nur an meinem Schreibtisch innerlich zu kämpfen hatte.

Ihr Blick auf mich in dieser Zeit verdeutlicht, finde ich, sehr gut, wie es mir damals ging:

„Wenn du morgens in die Redaktion kamst, warst du fast immer sichtlich erschöpft, weil du die ganze Nacht nicht geschlafen hattest. Du hast über Kopfweh geklagt und über Bauchschmerzen, dein Körper hat rebelliert. Ich habe diese Bilder im Kopf, wie du immer eine kleine Plastiktüte mit Medikamenten und vor allem Betablockern dabeihattest. Diese Möglichkeit, auf Knopfdruck ruhiger werden zu können, hat dir Halt gegeben.

Für mich war das alles zuerst nicht wirklich greifbar, weil du immer so perfekt gewirkt hast und jede Sendung professionell moderiert hast. Ich habe dich für dein Talent bewundert. Meistens bist du nach der Sendung fröhlich und zufrieden zurück in die Redaktionskonferenz gekommen. Du sahst super aus. Alles war gut gelaufen. Großes Lob von allen. Aber dann, im Nachhinein, unter vier Augen, hast du geschildert, was für ein Horror die Sendung für dich war, wie deine Beine gezittert haben und was für Angst du vor der Angst hattest. Ich kann mich erinnern, dass dann irgendwann eine Zeit kam, da habe ich gebannt die Sendung verfolgt und nur noch gehofft, dass du deine Moderationen heute durchstehst. Teilweise war ich auch nicht mehr sicher, ob du es schaffen wirst oder ob irgendwann der große Blackout on air kommt. Ich habe direkt an deinem Blick gesehen, wenn du alles gut im Griff hattest, manchmal saß ich ja selbst in der Regie: Dein Blick war wach und lebendig und alles ging super durch. Aber wenn etwas Trübes, Starres in deinem Blick war, wie bei einem Kaninchen vor der Schlange, dann wusste ich, jetzt hast du richtig zu kämpfen, gegen die inneren Dämonen, die sich melden. Schlimm war das. Allein darüber zu reden, nimmt mich heute noch mit. Ich erinnere mich an einen Tag, da ging es dir sehr schlecht. Wir haben uns in einem Nebenraum der Redaktion unterhalten und du sagtest: ‚Ich schaffe das heute nicht ins Studio, ich kann das heute einfach nicht.' Du warst verzweifelt und hilflos. Als ich dich fragte, was konkret du nicht mehr schaffst, hast du geantwortet: ‚Ich bin einfach fertig, ich kann nicht mehr. Ich kann nicht mehr gegen diese Angst ankämpfen.' Da war mir klar, dass die Angst eine neue Dimension erreicht hatte. Ich hatte versucht, dir gut zuzureden, dich zu beruhigen: ‚Annett, du hast das hundertmal gemacht, es war immer super, es wird auch heute wieder super werden.' Aber ich merkte, meine Worte kamen nicht mehr bei dir an, du warst wie gelähmt, gefangen in einem Tunnel. Natürlich war die Sendung auch an diesem Tag wieder perfekt. Deine Moderation zugewandt, freundlich, auf den Punkt. Keine Versprecher. Keine Pannen. Alles gut! Die Zuschauer*innen hatten nichts gemerkt, wie immer, aber hinter den Kulissen sah ich, wie deine Energie nach jeder Sendung weniger und weniger wurde."

Ich hatte in den Jahren immer wieder gelesen und gehört: „Du musst dich deiner Angst stellen!" Aber was hieß das eigentlich? Was sollte ich da machen?

Ich hatte in der Therapie gelernt, mit der Angst Kontakt aufzunehmen. Ich hatte sie visualisiert, hatte Bilder in meinem Kopf, wie sie aussah, was sie machte, wie sie auf mich reagierte. Aber verdammt: Ich hatte nie wirklich mit ihr gesprochen! Ich hatte sie nie angesehen und gefragt, was sie mir eigentlich sagen will, warum sie da ist. Ich hatte einiges darüber in Psychologiebüchern gelesen, aber es nie wirklich zur Kenntnis genommen. Ich traute mich nicht.

Eines Abends nahm ich mir in einer Meditationsübung, die ich oft zur inneren Beruhigung machte, die Zeit und meinen Mut zusammen und befasste mich genauer mit dem Grund meiner Angst, ich wollte ihre Botschaft verstehen.

Ich visualisierte sie und bat sie, zu mir zu kommen, sich in einem angemessenen Abstand vor mich zu stellen. Ich sagte ihr in Gedanken, dass es in Ordnung sei, wenn sie da ist. Und ich bat sie, mir zu sagen, welche Absicht sie habe.

Ich dachte im Vorfeld, als ich mich auf diese Übung einstellte, das würde ein großer herausfordernder Moment werden. Mir war mulmig und ein bisschen flau im Magen. Doch als die Angst vor mir stand und ich ihr die Erlaubnis erteilte, da zu sein, löste sich etwas in meinem Bauch. Das flaue Gefühl wurde weniger, ich entspannte mich. Allein dieser Gedanke, ihr das Okay für ihre Anwesenheit zu geben und nicht mehr gegen sie ankämpfen zu müssen, beruhigte mich in wenigen Augenblicken.

Es war enorm spannend, das zu erleben.

Auf die Frage, warum sie denn immer wiederkomme, antwortete sie in meinem Kopf: „Weil ich dich vor dem Versagen bewahren will."

Das war krass. Mit so einer Antwort hatte ich nicht gerechnet. Das musste ich erst mal sacken lassen.

Mich vor dem Versagen bewahren? Ist es denn wahr, dass ich das, was ich da tue, vielleicht doch nicht kann?

Diese Herangehensweise an die Emotion mag für jemanden, der sich damit noch nie befasst hat, unter Umständen etwas merkwürdig und suggestiv klingen. In der Psychotherapie und auch im Coaching ist es aber tatsächlich üblich und sinnvoll, genau solche Fragen zu stellen und die Antworten ernst zu nehmen, weil sie dem Innersten entspringen. Statt auf Abwehr und Kampf zu gehen, wird hingeschaut und dieser Teil in der eigenen

Persönlichkeit sehr genau wahr- und, wenn möglich, auch angenommen, um Lösungen zu finden. Im Coaching wird davon ausgegangen, dass jeder innere Anteil eine positive Absicht hat und dass jedes Problem Teil der Lösung ist.

Nach dieser Antwort dämmerte mir langsam, wie alles zusammenhing. Mir wurde durch das ganz genaue Hinschauen klar, dass mein inneres Kind einen großen Anteil an den Ereignissen hatte. Der Wunsch, geliebt zu werden, gut genug zu sein, angenommen zu werden: Der kindliche Anteil in mir hatte die Angst heraufbeschworen, quasi als Hilfe, um diese kindlichen Bedürfnisse erfüllt zu bekommen. Unter dem enormen Druck, den ich mir selbst mit meiner Position in den Nachrichten machte, waren diese Bedürfnisse zu kurz gekommen. Die Versagensangst und die Befürchtung, von anderen nicht gesehen und anerkannt zu werden, war am Ende viel mehr die Angst, in meiner Selbstwahrnehmung zu versagen, mich selbst nicht zu sehen und anzuerkennen.

Als ich das nach sehr langer Zeit begriff, änderte sich vieles: meine Sicht auf die Angst, mein Verhalten ihr gegenüber und auch meine Gedanken. Ich hatte verstanden, warum es sie gab und warum sie eigentlich etwas Gutes war. Sie wollte mich davor beschützen, mich selbst zu vernachlässigen.

In mir wuchs sogar ein Stück Dankbarkeit für sie.

Sie verschwand dadurch nicht sofort gänzlich. Aber ich fühlte mich besser und kraftvoller und hatte einiges verstanden, woran ich arbeiten wollte.

Heute würde ich so weit gehen zu sagen, dass es diesen Schritt unbedingt braucht, sich mit seiner Angst von Angesicht zu Angesicht aktiv zu konfrontieren und ihr die Erlaubnis zu erteilen, da zu sein. Sie anzunehmen und anzusehen. Denn da ist sie sowieso – und wütet im Leben der Betroffenen, stellt alles auf den Kopf. Vor ihr wegzulaufen oder zu versuchen, sich abzulenken, bringt aus meiner Erfahrung nichts. Sie wird mit großer Sicherheit wiederkommen. Womöglich sogar mit größerer Wucht als zuvor. Der Kopf wird sich ständig fragen: Was, wenn sie jetzt wieder auftaucht? Sie schlägt dann möglicherweise in einer anderen Situation zu, bis sie endlich angenommen wird und tatsächlich als Teil der Lösung und als Chance betrachtet wird.

> Im zweiten Teil des Buches findest du auf S. 228 unter Punkt 6, „Deine Angst und was sie dir sagen will", eine genaue Anleitung zur Arbeit mit der Angst.

9

OHNE ANGST AUF NEUEN WEGEN

Ich lebte erstaunlich lange mit der Angst. Von der Tsunamiwelle, die mich fast vom Stuhl riss, bis zum wabernden, schlammigen Angstmonster, das sich urplötzlich auch in viele aufteilen konnte – die Angst wurde zu meiner ungeliebten stummen Begleiterin, bis sie ihre Macht irgendwann, nach viel Auseinandersetzung, nur noch aus der Erinnerung an ihre einstige Schlagkraft bezog. Mich als Dämon zu attackieren oder als Flutwelle zu überrollen, das konnte sie nur noch sehr selten. Ich hatte es geschafft, sie zu bändigen, indem ich mich ihr widmete. Und dennoch, die Unbeschwertheit und Leichtigkeit in meinem Job, die ich von früher kannte, wollte einfach nicht mehr wiederkommen.

Eigentlich wäre es das Naheliegendste gewesen, den Panikattacken und der Angst nachzugeben, alles hinzuschmeißen und zu gehen. Ich hätte einen mehr als triftigen Grund gehabt, hätte das Problem so ganz einfach vermeiden können und wäre innerlich wieder frei gewesen. Zumindest bis sie mich anderswo eingeholt hätte. Auch ein möglicher Weg, damit umzugehen. Aber nicht meiner. Dazu war die Stimme in mir, den tollen Job und die Anerkennung zu wollen, zu laut und ich zu stur. Ich war es gewohnt zu kämpfen und ich hatte so lange und hart für den Erfolg gearbeitet, dass Hinschmeißen nie ernsthaft für mich zur Debatte stand.

Heute sage ich: zum Glück! Erstens wusste ich, bei allen inhaltlichen Zweifeln, dass ich das, was ich da tat, richtig gut machte. Ich sah es ja auch, wenn ich aus Sicht der erwachsenen Annett bewerten und agieren konnte. Selbst die Panikattacken taten dem keinen Abbruch. Beim

Moderieren kann ich mich einfach vor die Kamera stellen und bin präsent. Licht an und zack, ich bin da. Es ist ein Teil von mir, der echt ist. Was ich da tue, ist etwas, das aus meinem tiefsten Inneren kommt, etwas, bei dem ich mit ganzem Herzen dabei bin, weil ich es liebe. Und das auch nach all den Jahren noch.

Hätte ich mich mit 29 gegen diesen Wahnsinnsjob entschieden, um auf eine Möglichkeit in der Unterhaltung zu warten, dann würde ich vielleicht heute noch warten. Ich wäre mir treu geblieben. Aber hätte mich das glücklich gemacht, in dem Moment Nein zu sagen? Ganz bestimmt nicht, weil ich es viel zu sehr wollte, es immer mein großer Traum gewesen war, seit ich denken kann. Hätte ich den Job nicht angenommen oder wieder abgegeben, dann wäre ich auch unglücklich gewesen. Ich hätte andere gesehen, die die Stelle besetzt hätten, und die verpasste Chance vermutlich sogar ein Leben lang bereut. Die Panikattacken hätten wahrscheinlich erst mal aufgehört, weil ich mich nicht mehr als Newsmoderatorin vor die Kamera gestellt hätte. Die Angst hätte sich vermutlich aber andere Situationen gesucht, um wiederzukommen. Wer weiß. Je nachdem ob ich in neuen Entscheidungen auf mein Bauchgefühl und mein inneres Kind gehört hätte und ob ich so weit gewesen wäre zu verstehen, dass die Angst eine gute Absicht hat. Ohne das Verständnis dieser Prozesse hätte es sich vermutlich als eine Sackgasse erwiesen, meinen Job aufzugeben. Heute weiß ich, dass auch Expert*innen davon abraten, die Situation, in der die Panik begann, zu vermeiden. Dieses Verhalten verlagert das Problem nur, verschlimmert die Ängste sogar oft.

Mein Weg war gut, richtig und lehrreich, so wie er war. Ich hatte immer wieder nach bestem Wissen und Gewissen entschieden, eben dementsprechend, was ich damals über mich und die Angst wusste und für das Beste hielt.

Dennoch würde ich heute ein paar Dinge anders machen.

Eine Möglichkeit, auf meine Angst zu hören, wäre gewesen, den Teil in mir, den ich über so lange Zeit vernachlässigt und unterdrückt hatte, wieder zu stärken. Ich hätte neben dem Nachrichtenjob zum Beispiel von Anfang an auch meiner Leidenschaft zu singen nachgehen können. Etwas weniger arbeiten und dafür Freunde treffen, Hobbys pflegen, in denen ich so lebendig sein konnte, wie ich es als News-Anchor meiner Meinung nach nicht sein konnte.

Glücklicherweise traf ich drei Jahre nach meiner ersten Panikattacke meine große Liebe: einen Mann, mit dem alles passte, mit dem ich sehr glücklich war und der mich bestärkte und unterstützte, den Weg zu gehen, der sich für mich richtig anfühlte. Zusammen starteten wir im Jahr 2014 eine eigene Modelinie für Businesskleider, AMCO fashion. Das machte mir extrem viel Spaß. Ich investierte viel Zeit und Liebe, entwarf Kleider und ließ sie produzieren. Und es half mir. Ich erkannte, dass es neben dem Newsjob noch andere Dinge gab, Dinge, die mir Freude bereiteten, neue Perspektiven eröffneten. Das stärkte den Wunsch in mir, Neues auszuprobieren, weiterzugehen. Zu gucken, was Ergänzungen zu meinem Job sein könnten. Ich fühlte mich dadurch gestärkt und sah wieder positiv und voller Tatendrang in die Zukunft.

Das war ein Wendepunkt für mich. Die Angst war damit nicht weg, aber sehr gut zu handhaben. Mein Weg bis hierhin war ein langer, und die Angst musste mich über all die Zeit begleiten, um mich auf meine inneren Bedürfnisse, die ich verdrängt und kleingeredet hatte, aufmerksam zu machen. Letzten Endes half sie mir aber, mich selbst immer besser zu verstehen, meine wahren Bedürfnisse zu erkennen und schließlich ganz meinem Herzen zu folgen.

All die Jahre, die ich als Newsmoderatorin gearbeitet hatte, hatten mein Management und ich versucht, eine Tür in Richtung Unterhaltungsfernsehen zu öffnen.

Ab 2014 geschah auch hier einiges! Ich wurde mehrfach zu verschiedenen Gastauftritten eingeladen, bei denen ich eine andere Seite von mir zeigen konnte. Ich hatte einen Riesenspaß und auch bei den Zuschauer*innen kam es gut an. Endlich kam der Stein ins Rollen. 2016 bot mir mein Sender dann die Moderation zweier eigener Sendungen an. Endlich war ich da, wo ich hinwollte, und das, *obwohl* ich weiterhin Nachrichten moderierte. Ich war glücklich. Ich brauchte dafür das Nachrichtenbusiness gar nicht aufzugeben!

Und Anfang 2017 war ich obendrein Teilnehmerin in einer Gesangsshow meines Senders. Neun Prominente, die nicht für ihr Gesangstalent bekannt waren, traten gegeneinander an, unterstützt und gecoacht von drei Profimusiker*innen. Ich konnte meine alte Leidenschaft als Sängerin voll ausleben, die Bühne rocken und das Publikum für mich begeistern. Es hat sich so verdammt gut angefühlt. Mal ganz abgesehen davon, dass ich sogar gewonnen habe! Was für eine tolle Zeit. Ich war beseelt.

Ich war mittendrin im Unterhaltungsfernsehen und musste nicht schwimmen lernen. Es war mein Element, von jeher, ich bewegte mich wie ein Fisch im Wasser, ohne dass ich das vorher in irgendeiner Form „geübt" hatte, mit absoluter Selbstverständlichkeit. Und wie ein Fisch, der vorher auf dem Trockenen gelegen hatte, fühlte ich mich endlich an meinem Platz. Jeder einzelne Auftritt bei den Shows war ein riesiger Glücksmoment in meinem Leben. Lampenfieber, klar, das hatte ich, aber das gehört dazu. Angst? Panikattacken? Nicht ein einziges Mal!

In dieser Zeit, wo so viel in Bewegung geraten war, war auch in meinem Privatleben einiges los. Mein Mann und ich erwarteten unser Wunschkind.

Beruflich war klar, dass ich jetzt erst mal eine Pause einlegen würde und wir gemeinsam nach Berlin ziehen würden.

Mit der Schwangerschaft stand ich allerdings unverhofft vor einer riesigen Entscheidung, die alles ändern sollte. Mein Chef bat mich, mir zu überlegen, wie ich weitermachen wolle. Er wolle mich auf jeden Fall bei den Nachrichten behalten, aber die Unterhaltungsformate nebenher, das gehe so in Zukunft nicht mehr. Hier und da mal Gast in einer Show zu sein, sei schon okay, aber grundsätzlich müsse ich mich entscheiden.

Wow! Das hatte ich so nicht erwartet. Für mich fühlte es sich gerade nach genau der stimmigen Mischung für mein Leben an. Reingewachsen, etabliert und im sicheren Sattel im Newsbusiness – und spontan, lebendig und voller neuer Eindrücke und Überraschungen in der Unterhaltung. Von mir aus hätte das ewig so weitergehen dürfen. Aber da war sie, die Schublade. Ich steckte eben doch drin! Meine Ausflüge waren vorbei.

Und wenn ich mich in die Lage meiner Chefs versetzte, war es auch verständlich, dass das nicht auf Dauer möglich sein würde. Ich hatte mich leider zu früh gefreut.

Also musste ich mich entscheiden. Und es war ganz klar, wenn es hieß: News *oder* Unterhaltung, dann musste ich gehen.

Zu laut schlug mein Herz für die Unterhaltung. Es erneut zu ignorieren, hätte mich innerlich zerrissen. Dieser Entschluss war ein großer Schritt. Aber er fühlte sich richtig an. Die Schwangerschaft kam da im Grunde ziemlich passend: Es stand ohnehin eine große Veränderung bevor. Es war an der Zeit, Neues zu wagen. Ich war Ende dreißig und dachte: jetzt oder nie. Ich wollte nicht mit achtzig auf der Parkbank sitzen und mir eingestehen müssen, dass ich jahrzehntelang einen Job gemacht hatte, der toll und angesehen gewesen war, aber in dem ich nie wirklich glücklich geworden bin. Diese profane Vorstellung bestärkte mich. Als ich es meinen Chefs mitteilte, fühlte ich mich erleichtert. Es war ein ungewohntes Gefühl, nun tatsächlich das zu tun, worüber ich viele Jahre nachgedacht hatte. Es hatte bis hierhin gute Gründe gegeben, aus denen ich den Schritt vorher nicht gegangen war. Jetzt war der richtige Zeitpunkt gekommen.

Als ich mich im Mai 2017 in den Mutterschutz verabschiedete, war mein Leben als Newsmoderatorin für immer vorbei. Das Einzige, was jetzt konkret anstand, war die Geburt unserer Tochter im Juni. Alles andere blieb ungewiss. Aber diese Ungewissheit konnte ich annehmen.

Ich bereute meinen Entschluss nicht. Mir war eine Last von den Schultern gefallen. Ich konnte mir endlich erlauben, ich selbst zu sein. Das hatte mir zwar niemand im Job je verboten, aber ich hatte das getan. Hatte mir mein eigenes Bild davon erschaffen, wie ich zu sein hatte, wie ich überhaupt sein durfte. Jetzt brauchte ich mir über all das nicht mehr den Kopf zu zerbrechen, brauchte nicht mehr überkritisch abzuwägen, was ich sage, was ich trage, was ich poste, mit wem ich mich umgebe. Früher hätte ich mich nie so auf meinem Instagram-Kanal präsentiert, wie ich es ab dann tat: ein bisschen was Privates, meine persönlichen Ansichten des Lebens, und wenn mir danach war und ich die Zeit dafür hatte, auch vieles zum Lachen. Meine Vergangenheit und mein Weg durften genau so stattgefunden haben, wie sie waren, und meine Zukunft konnte alles für mich bereithalten. Ich war nicht mehr festgelegt. Ich hatte kein Newskorsett mehr an, mit dem ich mich selbst eingeschnürt hatte. Es war, als könnte ich endlich wieder richtig tief atmen. Auch die Angst war mit dem Abschied aus den Nachrichten endgültig verschwunden und kam nie zurück. Sie hatte ihren Auftrag erfüllt.

> **Ich hatte mir mein eigenes Bild davon erschaffen, wie ich zu sein hatte**
>
> ●●●

Irgendwann war ich mehr oder weniger ein Jahr raus aus dem Business und, zugegeben, diese Zeit war nicht immer leicht. Ich genoss das neue Mamaleben, aber natürlich fehlte mir meine Arbeit als Moderatorin. Ich war immerhin seit fast fünfzehn Jahren meiner gesamten Fernsehkarriere nahezu jeden Tag in verschiedenen Formaten auf Sendung gewesen. Ich war vom Gaspedal hart auf die Bremse getreten: von hundert auf null, sozusagen.

Es gab tolle Pläne und Ideen, aber die Mühlen mahlen oft langsam im TV-Unterhaltungsbereich und es ist eben nicht wie bei den Nachrichten, dem täglichen On-air-Business.

Ich hatte Phasen, in denen ich traurig und enttäuscht war. Obschon ich von vornherein gewusst hatte, dass auch mal eine längere Durststrecke kommen und eine Zeit lang gar nichts passieren kann, wenn ich die Festanstellung verlasse und zur Unterhaltung wechsle. Darauf war ich vorbereitet. Zwischendurch war es für mich dennoch schwer auszuhalten.

Ich ließ den Kopf aber nicht hängen und motivierte mich immer wieder selbst. Es war für mich wichtig, Dinge zu tun, die mich – sofern das im ersten Jahr als Mama möglich war – weiterbrachten. Ich baute einen eigenen Blog mit einer Freundin auf, trieb meine Modelinie weiter voran. Ich saß nie still zu Hause und habe darauf gewartet, dass irgendjemand kommt und mich befreit. Im Gegenteil! Ich habe selbst gehandelt. War voller Vertrauen, dass sich die Dinge fügen, jetzt wo ich eine Entscheidung getroffen hatte.

Auch wenn es anders war, als ich es mir damals gewünscht hatte, hat mich diese Zeit verändert und mir vor allem gezeigt, wie wichtig es ist, nach gefällter Entscheidung nach vorne zu gehen und nicht nur zu warten, bis etwas passiert. Nicht einfach zu denken: Da wird schon was kommen. Da kommt nämlich oft nichts. Passivität und Vertrauen sind keineswegs dasselbe. Ich wusste, die Chancen ergeben sich, wenn ich offen und bereit bin, die Dinge selbst anpacke, mich entwickele und nach neuen Wegen aktiv Ausschau halte.

Und so war es! Mit meinem bisherigen Sender waren wir in Gesprächen für neue Formate, als etwa ein halbes Jahr nach der Geburt unserer Tochter ein anderer großer Privatsender mit einem tollen Angebot auf mich zukam. Es ging um ein Vorabendmagazin, das ich mit einem Kollegen moderieren sollte. Das klang spannend. Aktuell aufbereitete Berichte zum Tagesgeschehen, Talks mit prominenten Gästen und Ratgeberrubriken. Wir sollten mit leichten und unterhaltsamen Themen des Tages in das Abendprogramm überleiten. Das passte!

Was sich bereits durch mein ganzes Leben gezogen hatte, bestätigte sich auch diesmal: Wenn sich eine Tür hinter dir schließt und du dich entscheidest weiterzugehen, dann werden sich neue Türen

> Im zweiten Teil des Buches findest du auf S. 272 unter Punkt 9, „Erschaffe die schönste Vision deiner Zukunft", eine Übung zur Visualisierung der eigenen Zukunft.

öffnen. Selbst wenn du noch nicht weißt, was und wie es sein wird. Das Leben ist ein steter Fluss, mal langsam und gemächlich, an manchen Stellen auch rasend schnell und unberechenbar. Halte den Kopf oben und schwimm. Es wird immer weitergehen. Das war mein Motto. Meine Angst hatte mich all die Jahre förmlich angeschrien, und als ich sie anhörte, hörte ich auch mich selbst und fragte mich: „Wo willst du eigentlich hin? Wer willst du sein, wie willst du leben?" Als ich mich dann tatsächlich Neuem zuwandte, verselbstständigte sich etwas und es sind Dinge passiert, die ich mir im Vorfeld nicht hätte ausmalen können.

Die neue Sendung war eine große Chance. Der Sender hatte sich vorgenommen, Manpower und Geld in die Hand zu nehmen und einen langen Atem zu beweisen, um die Sendung auf den Weg zu bringen. So etwas gibt es heutzutage im Fernsehgeschäft kaum noch. Eine Serie wird abgesetzt, wenn sie nach der ersten Folge schlecht läuft. Oder nach der zweiten. Durchhalten, dranbleiben und an den Stellschrauben drehen, nachjustieren war das, was ich bei diesem neuen Vorabendmagazin erleben durfte. Auch wenn es am Ende nicht reichte, war es eine fantastische und spannende Zeit. Eine, die wegweisend für mich war.

Wir drehten ein Jahr lang von Montag bis Freitag in Berlin, meinem Wohnort. Das machte es mir als junger Mutter überhaupt erst möglich, das ganze Projekt mitzumachen.

Es schlugen dennoch zwei Herzen in meiner Brust. Einerseits hatte ich daran zu knabbern, meine Tochter extrem wenig zu sehen, und die Sache blieb organisatorisch herausfordernd. Andererseits sah ich die riesige Chance und war überglücklich, mit einem tollen Team so viel Spaß zu haben. Zu sehen, dass meine Karriere endlich in die Richtung steuerte, in die ich mich seit fast einem Jahrzehnt gewünscht hatte, tat irre gut. Und ich engagierte mich mit vollem Elan.

Letzten Endes waren die Quoten nicht die, die es gebraucht hätte, um die Sendung dauerhaft halten zu können, auch nicht nach mehr als zweihundert Sendungen. Das ganze Team hatte hart gearbeitet und alles gegeben – es war, das muss ich zugeben, ein schmerzhafter Abschied.

Und dennoch war ich dankbar, dass ich es hatte miterleben dürfen. Ich hatte zudem noch eine Do-it-yourself-Handwerkersendung moderiert. Sie wurde allerdings vorproduziert und ging erst einige Monate danach auf Sendung. Erst mal folgte wieder eine Pause.

Es gab Tage, an denen haderte ich mit meiner beruflichen Situation, mein inneres verunsichertes Kind war wieder da. Ich zweifelte für

Momente an mir, fühlte mich ungewollt und hätte mir am liebsten auch mal tageweise die Bettdecke über den Kopf gezogen. Und gleichzeitig wusste ich genau, welcher Teil da in mir aktiv war. Also nahm ich mich – nach der anfänglichen Enttäuschung über das, was da gerade geschah oder eben nicht geschah – zusammen und tat das, was ich schon so viele Jahre immer wieder in solchen Situationen getan hatte: Ich kümmerte mich um meinen kindlichen Anteil, als erwachsene Annett. Es war in der Zeit so ungemein wertvoll, all dieses Wissen aus meiner Arbeit mit der Angst gewonnen zu haben und dadurch den Fokus auf die guten Dinge legen zu können. Auf diese Weise schaffte ich mir selbst die Möglichkeit zu überlegen, wie es weitergehen konnte.

Ich wollte mich auf keinen Fall dauerhaft von der Situation herunterziehen lassen. Dazusitzen und auf die nächste Moderation zu warten, die vielleicht irgendwann kommen würde – das hätte mich wahnsinnig gemacht. Für mich war nicht die Frage: Wie soll es weitergehen? Sondern: Was kann ich jetzt konkret tun, um weiterzukommen? Es ging darum, aus der Warteposition herauszukommen.

Anstatt auf ein Angebot für eine Talkshow oder ein Unterhaltungsmagazin zu warten, startete ich mein eigenes kleines Talkformat auf Instagram. Das begeisterte mich und es kam gut an – aber ich spürte: Das reicht mir nicht.

Ich überlegte mir, was ich kann, was ich in den letzten Jahren gemacht hatte und wie ich aus dem, was bereits da war, etwas Neues schaffen könnte. Mir hatte es schon immer Freude bereitet, anderen Menschen zu helfen, an ihrem Auftreten und ihrer Ausstrahlung zu arbeiten. Von jung bis alt, ob für ein Casting, eine Rede, eine Präsentation oder um generell mehr Selbstbewusstsein in der Kommunikation mit anderen zu erlangen. Ich weiß, was es heißt, sich gut präsentieren und vor Menschen reden zu müssen, ob im kleinen Kreis oder etwa auf Bühnen, und vor einer Kamera zu stehen, wenn innerlich die Panik aufsteigt und der Angstschweiß gefühlt in Strömen herunterläuft. Und so hatte ich in den letzten Jahren immer wieder die Möglichkeit, Menschen zu trainieren, die sich auf Gespräche im Job, kleinere Präsentationen bis hin zu großen Auftritten vorbereiten wollten. Oder Menschen, die im Beruf mit Kolleg*innen und Mitarbeiter*innen sowie in ihrem Privatleben anders kommunizieren wollten, um selbstbewusst ihre Wünsche und Bedürfnisse zu formulieren und ihre Ziele zu erreichen. Mit meinem Wissen und meiner Erfahrung als Reporterin und Moderatorin und allem, was ich aus meiner Angst gelernt hatte, konnte ich andere gut vorbereiten und ihnen viel mitgeben. Ich hatte für meine Unterstützung immer viel Dank und großes Lob erhalten. Diejenigen, die ich gecoacht hatte, machten ganz neue und überraschend positive Erfahrungen. Allerdings hatte ich meine Arbeit mit diesen Menschen damals nie als einen Job gesehen. Oft waren es Kolleg*innen oder Menschen, die über eine Empfehlung zu mir kamen, und ich wollte dafür auch kein Geld nehmen. Es war mir einfach ein inneres Anliegen und eine Freude, anderen zu helfen. Und plötzlich kam ich auf eine Idee: Vielleicht war das eine Art Berufung? Vielleicht hatte ich dazu einfach eine Gabe? Ich ließ den Gedanken sacken. Es formte sich die Option, hauptberuflich als Motivations- und Auftrittscoach zu arbeiten. Doch etwas bewegte mich tiefer. Ich wollte mehr daraus entwickeln. Und dabei nicht nur theoretisches Wissen vermitteln und ein paar selbst erlebte Anekdoten erzählen.

Es braucht meiner Ansicht nach sehr viel mehr, damit jemand das, was er zu sagen hat, auch authentisch rüberbringen kann. Die eigene Erfahrung und der ganz tief empfundene Wunsch, anderen das zu ersparen, was ich selbst durchlitten hatte, waren und sind Antrieb und Ausgangspunkt für mich. Mir war dabei klar, einem Menschen mit Lampenfieber und Ängsten konnte ich, bevor die- oder derjenige sich auf die Bühne stellt oder in ein wichtiges Meeting geht, nicht die Schulter tätscheln oder sagen: „Schüttle dich mal und trink einen Schluck kaltes Wasser" – das war schlicht keine Lösung.

Ich wusste genau, wie sich das anfühlt und was es braucht, damit Hilfe wirklich hilfreich ist.

Deswegen wollte ich mit Betroffenen gleichzeitig an tiefer sitzenden Themen arbeiten. An Problemen und Ängsten, die sie beeinträchtigten, von denen sie vielleicht selbst noch gar nicht wussten, wie sehr sie dadurch blockiert und in ihrem wahren Potenzial eingeschränkt waren. Ich wollte ihnen helfen, echte Lösungsmöglichkeiten für sich zu finden, die auch auf Dauer wirkungsvoll sind.

Von allen Seiten aus meinem Freundeskreis, von Nachbar*innen und Bekannten, hörte ich, wie sehr besonders das Thema Angst viele von ihnen im Verborgenen beschäftigte. Ich las weitere Bücher zum Thema, besuchte mehrere Coachingseminare und absolvierte schließlich eine Ausbildung zum Systemischen Coach. Dabei spürte ich sofort: Hier war ich richtig. Schon meine ersten Coachings verliefen erstaunlich erfolgreich. Und waren für mich vollkommen mühelos. Es war ganz organisch, diesen Weg weiter zu verfolgen. Und ich bekam immer mehr positive Rückmeldungen. Coachees und auch Freund*innen und Bekannte betonten meine Gabe, zu motivieren und Vertrauen zu gewinnen. Ich wusste, dass meine Ausstrahlung andere öffnen konnte, weil ich mich selbst ihnen gegenüber öffnete. Das war eine große Motivation auf diesem neuen Weg. Mit der Zeit gewann ich die Vision, nicht nur Einzelcoachings anzubieten, sondern noch Größeres auf die Beine zu stellen. Etwas, womit sich Menschen mit Ängsten und anderen Problemen, die sie im Laufe der Zeit entwickelt hatten, selbst helfen könnten. Wann immer es für sie notwendig ist. Jederzeit und an jedem Ort – ohne erst mal auf einen Termin bei Expert*innen warten zu müssen.

So entstand die Idee zu meinem Buch mit dem 10-Punkte-Plan zur Selbsthilfe und den zusätzlichen Onlineseminaren und Tutorials, die ich anbiete. Menschen, die mit Ängsten zu tun haben, und alle, die sich ganz allgemein verändern wollen, können sie zu jeder Zeit ganz nach ihrem Tempo anschauen und für sich durcharbeiten. Ich selbst habe im Laufe der Zeit an vielen unterschiedlichen On- und Offlineseminaren teilgenommen und finde, dass sie ein tolles und sehr hilfreiches Tool sein können, um an sich und an den eigenen Problemen zu arbeiten. Sicher braucht es dafür Geduld und Eigeninitiative, aber sobald spürbar wird, wie wirkungsvoll das richtige Buch oder ein passendes Onlineseminar sein kann, ist die Motivation weiterzumachen entsprechend groß und es wird jeden Tag ein Stück leichter. Ich habe es in der Auseinandersetzung mit meiner Angst genau so erlebt. Außerdem ist es ein tolles Gefühl zu merken, dass es vorangeht, Dinge sich positiv verändern und manches sehr viel leichter wird, wenn man aktiv wird. Egal um welches Problem es geht. Wenn du dich ändern willst, dann kannst du das auch. Du brauchst nur die richtigen Tools und den Willen, es zu tun.

Und mit meinem Buch möchte ich dir zeigen: Du bist nicht allein mit deiner Angst und du kannst sie überwinden!

Ich bin der beste Beweis.

Heute fließt alles zusammen, was ich schon immer gerne gemacht habe und was mich wirklich fasziniert: Ich bin Systemische Coachin, Moderatorin und Unternehmerin. Ich verfolge nicht mehr einen großen Traum, sondern lebe gleich mehrere.

Und ich bin mit ganzem Herzen dabei, wenn es darum geht, andere auf ihrem Weg zu begleiten, Ängste und Probleme nicht nur auszuhalten, sondern zu verstehen, zu lösen und neue Perspektiven zu finden. Wenn es darum geht, Ziele zu definieren, sie auch zu erreichen und dabei glücklicher und zufriedener zu werden. Wenn es gilt, das Positive im Leben zu sehen, es anzunehmen und den Fokus immer wieder genau darauf zu lenken. Meine jahrelange Arbeit an mir selbst kommt mir dabei immer wieder zugute. Zusätzlich habe ich viel Wissen angesammelt, um Menschen in Krisen, herausfordernden Zeiten und in allen Lebenslagen privat und beruflich als Coachin zu helfen. Ich habe mir die Zeit genommen, das zu vertiefen, und bin glücklich, daraus immer Neues zu entwickeln.

Ich staune selbst manchmal, wohin mich mein Weg geführt hat, und ich staune, wie klar vorgezeichnet er mir im Rückblick erscheint. Dennoch weiß ich, wie hart ich kämpfen musste, um im Beruflichen und im Privaten mein Glück zu finden. Alles war ein Lernen auf diesem Weg und das war die harte Arbeit daran. Vor allem Zuhören musste ich lernen, mir selbst und meinem Herzen. Und ganz besonders eben meinem inneren Kind und seiner Botschaft, die es mir durch die Angst vermitteln wollte. Als ich lernte, dieser ungeliebten Angst zuzuhören, war mein Weg klar und ich durfte die Angst aus meinem Leben verabschieden. In dem Moment, in dem ich nur auf mein Innerstes hörte und etwas tat, wovon viele mir abgeraten hatten, war ich meine Angst los. Ich musste ein gemachtes Nest und die Sicherheit des festen Jobs verlassen, ein Risiko eingehen. Nur so konnte ich die ganz neuen Chancen ergreifen, die sich mir boten. Da, wo ich mich mit allem Einsatz selbst ins Spiel brachte, war die Angst an dem Spiel nicht mehr interessiert und verließ mich. Was für eine wertvolle Lektion! Eine, die ich mir bewahren will und mit der ich voller Vertrauen in die Zukunft schaue.

> **Als ich lernte, dieser ungeliebten Angst zuzuhören, war mein Weg klar**
>
> ●●●

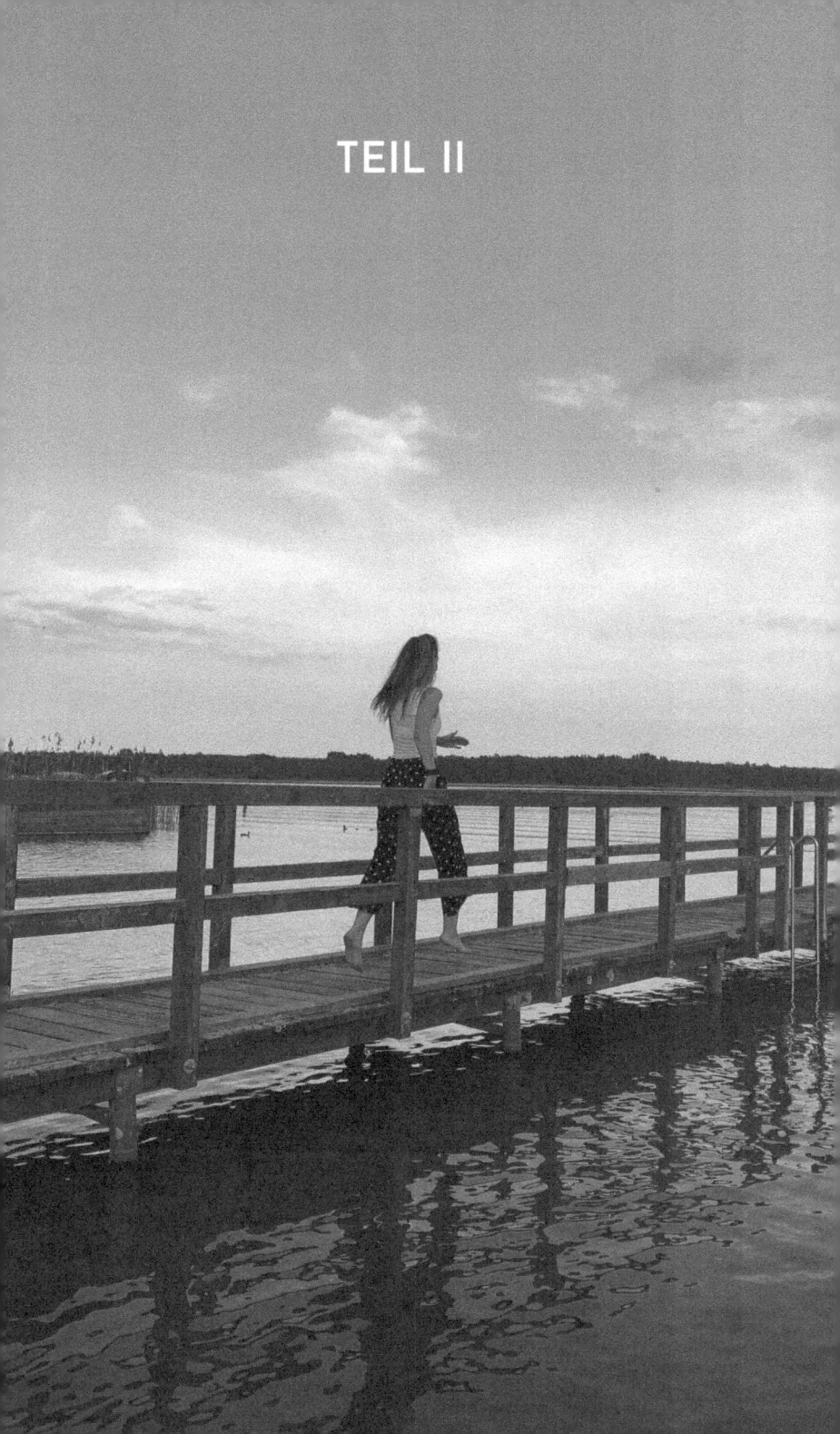

WARUM SIND MENTALTRAINING UND COACHING SO WIRKUNGSVOLL?

Marcel Hübenthal, Gründer/Konzept Coaching Akademie Berlin

In den letzten zehn bis fünfzehn Jahren hat sich Systemisches Coaching in der Gesellschaft immer mehr etabliert. Das liegt vor allem daran, dass Menschen vermehrt nach Lösungsmöglichkeiten suchen, die die erwünschte Veränderung bewirken – in einem überschaubaren Zeitrahmen und ohne dabei pathologisiert zu werden. Gerade Menschen mit Problemen wie Ängsten, Panikattacken, Blockaden und anderen größeren Herausforderungen meistern ihr Leben im Allgemeinen gut und suchen Unterstützung und Lösungen für diese speziellen Situationen.

Das Systemische Coaching bietet wirkungsvolle Methoden und Ansätze, die sich in den positiven Rückmeldungen der Klient*innen widerspiegeln. Sowohl in der organisationalen Welt mit Führungskräften, Mitarbeiter*innen, Manager*innen und Teams als auch bei privaten und persönlichen Anliegen im Einzelcoaching ist deutlich spürbar, dass immer mehr Menschen davon begeistert sind und persönliche Erfolge verzeichnen können.

Entwickelt hat sich das Systemische Coaching aus zwei Hauptströmungen, dem lösungsorientierten Ansatz und der Systemischen Therapie. Beide Strömungen genießen höchste Anerkennung in Europa. Systemisches Coaching integriert auf Basis der Systemischen Grundannahmen – zu denen unter anderem gehört, dass jeder Mensch alle Potenziale hat, um seine Probleme lösen zu können – viele interdisziplinäre Methoden und Kenntnisse aus der Biologie, Psychologie, Systemtheorie und den Neurowissenschaften.

Im vorliegenden Buch sind diese wirksamen Methoden auf dem aktuellsten Stand zu finden. Es gibt unzählige Publikationen zu den Themen Angst und Panik, und auch der Zuwachs an Coachingliteratur ist weiterhin immens. Doch ein Buch wie dieses von Annett Möller, das beide Bereiche so gut miteinander verbindet, ist in diesem Umfang bisher einzigartig.

Aus meinen langjährigen Erfahrungen aus dem Einzelcoaching weiß ich, dass sich Betroffene mit den Themen Angst und Panikattacken meist alleingelassen und hilflos fühlen. Oft berichten Klient*innen, dass Gespräche oder Ansätze, die rein auf Reden basieren, kaum bis keine Veränderung bewirken. Hier in diesem Buch werden Betroffenen dagegen Methoden angeboten, die menschliche Stärken und Fähigkeiten zur Entfaltung bringen, ohne sich in Deutungen und Bedeutungen zu verlieren. Annett Möller nimmt ihre Leser*innen an die Hand und führt sie an Mentalcoaching auf der Basis von Assoziations- und Dissoziationsstrategien heran. Sie nutzt Ansätze aus der lösungsorientierten Kurzzeittherapie, die zu einer emotionalen Lösung vom problematischen Zustand führen können. Sie bietet Körperarbeit wie Embodiment. Leser*innen werden durch die systemischen Herangehensweisen der Beziehungsgestaltung mit dem Symptom und sich selbst so geführt, dass sie Fähigkeiten aktivieren, neue Perspektiven einzunehmen. Ebenso können Betroffene durch Aufmerksamkeitsfokussierung – untermauert durch die Primingforschung – persönliche Wirklichkeiten entstehen lassen. Das und noch vieles mehr ist in diesem außerordentlichen Coachingbuch zu finden.

All diese erwiesenermaßen wirksamen Methoden werden speziell für die Themen Angst und Panikattacken beschrieben und in diesen Kontext gesetzt. Es gibt keine Heilsversprechen, da jeder Mensch einzigartig ist, und gleichzeitig ist das Methodenangebot so vielfältig, dass für jede*n eine Methode dabei sein sollte, die in Richtung der erhofften Veränderung weist.

Auch für Personen, die sich bereits in Therapie oder Coaching befinden, kann dieses Buch als Ergänzung oder Vertiefung hilfreich sein. Möglicherweise gibt es die eine oder andere Methode, die gemeinsam mit dem oder der Coach*in, mit dem oder der Therapeut*in besprochen werden kann.

Hier werden die Methoden so beschrieben, dass jede*r sie selbst leicht ausprobieren kann und damit gleichzeitig etwas an die Hand bekommt, was sich immer wieder anwenden lässt. In meinen Coachings erfahre ich, wie kraftvoll es sein kann, wenn man eine Herausforderung aus sich selbst heraus löst und damit auch die Selbstwirksamkeit stärkt.

Ich bin mir sicher, dass dieses Buch eine Grundlage dafür ist, Angst und Panikattacken selbstwirksam ins Positive zu wenden.

EINFÜHRUNG IN DEN 10-PUNKTE-PLAN

Wie du das Programm für dich nutzen kannst

Du hast nun meine Geschichte gelesen und erfahren, dass ich mir neben professioneller Hilfe von außen immer Wege gesucht habe, um auch ohne Unterstützung durch andere mit meinen Ängsten klarzukommen und sie letzten Endes loszuwerden. Es war ein langer und herausfordernder Weg. Suchen, finden, ausprobieren, weitere Schritte gehen oder neu anfangen.

Bei allem, was ich gemacht habe, habe ich immer wieder festgestellt, wie wichtig es ist, mich intensiv mit meinen eigenen Gedanken auseinanderzusetzen, alte Glaubenssätze zu hinterfragen, neue Denkansätze zu entwickeln und Problemsituationen auch von außen zu betrachten, um neue Perspektiven für mich zu entdecken.

Inzwischen arbeite ich auch als zertifizierte Systemische Personal und Businesscoachin unter anderem mit Menschen, die ihre Ängste in den Griff bekommen und endlich ein selbstbestimmtes Leben führen möchten. Menschen, die sich aus belastenden Situationen befreien wollen, statt ihr ganzes Leben von ihren eigenen, negativen Gedanken und ihrer dadurch immer wieder von ihnen selbst reproduzierten Angst in Geiselhaft gehalten zu werden.

Es war für mich in meiner damaligen Situation ein großes Glück, nach und nach eine Reihe hocheffektiver Methoden zu finden, die ich in Eigenregie durchführen konnte und die mir tatsächlich halfen. Daraus habe ich zunächst ein Selbstcoachingprogramm entwickelt.

EINFÜHRUNG IN DEN 10-PUNKTE-PLAN

Aus allem, was ich selbst als Betroffene erlebt und was ich dann als Coachin in meinen zahlreichen Sitzungen mit meinen Klient*innen gelernt habe, habe ich schließlich diesen 10-Punkte-Plan zur Selbsthilfe erarbeitet. Um anderen genau die Form von Unterstützung anzubieten, die ich mir zu Beginn meiner Angstgeschichte so dringend gewünscht hätte. Du bekommst parallel zu diesem Buch fünf Bonus-Videos, die du kostenlos auf meiner Website durcharbeiten kannst. Es handelt sich dabei um stärkende Übungen und Gedankenreisen, die dir helfen, noch intensiver in das positive Erleben einzutauchen. Auch hast du die Möglichkeit, den auf dem Buch basierenden Onlinekurs unter www.annettmoeller.de/angst zu buchen.

Die Arbeit mit dem Buch und/oder dem Kurs wird dir helfen, unbewussten Gedanken und Handlungen auf die Spur zu kommen und dich so zu verändern, dass du schon bald spüren wirst, dass es dir besser geht, dass du dich in deiner Haut wohler fühlst. Du kannst mithilfe dieses Plans in verschiedenen Übungen deine Ängste unter Kontrolle bringen und auch andere Verhaltens- und Denkweisen, die dich beeinträchtigen, verändern. Du wirst lernen, deine eigenen Ressourcen (wieder) zu finden und zu aktivieren und dir dadurch selbst zu helfen. Du hast unendlich viele Fähigkeiten in dir, die dir als Werkzeuge dienen werden, dein Leben positiver zu gestalten. Sie sind da. Und mit diesem Buch kannst du lernen, wie du sie für dich gewinnbringend nutzen kannst.

*
Alle Informationen zum Onlinekurs findest du unter:
www.annettmoeller.de/angst

Mein Programm wird dir unter anderem helfen bei:
- Angst und Panik,
- Selbstzweifeln,
- Unsicherheiten,
- Blockaden,
- negativen Denk- und Verhaltensweisen, die du gerne ändern möchtest.

Dabei steht alles miteinander in Verbindung. Wenn du beispielsweise an deinen Selbstzweifeln arbeitest, können auch deine Ängste weniger werden. Wenn du Blockaden löst, kannst du gleichzeitig auch Unsicherheiten auflösen. Deshalb ist mein Programm nicht nur für Menschen mit Ängsten geeignet, sondern für alle, die mehr zu sich selbst und zu innerer Zufriedenheit finden und ihr Leben positiv verändern möchten.

Jedoch stelle ich die Angst bei jeder Übung in den Vordergrund. Ganz einfach weil sie mein Ausgangspunkt und meine zentrale Herausforderung war und ich meinen Fokus daher vorrangig auf sie gerichtet habe. Du kannst die Angst im Zentrum aber jederzeit auch durch andere Probleme, Verhaltens- oder Denkweisen ersetzen, deine Aufmerksamkeit ganz auf diese Punkte richten und dadurch Lösungswege für sie finden.

Mein Programm basiert auf dem Systemischen Coaching, das auf verschiedene Elemente und Methoden aus der Psychotherapie und zum Beispiel der Hypnose, der Körperarbeit und der Systemischen Therapie zurückgreift. Millionenfach wurden diese Methoden in der Therapie und im Coaching angewendet und weiterentwickelt. Vielen Menschen konnte damit geholfen werden, Probleme auf ihre eigene Weise zu lösen und sich ein erfüllteres Leben zu erschaffen. Auch du kannst das. Wichtig für dich ist nur, zu wissen, dass es funktioniert.

Bitte beachte, dass ein Coaching oder Selbstcoaching – wie die Arbeit mit diesem Buch – keine medizinische Behandlung ersetzen kann. Psychische Probleme können auch organische Ursachen haben, das können nur Ärzt*innen überprüfen. Ebenso ist Coaching keine Psychotherapie. Es befasst sich nicht mit psychischen Störungen. Coach*innen können daher auch keine psychologische Beurteilung abgeben. Coaching kann jedoch helfen, vorhandene Kompetenzen zu aktivieren und das Leben aus eigener Kraft heraus neu zu gestalten. Wenn du bereits in Behandlung bist, ist es ratsam, dass deine Ärzt*innen und/oder Therapeut*innen dem Coaching zustimmen.

Die Arbeit an dir selbst in Eigenregie ist kein Ersatz für eine Therapie oder ein direktes Coaching von Angesicht zu Angesicht, falls das notwendig ist. Sie kann dir jedoch helfen, dich zurechtzufinden und dir selbst mehr auf die Spur zu kommen. Auch kann das Selbstcoaching extrem hilfreich sein, wenn du zum Beispiel Wartezeit, bis du einen Therapieplatz bekommst, überbrücken möchtest. Das Besondere an diesem Buch ist, dass es dir hilfreiche und tatsächlich wirksame Methoden liefert, die du jederzeit allein und ganz nach deinem Ermessen anwenden kannst. Egal wo, wie und wann du es willst. Das ist natürlich auch parallel zu einer Therapie oder einem Coaching möglich.

Wenn du dich durch das Programm hindurcharbeitest, wirst du schon bald bemerken, dass du entspannter und gelassener im Umgang mit deinem Problem wirst. Du wirst in der Weiterentwicklung immer mehr in der Lage sein, ein glücklicheres Leben zu führen.

All dies geschieht nicht über Nacht. Es erfordert Selbstdisziplin und absolute Ehrlichkeit dir selbst gegenüber. Vielleicht denkst du schon jetzt: „Das schaffe ich nicht. Das ist viel zu viel." Ich kann das gut verstehen. Aber weißt du was? Geh einfach Schritt für Schritt, mögen diese Schritte noch so klein sein. Jeder einzelne ist ein Erfolg, auf den du richtig stolz sein darfst.

Nimm dir die Zeit, die *du* brauchst, in *deinem* Tempo und in *deiner* Intensität. Ganz so, wie es sich für dich richtig anfühlt.

Es ist dabei ganz dir selbst überlassen, wie weit du gehen möchtest. Ich bin deine Sparringspartnerin, deine Verbündete auf dem Weg in ein positives Leben. Ich stelle dir Fragen, gebe dir Denkanstöße. Vieles mag dir einfach erscheinen, anderes wiederum anstrengend und fordernd. Vielleicht brauchst du deshalb an manchen Tagen, an denen du dich mit den Übungen beschäftigst, eine Pause und legst das Buch beiseite. Das ist vollkommen okay. Dennoch: Versuche dauerhaft dranzubleiben. Versteh die einzelnen Schritte als eine Einladung, dir dauerhaft etwas Gutes zu tun. Dich selbst in den Mittelpunkt deines Lebens zu rücken. Eine Einladung, zu schauen, was *dir* guttut, was für *dich* wichtig ist. Eine Einladung, zu lernen, dich selbst zu lieben, zu deinem wahren Ich zu finden und Ängste, Selbstzweifel und Blockaden aufzudecken und loszuwerden.

Wir werden dabei lösungsorientiert arbeiten, also mit klarem Fokus auf einer Lösung. Das heißt, wir gehen ein Stück weit in deine Vergangenheit, wir werden aber nicht aufarbeiten, warum etwas wie geschehen ist. Wir suchen stattdessen einen neuen Blick, eine neue Perspektive auf das Vergangene, um dir zu helfen, möglichst schnell und effektiv neue Ideen und Lösungsansätze für dich zu entwickeln und dir damit schnell deine Angst/dein Problem zu nehmen und nach vorn zu blicken. Ich bin dabei keine Beraterin. Ich sage dir nicht, was du tun musst, denn meine Lösungsidee wäre vielleicht für mich passend, jedoch nicht für dich. Jede*r von uns ist individuell und einzigartig und das gilt auch für die passende Lösung. Es ist neurowissenschaftlich erwiesen, dass die Lösungen, die du dir selbst erarbeitest, am wirkungsvollsten sind und die größte Wahrscheinlichkeit haben, von dir auch umgesetzt zu werden.

Ich habe jeden Schritt in meinem 10-Punkte-Plan zur Selbsthilfe sorgfältig für dich ausgearbeitet. Alle Punkte sind umfangreich und du kannst tief in die jeweiligen Bereiche eintauchen. Du musst es aber nicht.

Wenn du merkst, ein Bereich öffnet Türen, durch die du nicht allein hindurchgehen willst, das Thema passt gerade nicht in deine Situation oder du möchtest dich erst später damit beschäftigen: Überspringe den oder die Teile erst einmal. Auch aus jedem anderen Teil wirst du etwas lernen und Positives für dich mitnehmen können.

Du weißt am besten, was für dich wichtig, hilfreich und sinnvoll ist.

Ich werde dir in den einzelnen Kapiteln viele Fragen stellen, die dich zum Nachdenken anregen werden. Es gibt dabei keine richtige oder falsche Antwort, keine richtigen oder falschen Gedanken. Alles ist passend für diesen Moment. Nimm deine Gedanken und Gefühle an. Niemand wird dich dafür beurteilen oder kritisieren. Es geht dabei einzig und allein um dich!

Möglicherweise wird es manchmal nicht so leicht für dich sein und dir wird vielleicht nicht gleich eine Antwort auf bestimmte Fragen einfallen oder du musst lange nachdenken.

Das ist gut so! Je unbequemer die Fragen für dich sind, je mehr du wirklich in dich hineinhorchen, die Fragen auf dich wirken lassen musst, desto mehr wirst du zu dir selbst finden und neue Ideen bekommen, was dich glücklich macht, was die Lösung deines Problems sein könnte.

Lass dich von dem Gefühl der Herausforderung nicht entmutigen. Es ist ein großartiger Entwicklungsprozess hin zu dir selbst, den du nun beginnst. Allein dass du dieses Buch in den Händen hältst, dass du den Willen hast, etwas in deinem Leben zu verändern, ist Teil dieses Prozesses. Du hast die ersten Schritte schon gemacht. Wie toll! Freu dich darüber und erkenne das an!

Und du wirst noch weiter gehen. Jeden Tag ein bisschen. Mal schneller, mal langsamer.

Und noch ein kleiner Hinweis zum Thema Üben:

Ich erlebe in meinen Coachings und auch an mir immer wieder, dass ich Dinge nicht so umsetze, wie ich es mir eigentlich vorgenommen habe. Eine Zeit lang funktioniert es wunderbar, dann wieder habe ich Tage, an denen ich nicht so richtig Zugang zu meinem Thema bekomme. Vielleicht wird es dir auch so gehen. Und weißt du was? Auch das ist vollkommen in Ordnung und Teil deines persönlichen Entwicklungsprozesses.

Wenn du also nicht so richtig weiterkommst, vielleicht sogar zeitweise in alte Muster zurückfällst, sei trotzdem liebevoll mit dir.

In dem Moment, in dem du es erkennst, bist du nämlich schon einen riesengroßen Schritt vorangegangen. Das ist sehr wertvoll und dafür hast du liebevolle Anerkennung verdient. Von da aus gehst du nun einfach weiter und nimmst den Faden wieder auf ... Rückschritte machen ist menschlich. Wichtig ist, dass du mutig nach vorne schaust und dranbleibst.

Niemand ist perfekt, und gerade Menschen, die sich entwickeln wollen, die wachsen und erfolgreich sein wollen, egal auf welcher Ebene, lassen sich zumindest nicht dauerhaft von Rückschlägen oder Fehlern unterkriegen. Vielleicht braucht es hie und da Zeit, sich wieder aufzurichten und neue Kraft zu finden, aber lass dich nicht entmutigen.

Es ist auch okay, wenn du dich ärgerst, vielleicht sogar traurig oder zwischendurch verzweifelt bist, dass dir etwas nicht gelungen ist.

Ich hatte Phasen, da meinte ich die Angst besiegt zu haben, und kaum wurde ich nachlässig und auch mal ein bisschen faul im Kopf, waren die Monster wieder da. Das hat mich erschreckt. Aber ich wusste, ich kann es schaffen und ich werde es schaffen. Also bin ich buchstäblich auf allen vieren aus dem Loch, in das ich gefallen war, wieder herausgekrabbelt – und das fühlte sich manches Mal wirklich so an, weil es ein enormer Kraftakt war, aber es hat geklappt. Du wirst mit diesem Teil des Buches auch für solche Situationen Tools an die Hand bekommen.

Es geht bei alldem darum, dass *du dein Leben, dein Problem, deine Angst, selbst in die Hand nimmst*! Dass du dich entscheidest, wirklich zu handeln!

Niemand wird es für dich erledigen und dich aus der Angst befreien. Niemand kann diesen Job für dich übernehmen. Wie ich bereits sagte, schreibe ich dir hier nicht auf, wie du deinen Weg zu gehen hast. Aber ich helfe dir dabei, und vielleicht findest du auch andere Menschen, die dich unterstützen werden. Sei es ein*e Therapeut*in, sei es ein*e Freund*in, eine Selbsthilfegruppe, eine Vertrauensperson. Es liegt an dir, dich mit Menschen zu umgeben, denen du vertraust und die dich bestärken.

BEVOR DU LOSLEGST
Das Wichtigste zur Arbeit mit dem 10-Punkte-Plan

Es gibt noch ein paar ganz praktische Dinge, die ich dir mitgeben möchte, bevor du nun startest.

Unter den einzelnen Abschnitten „Vergangenheit", „Gegenwart" und „Zukunft" wirst du jeweils verschiedene Kapitel finden, die unterschiedliche Übungen enthalten. Jede dieser Übungen ist in sich geschlossen. Ich würde dir dennoch ans Herz legen, das Buch chronologisch durchzuarbeiten, besonders dann, wenn du auch den Onlinekurs absolvierst. So wird beides für dich am wirkungsvollsten.

Sollte dir eine Übung nicht zusagen, kannst du sie natürlich überspringen oder auf später vertagen. Manche Übung setzt jedoch voraus, dass du bereits vorher einzelne Themen für dich erarbeitet hast. Leg auch gern immer wieder Pausen nach einer Übung ein und arbeite dann Schritt für Schritt weiter. Pick dir das heraus, was für dich gerade sinnvoll erscheint.

Zu einigen Übungen findest du auch eine kleine übersichtliche Anleitung zur Soforthilfe, wenn sich die Angst oder deine negativen Denk- und Handlungsweisen wieder anbahnen. Voraussetzung für die Soforthilfeübungen ist auch hier, dass du die jeweilige Übung im Ganzen schon mindestens einmal durchgegangen bist, damit du bereits genau weißt, wie du vorgehen musst.

Ich kenne es nur zu gut, wie die Angst plötzlich in einem hochsteigt, man zunehmend nervöser wird und die Angst immer größer. Du wirst mit diesem Programm lernen, solche Momente und Auslöser zu erkennen und direkt zu handeln.

> *
> „Dein Angstkarussell –
> und wie du es steuerst"
> Modul 1 Onlinekurs
> www.annettmoeller.de/
> angst-modul1

Du kannst dann auf diese Soforthilfe zurückgreifen. Für mich waren diese Übungen so manches Mal wie „Lebensretter".

Die Idee ist, dass du deine ganz persönlichen kleinen Helfer mit positiven Gedanken und Übungen, die dich hin zu einem Leben ohne Ängste begleiten, immer griffbereit hast. Wenn du merkst, die Angst oder deine alten Muster kommen wieder hoch und negative Gedanken blockieren dich, kannst du sie dir jederzeit zu Hilfe holen.

Der Sinn meines 10-Punkte-Plans zur Selbsthilfe ist, dass du so etwas wie einen Werkzeugkasten an die Hand bekommst, aus dem du immer wieder Teile herausholen kannst, die du gerade benötigst. Je nachdem was dich gerade anspricht, was dir für deine gegenwärtige Angstsituation als Hilfe angemessen erscheint.

Ich bin überzeugt, dass dieser Selbsthilfeteil eine Bereicherung für dich sein wird: wenn du ihn als Chance für dich siehst, um mit deinen Ängsten in Kontakt zu treten, und ihnen durch deine Veränderung zeigst, dass es für sie an der Zeit ist zu gehen.

Bevor du die Übungen durchführst und richtig in die Arbeit eintauchst, bitte ich dich, die jeweilige Übung immer ein-, zweimal durchzulesen, damit du weißt, was auf dich zukommt. Vielleicht hast du sogar schon erste Antworten parat, Bilder im Kopf oder die Fragen wecken bereits bestimmte Gefühle in dir.

Wichtig ist, dass du die Ruhe hast, ungestört deine Gedanken fließen zu lassen und in dich hineinzuspüren. Dadurch sind die Übungen noch kraftvoller und können ihre volle Wirkung in deinem Unbewussten entfalten.

Am besten du suchst dir einen ruhigen Ort, etwas, um es dir bequem zu machen, z. B. einen Stuhl oder ein Sitzkissen – sodass du entspannt aufrecht sitzen kannst.

Zu jeder Übung habe ich eine ungefähre Zeit angegeben, die du dir nehmen solltest. Das kann in der Durchführung mal etwas mehr, mal weniger sein. Du wirst deinen eigenen Rhythmus finden. Hilfreich wäre es, wenn du dir für den ersten Durchgang einer Übung immer etwas mehr Zeit nimmst, als von mir angegeben. Dann kannst du die jeweilige Übung noch nachklingen lassen und dir eventuell Notizen machen. Wenn du etwas Zusätzliches für die jeweilige Übung brauchst, zum Beispiel weil die Übung im Liegen durchgeführt wird oder du etwas Bestimmtes zur Inspiration benötigst, ist es immer unter dem Punkt „Vorbereitung" notiert.

Im Laufe der Arbeit mit dem Buch wirst du viel Input bekommen und sicher einiges notieren wollen. Halte also Papier und Stift bereit, für die Übungen selbst oder um im Nachgang etwas festzuhalten. Vielleicht ist es für dich auch sinnvoll, dir ein schönes Notizbuch anzulegen, in dem du deine Gedanken und Ideen zu den einzelnen Übungen aufschreibst. Vielleicht fotografierst du sie dir auch mit dem Smartphone ab und legst einen eigenen Ordner auf dem Handy an oder schreibst dir das, was für dich hilfreich ist, auf einen Zettel, den du immer bei dir hast und jederzeit hervorholen kannst. So habe ich es damals gemacht, und es hat wirklich jedes Mal geholfen, wenn ich mich für einen Moment auf diese Notizen konzentriert habe, mich aus dem immer stärker werdenden Strudel der Angst herauszuholen.

Bei vielen Übungen hast du verschiedene Möglichkeiten der Durchführung: Du kannst dir den Ablauf ein- oder zweimal durchlesen und die Übung danach in Eigenregie durchführen.

Alternativ kannst du dir auf meiner Website die passende Anleitung der Übung aufrufen. Während meine Stimme dich anleitet, kannst du dich dann voll und ganz auf dich selbst konzentrieren und dich führen lassen. Du findest alles auf: www.annettmoeller.de/angst – bei den jeweiligen Übungen weise ich darauf noch mal gesondert hin.

Für Meditationen und Gedankenreisen sowie für die progressive Muskelentspannung habe ich auf die Textform hier im Buch verzichtet – diese Übungen sind nur mit fachkundiger Anleitung möglich, daher nutze hierfür einfach meine Onlineversion für dich.

Wenn du noch effektiver an deiner Angst arbeiten möchtest, kannst du dir auch auf meiner Website den kompletten, auf diesem Buch basierenden Onlinekurs dazukaufen. Damit kannst du begleitend zum Buch noch tiefer in die Übungen eintauchen. Sie werden dann noch wirksamer für dich und du erreichst deine Ziele noch schneller.

NOCH EIN TIPP:
Wenn du dich dafür entscheidest, die für verschiedene Übungen zur Verfügung gestellten Onlineanleitungen auf meiner Website zu nutzen, dann kannst du die Dateien über deinen Computer abspielen und parallel ein Diktiergerät laufen lassen, zum Beispiel eine App auf deinem Handy. Wenn dir eine Antwort auf die gestellte Frage in den Kopf kommt, sprichst du sie einfach laut aus – und hast sie später als Aufzeichnung. So kannst du dich ganz auf den Inhalt konzentrieren.
In einem 1:1-Coaching schreibt der oder die Coach*in mit und wiederholt eventuell auch deine Aussagen, um dir zu ermöglichen, noch tiefer in dich zu gehen. In dieser Weise kannst du auch die Aufnahme nutzen, sie dir später anhören und die Übungen gegebenenfalls vertiefen.

Alle Übungen können dich innerlich aufwühlen, dich vielleicht zu Tränen rühren und Gefühle in dir wecken, die dich überwältigen. Deshalb: Wenn du merkst, es geht dir zu weit, dann leg eine Pause ein oder stoppe an der Stelle. Möchtest du nicht allein weitermachen, ist es vielleicht hilfreich, wenn du dir eine*n Therapeut*in oder eine*n Coach*in suchst, mit der oder dem du dein Thema gemeinsam angehen kannst.

Es ist wichtig, dass du genau auf dich und dein Bauchgefühl hörst und selbst darüber entscheidest, was jetzt für dich passt. Du bist der oder die Expert*in für dein Leben und für das, was für dich richtig ist. Deswegen geh bitte nur so weit, wie es dir auch guttut. Denn nur dann werden diese Übungen dich schnellstmöglich vom Erleben und gedanklichen Erleiden des Problems in ein lösungsorientiertes Denken und Handeln bringen, damit es dir schnell besser geht und du erste Erfolge bezüglich deiner Angst hast (und auch bezüglich anderer Sorgen und Probleme, die damit zusammenhängen).

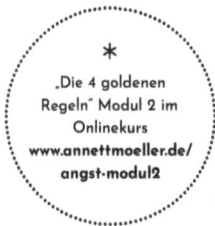

„Die 4 goldenen Regeln" Modul 2 im Onlinekurs
www.annettmoeller.de/angst-modul2

DIE 4 GOLDENEN REGELN IM COACHING
Worauf du bei den einzelnen Übungen achten solltest

Wenn du deine Angst loswerden möchtest und du konkret nach einem Ziel dazu gefragt wirst, dann kommt dir möglicherweise als Erstes in den Sinn:
„Ich möchte keine Angst mehr haben."
„Ich möchte angstfrei sein."

Ich würde dich daraufhin fragen: „Was möchtest du denn stattdessen?"
Und dann ist es enorm wichtig, darauf zu achten, wie du diese Antwort formulierst. Um es für dich zu vereinfachen, habe ich dir die vier wichtigsten Regeln für die Formulierung von Zielen im Selbstcoaching zusammengefasst und sage dir auch, warum sie so wichtig sind.

1. Formuliere dein Ziel positiv und ohne Verneinungen.
Was heißt das genau: Verzichte auf Wörter wie „nicht, nein, kein, ohne" – der Grund ist, dass dein Gehirn diese Wörter schlichtweg ausblendet und sich genau auf das fokussiert, was du nicht willst.

Nimm allein schon diesen Satz: „Ich möchte heute keine Schokolade essen." Na, woran denkst du? An die Schokolade, stimmts?

Also ist es wichtig, genau das zu formulieren, **was du stattdessen wirklich willst.**

Als Beispiel: Statt „Ich möchte heute keine Schokolade essen" formulierst du (natürlich zu dir passend) positiv und lösungsorientiert: „Ich möchte heute besonders viel Gemüse essen."

Statt „Ich will keine Angst mehr haben" formulierst du vielleicht erst einmal: „Ich möchte ein selbstbestimmtes, glückliches Leben führen."

Bereits wenn du dir diese Beispielsätze laut vorsprichst, wirst du merken, dass im Fühlen ein Unterschied besteht. Gleich werde ich noch etwas genauer auf den Inhalt deiner Sätze eingehen.

Benutze bitte auch keine zusammengesetzten Wörter, die negative Bezeichnungen beinhalten, wie etwa:
- „kritiklos" – darin steckt Kritik (negativ) und „los" – gleichzusetzen mit „ohne";
- „angstfrei" – besteht aus Angst (negativ) und „frei", frei steht in diesem Fall für „ohne";
- „entspannt" – besteht aus der Vorsilbe „ent-" – gleichzusetzen mit „nicht" – und „-spannt" – alles andere als locker und leicht, oder?

Um es zu verdeutlichen: Geh einmal gedanklich hinein in folgenden Satz: „Ich will keine Angst mehr haben."
Sprich ihn dir ruhig mehrfach laut vor.
- Was fühlst du?
- Wie stehst du oder sitzt du da?
- Welches Bild hast du vor deinem inneren Auge?

Und nun umgekehrt:
Denk oder sprich dir laut vor: „Ich möchte ein selbstbestimmtes, glückliches Leben führen."
- Welches Bild hast du nun im Kopf?
- Was fühlst du?
- Wie verändert sich deine Wahrnehmung, deine Körperhaltung?

Hast du den Unterschied gemerkt?
Wenn du also positiv formulierst, hat das auf dich im Ganzen Auswirkungen. Deine Gedanken, deine Wahrnehmung, deine körperlichen Reaktionen und auch dein Handeln verändern sich.

Dir gelingen die Dinge, die du schaffen willst, viel leichter, wenn du positiv denkst, weil du eben auch all die guten Dinge um dich herum wahrnimmst.

Allein die reine, intensive Vorstellung von möglichen Ereignissen kann dazu führen, dass wir anders fühlen und unsere Umwelt anders wahrnehmen.

Das hat zum Beispiel eine Studie des Leipziger Max-Planck-Instituts für Kognitions- und Neurowissenschaften und der Harvard University 2019 gezeigt. Die Wissenschaftler*innen wollten besser verstehen, was im Gehirn geschieht, wenn wir nur durch unsere Vorstellungskraft Dinge erleben und neu bewerten. Ihre Studienteilnehmer*innen, die in einem MRT-Scanner lagen, wurden gebeten, in Gedanken einen für sie neutralen Ort mit einer geliebten Person zu besuchen. Dort sollten sie gedanklich mit dieser Person eine schöne Zeit verbringen.

Im Anschluss schätzten die Teilnehmer*innen der Studie den vormals neutralen Ort viel positiver und angenehmer ein als zuvor. Die Wissenschaftler*innen konnten mit den MRT-Daten zeigen, dass die Proband*innen bei den Gedanken an die geliebte Person eine Region im vorderen Bereich des Gehirns nutzten, den präfrontalen Kortex. Dort werden alle Informationen über unsere Umwelt zu einem Gesamtbild zusammengefasst – und so, schlussfolgerten die Forscher*innen, konnten die geliebte Person und der Ort auch auf der Gefühlsebene miteinander verknüpft werden.[14]

Auch der Placeboeffekt hat in mehreren Studien gezeigt, dass eine positive Erwartungshaltung durchaus helfen kann, zum Beispiel besser mit Schmerzen umzugehen. Unser Geist, unser Denken hat einen enormen Einfluss auf unser Befinden. Durch das positive Denken, dass etwas für uns gut und heilsam ist, können wir den Körper tatsächlich stärken. Studien haben gezeigt, dass unter den richtigen Umständen Placebos genauso wirkungsvoll sein können wie herkömmliche Behandlungsmethoden.

Professor Ted Kaptchuk vom Beth Israel Deaconess Medical Center, der zum Thema Placeboeffekt und Placebostudien forscht, beschreibt diese Vorgänge so:

„Der Placeboeffekt ist mehr als nur positives Denken – also daran zu glauben, dass eine Behandlung oder Methode funktionieren wird. Es geht darum, ein stärkeres Zusammenspiel von Körper und Gehirn zu erzeugen und wie beide miteinander agieren. Placebos senken kein Cholesterin oder lassen einen Tumor schrumpfen, stattdessen wirken sie auf die Symptome, die im Hirn ‚produziert' werden. Beispielsweise was die Schmerzwahrnehmung anbelangt. Placebos helfen den Patient*innen, sich besser zu fühlen, sie heilen aber nicht. Sie haben in der Schmerztherapie, bei Schlaflosigkeit infolge von Stress sowie in der Bekämpfung von Nebenwirkungen wie Müdigkeit und Übelkeit bei einer Krebstherapie die besten Effekte gezeigt."[15]

Dies zeigt, dass unser Denken und auch unser körperliches Befinden miteinander Hand in Hand gehen. Wenn du negativ denkst, egal in welchem Kontext, werden deine negativen Gedanken zu negativen Emotionen und können auf Dauer nicht nur einen schlechten Einfluss auf deinen ganzen Körper haben, sondern auch auf deine Handlungsweise. Unbewusst wirst du diese negativen Gedanken immer wiederholen. Dadurch können sich Probleme noch viel schlimmer und größer anfühlen, als sie tatsächlich sind. Woher sollen damit also die Kraft, der Mut, der Wille kommen, dein Leben selbst in die Hand zu nehmen?

2. Formuliere deine Vorstellungen von einem Leben nach der Angst und deine damit verbundenen Ziele so, dass du all das, was du dir wünschst, selbst auslösen, selbst kontrollieren und selbst erreichen kannst.

Niemand anderes wird dir die Erfüllung deiner Wünsche auf einem Silbertablett präsentieren. Du kannst es nur selbst schaffen, zu diesem Ziel zu kommen. Wie, das sei erst einmal dahingestellt. Du wirst zu gegebener Zeit Wege finden. Überlege dir, welches Ziel für dich realistisch ist. Auch wenn es noch in der Ferne liegt.

Es ist absolut wichtig, dass du alles selbst in die Hand nehmen, alles selbst erreichen kannst. Du bestimmst, wann es losgeht, was passieren soll, wie es passieren soll. Dabei kannst du jedoch nie kontrollieren, was andere Menschen denken und tun. Du kannst sie vielleicht noch bis zu einem gewissen Grad beeinflussen, wenn du ihnen sehr nah stehst. Gleichzeitig würdest du dich von ihnen abhängig machen, denn du hast grundsätzlich eben keine Kontrolle oder Macht über ihre Gedanken und ihr Handeln. Falls du dir wünschst, dass jemand anderes etwas Bestimmtes tut, weil es dir nur dann besser gehen wird, kann es passieren, dass du vergeblich wartest. Zum Beispiel wenn du dir erhoffst, dass dein*e Chef*in dich mal lobt oder deine Schwiegermutter dich mag.

Konzentriere dich deshalb besser auf dich selbst – denn da hast du wunderbarerweise alle Macht zu handeln und kannst dir überlegen, was du tun kannst, um eine gewünschte Situation zu erreichen oder mit bestimmten Situationen (zum Beispiel dem Verhalten anderer) besser umgehen zu können.

3. Formuliere dein Ziel, deine Vision von deinem Leben nach der Angst ganz konkret und so, als wäre es bereits Realität für dich.
In welcher Situation, in welchem Kontext möchtest du dich wie genau fühlen? Formuliere diesen Satz so, als wäre es heute schon eingetreten.

Nehmen wir das vorherige Beispiel:
„Ich möchte ein selbstbestimmtes, glückliches Leben führen."
Noch ist dieser Satz sehr schwammig und wenig greifbar. Mach ihn inhaltlich ganz klar. Wenn ich das für mich in meiner damaligen Angstsituation im Nachrichtenstudio noch konkreter hätte machen wollen, dann hätte es vermutlich so geklungen:
„Ich möchte ins Nachrichtenstudio gehen, mich dabei gut, kraftvoll und in meiner Mitte fühlen. Wenn die Scheinwerfer angehen, möchte ich über meine Gedanken und Gefühle bestimmen, ruhig atmen und die Nachrichten mit klarer Stimme sprechen."

Lass dir ein bisschen Zeit mit der Formulierung deines Satzes und denk ruhig ein bisschen daran herum. Bis er zu hundert Prozent auf dich zutrifft. Wichtig ist, dass du die Situation konkret benennst und damit auch direkt ein Bild und ein Gefühl in dir auslösen kannst.
In gewisser Weise unterscheidet dein Gehirn nicht, ob du etwas tatsächlich erlebt hast oder ob du nur in Gedanken in der Situation bist. Wenn du nun gedanklich richtig tief in das Erleben gehst, wahrnimmst und dir vorstellst, wie du tatsächlich genau das tust und durchlebst, was du dir wünschst, wird dein Gehirn anfangen, ein neues neuronales Netzwerk zu bilden. Wiederholst du diese gedankliche Vorstellung immer wieder, wird dieses Netzwerk ausgebaut und verstärkt und du wirst feststellen, dass alte Gefühle und Muster abgeschwächt werden können. Es

wird dir leichter fallen, genau so zu denken und zu handeln, wie du es dir wünschst.

4. Deine Wünsche und Ziele sind nicht in Stein gemeißelt.
Vielleicht stellst du während der Beschäftigung mit diesem Buch im Laufe der Zeit fest, dass sich deine Wünsche und Ziele weiterentwickeln. Das ist gut so, das Ganze ist ja ein Prozess. Wenn sich etwas anderes besser anfühlt, kannst du deine Formulierungen jederzeit verändern.

Die 4 goldenen Regeln zu beachten ist wichtig, damit die Arbeit an dir selbst auch ihre volle Wirkung entfaltet.

Du wirst in den einzelnen Übungen sehen, dass wir immer wieder zu diesen vier Regeln zurückkehren und sie essenziell für deine Weiterentwicklung sind. Es ist also hilfreich, sie dir gut einzuprägen.

DIE 4 GOLDENEN REGELN IM COACHING
Worauf es bei den Formulierungen deiner Wünsche und Ziele ankommt:
- positiv und ohne Verneinung formulieren;
- alles muss durch dich selbst realisierbar sein;
- konkret formulieren und so, als wäre es bereits eingetreten;
- du kannst deine Zielformulierungen auch verändern, wenn du merkst, sie passen nicht mehr.

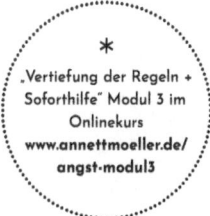

„Vertiefung der Regeln + Soforthilfe" Modul 3 im Onlinekurs
www.annettmoeller.de/angst-modul3

DIE MACHT DER GEDANKEN

Wie du durch Gedanken dein Erleben erschaffst

Hast du deine Gedanken schon einmal genau beobachtet? Oft sind wir uns überhaupt nicht bewusst, was eigentlich in unserem Kopf in jeder Sekunde des Tages so los ist. Wir denken! Ja. Logisch. Und hast du schon mal genau hingehört, *was* du da denkst?

Sehr viel von dem, was wir denken, ist uns oft gar nicht bewusst. Es läuft automatisiert ab. Wir gleichen Situationen, die wir gerade erleben, unbewusst mit Erlebnissen und Erinnerungen aus der Vergangenheit ab. Und daraus erschaffen wir unsere Wirklichkeit.

Klingt kompliziert?

Ist es gar nicht. Erinnere dich doch mal kurz an ein tolles Erlebnis aus deiner Vergangenheit. Wo du unbeschwert und glücklich warst. Gib dich ruhig für einen kurzen Moment dem Gedanken hin. Merkst du, wie gut er dir tut? Wie sich dein Gefühl an dieser Stelle verändert? Vielleicht lächelst du sogar!

Wir könnten jetzt auch umgekehrt in eine traurige oder angstvolle Situation gehen. Daran würdest du vielleicht aber lieber gar nicht denken wollen, weil sich gleich ein unangenehmes Gefühl im Bauch einstellt oder es dir den Hals zuschnürt.

Bei diesen Erinnerungen, ob sie nun positiv oder negativ sind, rufen wir unbewusst Bilder in unserem Kopf auf, die für alle von uns mit unterschiedlichen Gefühlen verbunden sind.

Das kann übrigens auch bei Gerüchen, bei einem bestimmten Geschmack, bei einem Geräusch oder einer Melodie passieren. Denk mal kurz an den Geruch von Sonnencreme oder an ein Weihnachtslied. Du hast sofort Bilder dazu im Kopf und verbindest ein Gefühl damit, richtig?

Unser Gehirn vergleicht die jeweilige Situation und die damit einhergehenden Sinnesinformationen mit ähnlichen, bereits erlebten Situationen und bewertet sie. Sofort kommen wir dadurch in unterschiedliche emotionale Zustände. Genau wie die Teilnehmer*innen der erwähnten Studie, bei denen ein Ort bestimmte Gefühle auslöste, weil sie ihn zuvor gedanklich mit einer geliebten Person aufgesucht hatten.

Wir speichern also nicht die rein objektive Situation, sondern unsere ganz eigene Version der Erfahrung. Das bedeutet, jemand anderes, dem genau das Gleiche an unserer Stelle passiert wäre, hätte diese Situation ganz anders bewertet und abgespeichert. Und demzufolge hätte er diesbezüglich wahrscheinlich auch ganz andere Gefühle. Dieser Mensch hätte die Wirklichkeit ganz anders erlebt.

Ein unumstößlicher Fakt ist: Das, was da in der Vergangenheit stattgefunden hat, können wir nicht mehr ändern. Es ist vorbei. Aber unsere Bewertung des Erlebten, unsere Bewertung der Situation, die können wir durchaus verändern. Also wenn du zum Beispiel riesige Angst vor Hunden hast, weil du als Kind von einem Hund gebissen wurdest, kannst du natürlich nicht die Uhr zurückdrehen und den Biss ungeschehen machen. Aber du kannst diese Angst heute verändern. Du kannst die damalige Situation für dich neu bewerten und mit positiven Gedanken verknüpfen.

Du kannst die damalige Situation für dich neu bewerten

● ● ●

Oder wenn du – wie ich mit meiner Panikattacke – ein traumatisches Erlebnis hattest und große Angst vor dieser immer wiederkehrenden Situation hast, dann kannst du lernen, ihr den Schrecken zu nehmen, und sie mit neuen, angenehmeren Gefühlen besetzen. Das passiert nicht von heute auf morgen und ja, es erfordert Übung. Aber wenn du fest entschlossen bist, ist das machbar.

Welche Auswirkungen unsere unbewussten Gedanken auf uns haben, macht auch dieses Beispiel von einer meiner Klientinnen deutlich:

Sie war gerade in eine neue Wohnung gezogen, in einem schönen Wohngebiet mit angrenzendem Wald. Sie fühlte sich wohl und sicher in der Gegend. Sie war eine leidenschaftliche Joggerin und ging fast jeden Tag in dem nahen Wald laufen. Bis ihr die Nachbarin, mit der sie sich angefreundet hatte, eines Tages erzählte, dass in dem Wald vor einiger Zeit eine junge Frau vergewaltigt und ermordet worden war. Der Täter konnte gefasst werden und also hätte die Frau eigentlich keine Angst mehr haben müssen. Sie wäre durch das Wissen nun vielleicht etwas vorsichtiger geworden, hätte sich eine andere Strecke gesucht oder einfach immer den Hund mitgenommen. Jedoch begann sie, sich gedanklich immer mehr mit dem Thema zu beschäftigen. Es hatte in ihrer Kindheit mal einen Fall gegeben, bei dem ein Mädchen aus ihrer Schule fast vergewaltigt worden wäre. Das hatte ihr damals große Angst gemacht und sie sehr mitgenommen.

Also begann sie nun, ihr Umfeld genauer zu scannen: Wo gab es noch uneinsichtige Ecken in der Gegend, wo sie auf keinen Fall entlanglaufen sollte, welcher Nachbar schaute sie irgendwie verdächtig an und könnte ihr vielleicht auch etwas antun? Sie steigerte sich gedanklich richtig in diese Angst hinein. Irgendwann konnte sie kaum noch schlafen, wurde den ganzen Tag von ihrer Angst gequält und konnte das Haus an manchen Tagen nur schwer verlassen. Glücklicherweise half ihr ein Freund dabei, eine kognitive Verhaltenstherapie zu finden. Als sie zu mir kam, hatte sie diese bereits hinter sich und fühlte sich viel besser. Die Therapie lag jedoch schon einige Zeit zurück, und sie bemerkte, dass sie in einer anderen Thematik anfing, wieder in eine neue Angstschleife hineinzugeraten. Dabei hielt sie sich grundsätzlich gar nicht für eine ängstliche Person, konnte sich aber noch lebhaft an die Zeit erinnern, als sie ständig Angst hatte und deshalb zur Therapie gegangen war. Jetzt begann sie, Angst vor genau dieser Angst zu entwickeln. Sie wollte auf gar keinen Fall in diesen schrecklichen Zustand der ständigen Angst zurück. Sie schaffte es in wenigen Sitzungen, einen guten Weg für sich zu finden und ihr Denken erneut zu verändern.

Mir hat dieses Beispiel gezeigt, wie sehr uns die Bewertung dessen, was wir erlebt haben, beeinflussen kann. Und wie sehr uns unsere Gedanken abwärtsziehen können.

Hier noch ein anderes Beispiel, etwas alltäglicher vielleicht, das zeigt, wie schnell unsere Gedanken unsere Wahrnehmung verändern können.

Das kennst du sicher: Du hast dir etwas Schönes gekauft, was du schon seit Langem haben wolltest. Zum Beispiel eine neue Hose.

Als du eine Freundin triffst, sagt sie etwas Negatives über deine neue Errungenschaft. Du lächelst, versuchst, es zu ignorieren und dir nicht die Freude verderben zu lassen.

Aber ein kleiner Samen ist in deinem Kopf gesät. Du fängst an, darüber nachzudenken. Zwei mögliche Wege tun sich auf: A) Du wägst ab und entscheidest dich, nichts darauf zu geben, und deine Hose ist weiterhin genauso toll für dich wie vorher. B) Du fängst an, ihre Worte zu deinen zu machen. Weitere Kritikpunkte sind schnell gefunden, und schon bald ist das, worüber du dich gerade noch so gefreut hattest, gar nicht mehr so schön. Vielleicht willst du es am Ende dann gar nicht mehr haben – oder es hat keinen großen Wert mehr für dich.

Aber warum? Die Hose hat sich nicht ein bisschen verändert. Lediglich die Perspektive, aus der du sie betrachtest.

Du bist also in diesem Moment ganz allein Schöpfer*in deiner Wahrnehmung. Die Hose bleibt die gleiche, du aber nimmst gegebenenfalls eine neue Haltung zu ihr ein, indem du anders über sie denkst.

Und auch wenn es nur ein kleines, banales Beispiel ist, es sagt viel über die Macht unserer Gedanken aus. Manches kannst du schnell für dich lösen und eine neue Entscheidung treffen. Anderes wiederum setzt sich in deinem Kopf fest, beginnt sich zu verselbstständigen.

Wie schon in Bezug auf die 4 goldenen Regeln im Coaching erwähnt: Je öfter du bestimmte Gedanken denkst, desto mehr lässt du eine bestimmte Perspektive in dir heranwachsen, desto mehr wird sie sich festigen und zu deiner Wirklichkeit werden. Auch wenn du die Gedanken gar nicht bewusst denkst.

Das heißt, du ganz allein kannst mit deinen Gedanken eine Entwicklung in Gang setzen, die sich ohne dein bewusstes Zutun weiter fortsetzt. Bei negativen Gedanken ist das besonders gefährlich: Die Pflanze deiner düsteren Vorstellungen wird dich bald überragen und sich immer weiter verzweigen. Und schon bald überwuchern Unsicherheit und Angst dein Leben.

Ein weiterer wichtiger Aspekt, der unser Denken und Handeln steuert, ist das sogenannte Priming (engl. priming = vorbereiten).

Aus der Primingforschung wissen wir, dass unsere Ideen und Beurteilungen von Situationen oder anderen Personen auch durch äußere Reize maßgeblich beeinflusst werden. Diese Reize nehmen wir meist allerdings nicht bewusst wahr. Und je nachdem wie sie aussehen, kann ein und dieselbe Situation von Menschen zum Beispiel eher positiv oder eher negativ bewertet werden, je nachdem welcher Art von Reizen sie direkt davor ausgesetzt waren.

Eine der ältesten und prominentesten Studien aus der Primingforschung stammt bereits aus dem Jahr 1977. Ein Teil der Proband*innen wurde mit positiven Wörtern „geprimt", der andere Teil mit negativen Wörtern. Die Versuchspersonen gingen davon aus, dass es sich um einen Wahrnehmungstest handelte. Im Anschluss wurden die Proband*innen darum gebeten, an einer weiteren, von dem ersten Test vermeintlich unabhängigen Studie teilzunehmen.

Hierbei erhielten sie die Beschreibung einer Person namens Donald, deren Verhalten in dieser Beschreibung auf unterschiedliche Art und Weise interpretiert werden konnte. Es zeigte sich, dass die mit positiven Wörtern geprimten Versuchspersonen eher dazu tendierten, Donalds Verhalten beispielsweise als „abenteuerlustig" und „selbstsicher" zu interpretieren. Die mit negativen Wörtern geprimten Proband*innen dagegen neigten eher dazu, ihn mit Attributen wie „leichtsinnig" oder sogar „überheblich" zu beschreiben.[16]

Wir können uns dieses Wissen nutzbar machen, indem wir uns selbst primen, auf unsere Gedanken und Bewertungen verschiedener Situationen achten und darauf, worauf wir den Fokus unserer Wahrnehmung legen: auf das Positive oder auf das Negative.

Nicht umsonst gibt es Menschen, die meist gut gelaunt und positiv durchs Leben gehen. Sie scheinen viele Dinge oft sehr viel leichter zu nehmen. Ich habe mich in meinen schwierigen Phasen gefragt: Was machen die anders? Ich habe tatsächlich bei einigen damals nachgehakt, wenn sich die Möglichkeit bot. Eines hatten alle gemeinsam: Sie kontrollierten ihr Denken! Sie beobachteten sich selbst und ließen sich nicht unbewusst von ihren Gedanken lenken.

Ihre Aufmerksamkeit lag auf den positiven Seiten im Leben. Darauf konzentrierten sie sich. Nicht auf den Mangel, auf das, was sie nicht hatten, nicht haben wollten, oder das, was ihnen Angst machte. Sie schauten stattdessen auf das, was ihnen Gutes brachte. Sie waren dankbar für das, was sie hinsichtlich ihrer Werte und Prioritäten im Leben erreicht hatten. Und damit ist keineswegs das Materielle gemeint. Kurzum, diesen Menschen gelang es, Kraft aus den guten Dingen zu ziehen, in Lösungen und Möglichkeiten zu denken. Sie entschieden sich dafür, ihr Problem (und die damit verbundenen Schmerzen) schnell hinter sich zu lassen.

Das hat mich auf meinem Weg fasziniert und motiviert und das tut es bis heute.

Durch die genaue Beobachtung deiner Gedanken kannst auch du deine Gefühle und dein Handeln selbst steuern. Indem du eine andere Sichtweise einnimmst, eröffnen sich dir neue Handlungsmöglichkeiten.

Du kannst dich befreien von Angst und Panik, von negativen Glaubenssätzen und emotionalem Schmerz.

Ich habe selbst in dieser Form an mir gearbeitet, und auch wenn es zwischendrin schwer und unbequem war, nervenaufreibend und mich manchmal hart an meine Grenzen gebracht hat, ich kann dir sagen: *Es lohnt sich!*

Möchtest du noch ein Beispiel, wie sehr wir uns selbst mit unseren eigenen Gedanken beeinflussen können?

Dann lass mich einen Klassiker zitieren, aus dem Kultbuch *Anleitung zum Unglücklichsein* von Paul Watzlawick, das 1983 zum ersten Mal erschien:

Die Geschichte mit dem Hammer

„Ein Mann will ein Bild aufhängen. Den Nagel hat er, nicht aber den Hammer. Der Nachbar hat einen. Also beschließt unser Mann, hinüberzugehen und ihn auszuborgen. Doch da kommt ihm ein Zweifel: Was, wenn der Nachbar mir den Hammer nicht leihen will? Gestern schon grüßte er ihn nur so flüchtig. Vielleicht war er in Eile. Aber vielleicht war die Eile nur vorgeschützt, und er hat etwas gegen mich. Und was? Ich habe ihm nichts angetan; der bildet sich da etwas ein. Wenn jemand von mir ein Werkzeug borgen wollte, ich gäbe es ihm sofort. Und warum er nicht? Wie kann man einem Mitmenschen einen so einfachen Gefallen abschlagen? Leute wie dieser Kerl vergiften einem das Leben. Und dann bildet er sich noch ein, ich sei auf ihn angewiesen. Bloß weil er einen Hammer hat. Jetzt reicht's mir wirklich. – Und so stürmt er hinüber, läutet, der Nachbar öffnet, doch noch bevor er „Guten Tag" sagen kann, schreit ihn unser Mann an: „Behalten Sie sich Ihren Hammer, Sie Rüpel!"[17]

Ein lustiges Beispiel, in dem doch so viel Wahrheit steckt. Und sicher kennst du das auch, wenn du so einen richtig schlechten Tag hast, der schon bescheiden beginnt und dann auch so endet.

Das erste Missgeschick passiert dir schon morgens im Bad, das nächste geschieht wenig später – und du steigerst dich in kurzer Zeit immer mehr hinein und bist kurz darauf auf alles Negative fokussiert. Dass die Nachbarin dir fröhlich „Einen schönen guten Morgen!" zuruft, du eine nette Mail eines Kollegen in deiner Inbox hast und die Sonne heute scheint, obwohl Regen angesagt war, nimmst du kaum wahr.

Schade! Denn der Tag könnte ganz anders laufen und sich anders anfühlen, wenn du deine Gedanken kontrollieren würdest. Wie wäre es, wenn du ab sofort selbst die Regie übernimmst? Dich also nicht machtlos der Situation hingibst und dich hineinsteigerst, sondern gedanklich die Stopptaste drückst und vielleicht noch mal zurück auf Anfang gehst!?

Genau das funktioniert auch mit deiner Angst. Wenn du dich hineinsteigerst und gedanklich nicht rechtzeitig die Stopptaste drückst, bist du ganz schnell mittendrin. Schaffst du es aber, wenn die ersten negativen Gedanken aufkommen, dieses Muster zu unterbrechen, dann bist du der oder die Regisseur*in deines Lebens. *Du.* Nicht die Angst. Nicht die Selbstzweifel. Nur *du*!

WARUM DAS ÜBEN DEINER NEUEN GEDANKEN SO WICHTIG IST

Positives Denken zu lernen ist im Grunde ganz einfach. Es braucht nur Übung. Stell es dir vor wie einen Muskel oder mehrere Muskelgruppen, die du trainierst, bevor du in einen Wettkampf startest. Dabei musst du dich auch genau darauf konzentrieren, welche Übungen notwendig sind, wie und unter welchen Bedingungen du trainierst und wie du deinen Körper in dem Prozess der Weiterentwicklung und des Muskelwachstums optimal unterstützt.

Klar, es braucht auch Disziplin und Zeit, das positive Denken zu lernen, es ist aber mit ziemlicher Sicherheit weniger schweißtreibend.

Am Anfang, wenn du beginnst, durch deine positiven Gedanken und Handlungen ein neues neuronales Netzwerk aufzubauen, ist es noch sehr zart. Wenn du nun übst und dich immer wieder und regelmäßig auf deine positiven Gedanken, Glaubenssätze, deine positiv formulierten Ziele konzentrierst, stärkst du dieses neuronale Netzwerk. Es verzweigt sich und wächst weiter. Damit schaffst du die Voraussetzung, dass es sich im Laufe der Zeit so verstärkt, dass du in Stresssituationen – wie in jenen, wenn deine Angst aufkommt – sofort darauf zurückgreifen kannst bzw. dass solche Situationen seltener oder erst einmal weniger schlimm werden, weil du es immer wieder schaffst, dich auf das Positive in der Situation zu konzentrieren.

WAS MÖCHTEST DU MITHILFE DIESES BUCHES ERREICHEN?

Du hast dieses Buch vermutlich bis hierhin gelesen, weil du auch in irgendeiner Form mit dem Thema Angst oder anderen Problemen, die dich belasten, zu tun hast.

Damit du nun loslegen kannst, habe ich noch ein paar Fragen an dich, die dir helfen, vorab zu klären, wohin du eigentlich mit diesem Teil des Buches kommen möchtest. Ich bitte dich, die Antworten dazu aufzuschreiben und mit Datum zu versehen. Dann kannst du zu einem späteren Zeitpunkt abgleichen, inwieweit du bereits Fortschritte gemacht hast und deinem übergeordneten Ziel näher gekommen bist.
- Was ist dein großes, übergeordnetes Ziel, das du bezüglich deines Themas erreichen möchtest?
- Was wird für dich möglich, wenn du dieses Ziel erreichst?
- Woran wirst du merken, dass die Arbeit mit dem 10-Punkte-Plan zur Selbsthilfe sich für dich lohnt?
- Woran würden andere merken, dass du an dir arbeitest, dich vielleicht positiv verändert hast?

Wenn du dich jetzt mit deinem Thema auf einer Skala von 1 bis 10 siehst, wo stehst du, wenn 1 frei von diesem Thema heißt und 10 ganz erheblich belastet davon?

Und wo möchtest du gern hin auf dieser Skala?
Bitte notiere dir diese beiden Zahlen.

Wenn du alles für dich beantwortet hast und nun bereit bist, lade ich dich herzlich ein, mit dem ersten Punkt (den du selbst bestimmst) des 10-Punkte-Plans zur Selbsthilfe zu beginnen!

VERGANGENHEIT

PUNKT 1

Die Stimmen deiner Vergangenheit

Negative Glaubenssätze und wie sie entstehen

Mittlerweile weiß ich, dass ich meine Angst und dadurch auch weitere Panikattacken selbst mit meinen eigenen Gedanken herbeigeführt habe. Wenn ich nicht an die Angst gedacht habe, war sie auch tatsächlich nicht da. Sobald ich aber einen ersten kleinen Gedanken daran oder ein Gefühl dazu hatte, konnte ich damit rechnen, dass es gleich wieder losging.

Ich möchte dich zu Beginn dieses Kapitels dazu einladen, einmal selbst auf deine eigenen Angst oder Stress auslösenden Gedanken zu achten:

Nimm dir einen kurzen Moment der Ruhe, schließe – nachdem du die folgenden Fragen einmal durchgelesen hast – deine Augen und gehe gedanklich einmal in den Moment hinein, an dem du merkst, dass die Angst oder der Stress langsam in dir hochsteigt. Frage dich selbst:

1. Was denke ich, kurz bevor es losgeht?
2. Was denke ich dabei über mich?
3. Was denke ich über die Situation?
4. Was fühle ich in dem Moment?
5. Welche körperlichen Symptome nehme ich wahr?
6. Was könnten andere über mich denken?
7. Wer könnte enttäuscht sein?
8. Wer könnte denken: „Ich habe ja gewusst, dass …"?

Schaue oder höre auch in den nächsten Tagen, wenn du merkst, dass die Angst oder der Stress kommen könnte, mal genauer hin. Vielleicht entdeckst du, dass da etwas Bestimmtes in dir vorgeht. Es können Stimmen sein, Gefühle oder auch körperliche Reaktionen.

Bei mir ging die Abfolge so:
1. Der Gedanke kam: „Oh Gott, was, wenn gleich die Angst wieder kommt!" (Mir wurde flau im Magen.)
2. „Ich kann das alles nicht, ich bin doch nicht die Richtige für diesen Job!" (Meine Atmung wurde flacher.)
3. „Ich will einfach nur weg, aber ich muss da durch. Es darf niemand mitbekommen." (Schweiß brach aus und mir wurde heiß oder kalt.)

Mit jedem weiteren Gedanken steigerte ich mich immer mehr in die Angst hinein.

Beobachte in den nächsten Tagen auch mal in ganz normalen Alltagssituationen deine Gedanken. Kritisierst du dich auch ständig selbst? Mit Sätzen wie:

Ich bin nicht gut genug!

Ich schaffe das nie!

Ich bin nichts wert!

Oft sind wir nämlich selbst unsere größten Kritiker*innen, reden mit uns, wie wir es mit anderen niemals tun würden. Oder würdest du so mit einer Freundin, einem Freund sprechen?

Über uns selbst denken wir im Stillen dennoch oft diese abwertenden Dinge. Und je mehr wir das tun, desto mehr verfestigen sich diese Gedanken, bis wir irgendwann wirklich vollkommen überzeugt davon sind, dass wir tatsächlich genau so sind, wie wir es uns glauben machen wollen.

Das Problem ist, diese negativen Gedanken kommen nicht aus unserem Erwachsenen-Ich, in dem wir heute bei klarem Bewusstsein sind. Es sind andere innere Anteile, die das, was wir in der Vergangenheit erlebt haben, bewertet und abgespeichert haben. Verschiedene innere Glaubenssätze. Sind sie positiv, wunderbar. Mit ihnen können wir gut leben. Sind sie aber negativ, dann können sie uns blockieren, Angst machen und das Leben massiv erschweren. Ein innerer Anteil, mit dem ich mich selbst viel beschäftigt habe und der zum Beispiel auch in der kognitiven Verhaltenstherapie ausgiebig beleuchtet wird, ist der Anteil, der „das innere Kind" genannt wird.

DAS INNERE KIND UND UNSERE GLAUBENSSÄTZE

Hast du dich je mit deinem inneren Kind beschäftigt? In ihm vereinen sich viele unserer, teilweise unerfüllten, kindlichen Bedürfnisse. Etwa das Bedürfnis nach Liebe und Anerkennung, aber auch nach Leichtigkeit und Freude. Oft wissen wir gar nicht, dass unsere Ängste oder Selbstzweifel genau mit diesen unerfüllten Bedürfnissen in uns zusammenhängen.

Die Arbeit mit dem inneren Kind ist sehr kraft- und wirkungsvoll. Mich hat sie am Anfang echt aus den Socken gehauen. Tränenreiche Therapiesitzungen und später auch viel Weinen in Übungen, die ich allein durchgeführt habe, waren keine Seltenheit. Je näher ich meinem inneren Kind jedoch kam, desto besser lernte ich meine eigenen Bedürfnisse kennen.

Um zu erkennen, wer du wirklich bist, was du wirklich willst, ist es sehr hilfreich, dich mit deinem inneren Kind zu beschäftigen.

Es wird dich wahrscheinlich zu Beginn immer wieder an deine Grenzen bringen, es kann wehtun, es kennenzulernen und genauer hinzuschauen, und gleichzeitig kann es dir mit der Zeit inneren Frieden bringen.

Es kann nämlich durchaus sein, dass dein inneres Kind dich, solange du nicht hinschaust, Dinge tun lässt, die du eigentlich gar nicht tun willst. Dass es dich Dinge fühlen lässt, die du bei klarem Verstand mit deinem Erwachsenen-Ich durchaus anders bewerten würdest ...

Emotionale Ausbrüche ... tief empfundenes Elend ... dich ungeliebt und einsam fühlen ... all das verweist auf tief sitzende Verletzungen der Bedürfnisse in dir. Und solange du dir nicht bewusst darüber bist, welcher Teil da in dir eigentlich in bestimmten Momenten die Macht übernimmt, bist du seinen Launen hilflos ausgeliefert.

Übernimmst du aber die Führung als der oder die Erwachsene – die spätere Version deines inneren Kindes –, wirst du daran wachsen und du wirst feststellen, wie du das Aufbäumen des inneren Kindes, wenn dessen Bedürfnisse nicht erfüllt werden, regulieren kannst. Und noch mehr: Du wirst dafür sorgen können, dass diese deine tiefsten Bedürfnisse gestillt werden. Durch dich selbst. Durch den Erwachsenenteil in dir. Es ist ein wertvoller und heilsamer Prozess.

Ich lade dich in diesen Kapiteln rund um das innere Kind ein, es kennenzulernen und den Weg zu deinem wahren inneren Kern zu finden!

Mit ein bisschen Übung ist es möglich, jederzeit und in jeder Situation mit deinem inneren Kind Kontakt aufzunehmen, zu erkennen, was du wirklich brauchst, und dich dadurch selbst innerlich zu stabilisieren.

Besonders hilfreich ist das, wenn du merkst, dass Gefühle in dir hochkommen, die du bisher nur schwer kontrollieren konntest.

Im besten Fall haben wir viel Positives aus unserer Kindheit mitgenommen. Oft waren das aber auch Verletzungen, Schmerz, Zurückweisungen. Die Liste ist beliebig verlängerbar. Bestimmte Erfahrungen haben wir mit negativen Gefühlen und Gedanken verknüpft. All das ist unbewusst passiert, und doch ist es noch immer da und kommt in Situationen an die Oberfläche, die uns – unbewusst – an früher erinnern. Spannend ist, dass etwa 95 Prozent unserer Wahrnehmung unbewusst geschieht.

95 Prozent! Da kannst du dir vorstellen, wie groß der Einfluss unserer früheren Erfahrungen ist, wenn wir nicht genau hinschauen und die damit verbundenen Gedanken und Gefühle über uns bestimmen lassen.

Und jetzt als Erwachsene machen uns diese negativen Verknüpfungen zu schaffen. Wir haben dazu passende Gedanken und Glaubenssätze in uns verankert, die uns bereits einen Großteil unseres Lebens begleiten. Sie tauchen immer wieder in uns auf, und selbst wenn wir in unserem Erwachsenen-Ich wissen, dass es vollkommener Quatsch ist, was wir da denken (wenn wir bereits so weit sind, dass es uns bewusst ist), wir kommen gegen die Macht unserer negativen Gedanken bisher kaum an. Vielleicht sind dir diese negativen Glaubenssätze auch noch gar nicht bewusst, dann versuche doch mal, wie ich es eingangs beschrieben habe, in den nächsten Tagen ganz bewusst darauf zu achten, was du in verschiedenen Alltagssituationen über dich denkst.

Beispiele für negative Glaubenssätze:
  Ich bin nicht gut genug!
  Ich verdiene es nicht!
  Ich bin es nicht wert!
  Ich bin zu dick!
  Ich darf keine Schwäche zeigen!
  Ich kann nichts!
  Ich kann nie gewinnen!
  Ich bin für alles verantwortlich!
  Keiner mag mich!
  Ich kann niemandem trauen!

Ich muss immer wachsam sein!
Ich werde nur geliebt, wenn ich dies oder jenes tue!
Ich finde nie den Richtigen oder die Richtige!
Ich werde immer allein bleiben!

Das sind nur ein paar Beispiele, die sich auf viele verschiedene Situationen in unserem Leben beziehen können. Vielleicht findest du diese negativen Glaubenssätze auch nicht direkt, weil sie dir noch nicht als negativ aufgefallen sind. Die Sache ist nämlich die: So merkwürdig es klingt, negative Glaubenssätze haben auch etwas Gutes. Sie geben Sicherheit und Orientierung. Sie haben sich (vielleicht schon in der Kindheit) so verfestigt, dass sie dir unbewusst Halt gegeben haben. Das macht es unter Umständen schwerer, sie zu identifizieren und aufzulösen.

Als Hilfe kannst du dich fragen: Welches Gefühl habe ich, wenn ich den Satz X denke? Auch so kannst du einem versteckten, negativen Glaubenssatz auf die Spur kommen.

Denn vielleicht äußern sich manche dieser Glaubenssätze auch nur durch ein bestimmtes Gefühl, nach dem du immer wieder unbewusst strebst, oder durch eine bestimmte Handlung, die du immer wieder unbewusst vollziehst.

Das Verrückte ist, dass wir uns oftmals immer wieder Situationen unbewusst suchen, die uns zwar letztlich schaden, uns aber erst mal Sicherheit und Orientierung geben. Situationen, die unsere Gefühle und Glaubenssätze von damals bestätigen. Auch wenn es uns eigentlich gar nicht guttut.

Ein Beispiel aus meiner Arbeit:
Ein junger Mann kam vor einiger Zeit zum Coaching zu mir. Er war furchtbar unglücklich. Er war „mal wieder", wie er sagte, in die falsche Frau verliebt, er werde einfach nie die Richtige finden und fragte sich, was denn mit ihm nicht stimme. Ständig scheiterten seine Beziehungen, er wolle doch unbedingt in einer glücklichen Partnerschaft sein. Doch immer wurde ihm vorgeworfen, er sei zu einnehmend, er wolle die Freundin zu sehr kontrollieren. Selbst wenn er sich, wie er sagte, „Mühe gab", nahm er seiner Partnerin die Luft zum Atmen.

Er litt sehr unter dem Vorwurf und konnte sich nicht erklären, warum er ihm gemacht wurde. Er war anscheinend „nicht in der Lage, eine glückliche Beziehung zu führen."

Schon im Laufe der ersten Sitzungen fand er für sich heraus, dass er das Muster seines Vaters gegenüber seiner Mutter wiederholte. Auch der Vater war sehr einnehmend gewesen und hatte die Mutter „klein" gehalten, wie er sagte, bis die Mutter sich scheiden ließ. Neben dem Verhalten des Vaters, das er verinnerlicht hatte, steckte in ihm die Angst, selbst auch zurückgewiesen und verlassen zu werden. Und so hatte er sich immer wieder im Kreis gedreht, ohne zu erkennen, was dahintersteckte. Als wir anfingen, mit dem inneren Kind zu arbeiten, seine Glaubenssätze beleuchteten und er seine tiefen Bedürfnisse nach Kontrolle, Sicherheit, Liebe und Anerkennung erkannte, konnte er sich aktiv verändern.

Wir halten an gewohnten Mustern fest, weil das Vertraute uns Halt und Stabilität gibt

●●●

Unbewusst machen wir oft die gleichen Fehler, ob es bei der Partnerwahl ist oder in anderen Situationen unseres Lebens. Wir halten an gewohnten Mustern fest (in diesem Fall die Kontrolle der jeweiligen Partnerin), weil das Vertraute uns Halt und Stabilität gibt. So haben wir es schließlich gelernt und unbewusst übernommen. Solange wir dieses Muster nicht erkennen und selbst aktiv werden, wird sich daran nichts ändern und wir werden ähnliche Erfahrungen immer wieder machen. Selbst wenn wir es uns anders wünschen.

Der Psychologe und Systemische Berater András Wienands spricht in seinem Buch *Choreographien der Seele* diesbezüglich von der Reinszenierung alter Konflikte und Symptome – also der „Wiederholung der immer selben Verletzungen innerhalb meiner Beziehungen". Erst durch die Bereitschaft, diese Reinszenierungen anzuschauen, würden sie zu einer Chance werden, das eigene Verhalten zu verstehen und dadurch nach und nach zu verändern.

Das ist auf viele Situationen übertragbar. Vielleicht findest du für dich sogar selbst eine, auf die das zutrifft.

Ein erster Schritt in Richtung eines positiveren und glücklicheren Lebens ist also, dass du für dich erkennst, wann du immer wieder die gleichen Verhaltensmuster an den Tag legst oder negative Glaubenssätze denkst, obwohl sie dich unglücklich machen.

Durch die Arbeit mit dem inneren Kind kannst du erkennen, welche unbewussten Bedürfnisse dich immer wieder dahin bringen, dich so zu verhalten, wie du es nüchtern betrachtet gar nicht mehr tun möchtest.

Welche Bedürfnisse du unbewusst hast, die du dadurch zu erfüllen versuchst.

Du wirst durch die Begegnung nach und nach in der Lage sein zu erkennen, was dieses Kind in dir eigentlich braucht und wie du diesem Kind als Erwachsene*r in deinem Erwachsenen-Ich genau das geben kannst, was es im Außen sucht. Wenn es dir gelingt, das innere Kind zu beruhigen, ihm genau die Anerkennung, Liebe, Zuneigung, was auch immer nötig ist, zu geben, wirst du inneren Frieden finden und diese negativen Glaubenssätze auflösen können. Es wird dich einen großen Schritt nach vorn bringen, um beispielsweise Ängste und Selbstzweifel loszuwerden.

FINDE DEIN INNERES KIND

Aber wie findest du nun dein inneres Kind, wenn du es noch nicht kennst? Klar kannst du dir Hilfe von außen holen, eine*n Therapeut*in, eine*n Coach*in – das kann ich nur empfehlen. Wenn du aber direkt selbst anfangen möchtest, dann kannst du das mit der folgenden Übung tun. Sei behutsam mit dir. Es ist am Anfang oftmals gar nicht so einfach. Lass dir Zeit und versuche den ersten Kontakt an einem Tag, an dem du Zeit und Ruhe hast. Es könnte nämlich auch sein, dass es direkt zu einer Begegnung kommt und es dich richtig aufwühlt, wenn du plötzlich dein verletztes, inneres Kind vor dir stehen hast.

Dann ist es vielleicht gut, wenn du ein paar Vorkehrungen getroffen hast. Vielleicht brauchst du Zeit, um dich anschließend zurückzuziehen. Möglicherweise hast du danach die Möglichkeit, mit einer vertrauten Person über deine Erfahrung zu sprechen, und bist nicht allein, oder du bist jemand, der lieber die Abwechslung sucht und ein Kontrastprogramm braucht. Überlege dir vorher, was dir danach guttun könnte, und nimm dir die Zeit dafür. Dann fällt es dir später leichter, wieder im Hier und Jetzt anzukommen.

Um den Kontakt aufzunehmen:

Überlege vorab, wie du dich in der realen Welt einem Kind vorstellen würdest, das dich (möglicherweise) noch nicht kennt. Wie du vorsichtig auf dieses Kind zugehst und, je nachdem wie es auf dich reagiert, mit ihm agierst. Wie du dabei liebevoll, zurückhaltend, abwartend bist.

Es kann nämlich durchaus sein, dass dein inneres Kind abwehrend reagiert. Sei darauf gefasst. Bleib entspannt und gib ihm Zeit. Sei die liebevollste Version deiner selbst, bau Vertrauen auf und mache kleine Schritte. Überstrapaziere die Situation nicht; wenn du merkst, du kommst liebevoll nicht weiter, verabschiede dich und komm ein anderes Mal zurück.

Später, wenn du dein inneres Kind gefunden hast, kannst du eine Beziehung zu ihm aufbauen, seine Wünsche und Bedürfnisse kennenlernen, es immer bei dir haben und als das Erwachsenen-Ich dafür sorgen, dass es ihm gut geht. Vertrau mir, es wird dich positiv verändern, seelischen Schmerz heilen, auch wenn es am Anfang vielleicht erst einmal herausfordernd für dich wird. Aber das, was du später dafür bekommen wirst, ist so unglaublich viel besser und schöner, dass es den Schmerz und die Anstrengung allemal wert ist.

Wenn du deine Vorkehrungen getroffen hast, lade ich dich nun ein, dein inneres Kind kennenzulernen.

DIE STIMMEN DEINER VERGANGENHEIT

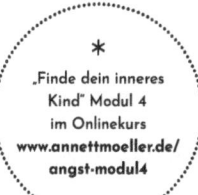

„Finde dein inneres
Kind" Modul 4
im Onlinekurs
www.annettmoeller.de/
angst-modul4

ÜBUNG
Finde dein inneres Kind

VORBEREITUNG
Für diese Übung brauchst du:
- ein Foto, einen Brief, ein Spielzeug oder ein Kleidungsstück aus Kindertagen, um besser in einen ersten Kontakt zu kommen.

ÜBUNG
FINDE DEIN
INNERES KIND

Diese Übung kannst du auf verschiedene Weise durchführen. Entscheide dich für das, was dir gerade entspricht.
Entweder liest du dir die Übung einmal ganz in Ruhe durch und führst sie danach in Eigenregie durch.
Oder du öffnest dir auf meiner Website www.annettmoeller.de/angst die Anleitung, die ich für dich vorbereitet habe, und lässt dich von mir führen. Selbstverständlich kannst du auch jemanden, der dir nahesteht, bitten, diese Übung mit dir durchzuführen. Folge einfach deinem Bauchgefühl.
Nimm dir Zeit und suche dir einen ruhigen Ort, an dem dich niemand stört. Wichtig ist, dass du entspannt und ruhig bist. Du kannst sitzen oder liegen, ganz so, wie es sich für dich richtig anfühlt.
Wenn du einen Gegenstand aus Kindertagen hast, schaue ihn dir an, fasse ihn an und erfühle ihn, vielleicht hat er noch einen Geruch, der dich an früher erinnert, oder einen Geschmack. Geh gedanklich zurück in die Zeit, als der Gegenstand für dich wichtig war. Wenn du ein Foto hast, tauche gedanklich in die

ÜBUNG
FINDE DEIN
INNERES KIND

Situation ein. Lass dir Zeit, dort anzukommen und die Situation zu finden.
Schließe, wenn du magst, deine Augen, atme ruhig und gleichmäßig ein und aus.
Vielleicht denkst du in diesem Moment an eine schöne Situation aus Kindertagen ... bitte dein inneres Kind nun gedanklich, sich zu zeigen. Du musst es nicht laut sagen, du kannst es einfach nur denken.
Warte ein wenig ... lass dein Unterbewusstsein ausschweifen auf der Suche nach deinem inneren Kind. Vertrau ganz darauf, dass du es finden wirst. Setz dich nicht unter Druck. Vielleicht braucht es noch Zeit.
Wenn sich dein inneres Kind zeigt, stell dich selbst vor. Du kannst dich als seine erwachsene Version vorstellen, wenn du magst. So wie es sich für dich gut anfühlt.
Schau dir das Kind genau an, wie alt ist es, wie sieht es aus, was trägt es, wie bewegt es sich, welchen Eindruck macht es auf dich ... und warte, wie das Kind auf dich reagiert. Wenn es dir zugewandt ist, sprich mit ihm, frage, wie es ihm geht ... und schau, was passiert. Lass die Situation laufen. Vielleicht geht ihr in einen Dialog und das Kind öffnet sich dir bereits. Was sagt es? Wie spricht es mit dir?
Ist es eher abweisend, dann frage, ob du einen Moment bei ihm bleiben darfst. Verbringe Zeit mit deinem Kind. Sei da, in jeder Situation.
Wenn du spürst, dass es Zeit ist zu gehen, verabschiede dich und sage ihm, dass du wiederkommen wirst.
Nimm dir nun noch einen Moment Zeit ... höre wieder auf deine Atmung und komm langsam wieder ins Hier und Jetzt zurück.
Wiederhole diese Übung, wann immer es für dich passt. Hilfreich wäre es natürlich, wenn du dein inneres Kind regelmäßig besuchst. Stell es dir vor, als würdest du den Kontakt und die Freundschaft zu einem echten Kind aufbauen. Um Vertrauen zu schaffen, bist

du immer wieder da, hältst Absprachen ein und bist verlässlich.

In Gedanken spielt ihr zusammen, erlebt schöne Momente, und du tröstest es und nimmst es in den Arm, wenn es traurig ist. Wie ein echter Freund oder eine echte Freundin, ein Vater, eine Mutter, eine liebevolle Vertrauensperson.

So kannst du auch nach und nach herausfinden, was für das Kind wichtig ist, welche Wünsche und Bedürfnisse es hat, und kannst das in schwierigen Situationen deines Lebens nutzen.

Frage es danach, was es braucht und sich wünscht. Geh in einen entspannten inneren Dialog und mache dir zum Ziel, diesem Kind eine wunderschöne Kindheit zu ermöglichen, voller Freude und Liebe.

Sollte sich dein inneres Kind noch nicht gezeigt haben, wiederhole die Übung ein anderes Mal.

ÜBUNG
FINDE DEIN
INNERES KIND

Suche dir noch andere Dinge zusammen, die dich an deine Kindheit erinnern. Das können auch Filme oder Bücher sein, Musik, dein Lieblingsgericht, dein Lieblingsspielzeug. Wende dich diesen Dingen immer mal wieder zu und schaue, welche Gefühle in dir hochkommen. Sollte es dir nicht gelingen, gibt es vielleicht unbewusst etwas in dir, das dich daran hindert, den Kontakt aufzunehmen.

Dann könntest du in dich hineinhorchen und dich fragen:

- Wozu ist es gut, dass ich den Kontakt zu meinem inneren Kind nicht aufnehmen kann?
- Was würde mir helfen, um in Kontakt zu kommen?

Möglicherweise benötigst du auch fachkundige Hilfe in einer Einzelsitzung. Dann scheue dich nicht, dir diese Unterstützung zu suchen.

Denk immer daran: Das hier machst du nicht für andere, sondern für dich selbst und deinen Seelenfrieden.

Ein Praxisbeispiel, was die Arbeit mit dem inneren Kind bewirken kann:

Nicht alle meine Klient*innen konnten ihr inneres Kind sofort finden, wenn es den Kontakt noch nie zuvor gegeben hatte. Ich erinnere mich an eine Klientin, nennen wir sie Kathy, mit der ich mit dieser Methode gearbeitet habe. Kathy konnte die gerade beschriebene Kontaktaufnahme rational verstehen, aber emotional nicht zu ihrem inneren Kind finden.

Ich bat sie daraufhin einmal, in eine einschneidende Situation ihrer Kindheit zu gehen, an die sie sich gut erinnern konnte.

Sie erzählte, wie sie sich als Mädchen von sieben, acht Jahren in der Schule oft ungesehen, einfach nicht wahrgenommen fühlte. Es gab eine Situation in der Schulzeit, als sie im Unterricht vor der Klasse stand und einen Vortrag halten sollte. Kathy hatte an diesem Tag einen Pullover an, der für sie etwas ganz Besonderes war. Mitten in ihrem Vortrag kam plötzlich eine Mitschülerin nach vorn, zog an Kathys Pullover, äußerte sich beleidigend darüber und ging wieder zurück an ihren Platz. Die anderen Kinder lachten und die Lehrerin sah einfach nur zu. Und die kleine Kathy stand vollkommen perplex, sprachlos und eingeschüchtert vor der Klasse.

Diese Situation hatte sich in ihr Gedächtnis eingebrannt. Sie hätte sich damals gewünscht, dass sie jemand beschützt und für sie eingestanden wäre.

Und selbst als Kathy in unserer Sitzung ihr erwachsenes Ich zu Hilfe kommen ließ, konnte sie keine emotionale Verbindung zu ihrem inneren Kind aufbauen.

Ich bat sie daraufhin, gedanklich noch mal in der Situation als Kind vor der Klasse zu bleiben und sich vorzustellen, dass ihr inneres Kind einen Zwilling habe, den niemand sehen könne und der neben ihr vor der Klasse stehe. Einen Zwilling, der in einer Parallelwelt existierte, in der alles möglich war. Der Zwilling durfte alles sagen, machen, tun und genau so sein, wie er wollte. Einfach ohne Einschränkungen.

Und siehe da, es war der Gamechanger: Kathy hatte plötzlich das Bild eines sehr wütenden zweiten inneren Kindes vor sich, das sich zur Wehr setzte und sich den Angriff nicht gefallen ließ. Auch die Lehrerin musste sich daraufhin einiges anhören.

Und das erste, ursprüngliche innere Kind? Das fühlte sich auf einen Schlag gesehen, anerkannt und nicht mehr allein. Es hatte nun jemanden, der da war. Kind 2 stand Kind 1 zur Seite und beschützte es.

Kind 1 war nicht mehr das hilflose Opfer der Umstände, traurig und ungeliebt. Es hatte Verstärkung. Eine Freundin.

Kathy gelang es mithilfe dieses imaginären inneren Zwillings tatsächlich, Kontakt zu beiden inneren Kindern aufzunehmen. Sie konnte dadurch z. B. in Situationen, in denen sie sich als erwachsene Frau ungeliebt fühlte, erkennen, dass Kind 1 in ihr aktiv wurde, und konnte direkt Kind 2 gedanklich zu Hilfe rufen. So gelang es ihr, sich in Situationen, die ihr bisher Angst gemacht hatten oder in denen sie sich richtig schlecht und ungesehen fühlte, selbst zu regulieren.

Sie hatte nun endlich den ersehnten Kontakt zu ihrem inneren Kind, den sie vorher nie hatte spüren können.

Die Traurigkeit und Hilflosigkeit, die Kathy so oft gespürt hatte, konnte in verschiedenen Kontexten aufgelöst werden und hatte eine neue Bedeutung bekommen, an der sie weiterarbeiten konnte.

Ein Beispiel dafür, dass die Suche nach dem inneren Kind nicht immer ganz einfach ist, es aber viele Wege gibt, mit ihm in Kontakt zu kommen. Wenn es also für dich nicht so schnell funktioniert, ist das Wichtigste, dass du dich nicht entmutigen lässt.

DIE BEDÜRFNISSE DES INNEREN KINDES IN PROBLEMSITUATIONEN ERKENNEN

Wenn wir in eine Situation geraten, in der wir an unsere Grenzen kommen, alte Glaubenssätze und Verhaltensweisen uns blockieren und uns handeln lassen, wie wir es eigentlich gar nicht wollen, dann spielt das innere Kind dabei oft eine große Rolle.

Zum Beispiel kann es um Ängste gehen, um Wut, Selbstzweifel, oder du fühlst dich vielleicht ungesehen oder ungerecht behandelt.

Und dann überreagierst du möglicherweise oder reagierst gar nicht, weil du zum Beispiel nichts empfindest. Jedenfalls ver-

> Eine ähnliche Übung mit deinem eigenen Zwilling findest du übrigens unter Punkt 8, „Was dein Spiegelbild dir raten würde", auf S. 267. Die Übung eignet sich auch hervorragend, um herauszufinden, welche Fähigkeiten du auch noch im Unbewussten verborgen hast, die dir im Umgang mit deiner Angst helfen könnten.

hältst du dich nicht so, wie du dich bei klarem Verstand und nüchtern betrachtet verhalten möchtest.

Ein Satz wie „Ich kann nicht aus meiner Haut!" trifft das ganz gut.

Und ich sage dir: Du kannst aus deiner Haut

● ● ●

Und ich sage dir: Du kannst aus deiner Haut. Du musst nur wissen, wie du dich innerlich beruhigen kannst und in deiner Mitte bleibst. Dein inneres Kind dabei zu beobachten und zu beschützen, ist oft ein gutes Mittel, um negative Gedanken und Gefühle abzuschwächen oder sogar in dem Moment ganz verschwinden zu lassen.

Ich habe damit gute Erfahrungen gemacht. Wenn es in mir tobt, heult, schreit, weil es nicht gehört wird, Angst hat, seinen Willen nicht durchsetzen kann, dann kann ich die kleine Annett mittlerweile ganz schnell beruhigen. Statt in der Situation tatsächlich in Tränen auszubrechen, laut oder wütend zu werden.

Dabei bleibe ich in meinem Erwachsenen-Ich, bin im inneren Dialog mit der kleinen Annett und beruhige sie, höre sie an und bin für sie da.

Es wirkt wirklich Wunder, weil du dich so aus einer negativen Gedanken- und Gefühlsschleife herausholen und damit die Verantwortung in der Rolle als Erwachsene*r übernehmen kannst.

Mit ein bisschen Übung funktioniert es sicher.

Ich habe hier eine kleine kompakte Übung für dich zusammengestellt. In einem 1:1-Coaching gehen wir natürlich viel intensiver und ausführlicher da hinein. Hiermit bekommst du aber einen guten Einstieg, der dir weiterhelfen kann.

Wenn du Lust hast, lade ich dich dazu ein, es auszuprobieren.

DIE STIMMEN DEINER VERGANGENHEIT

*
„Bedürfnisse des inneren
Kindes erkennen"
Modul 5 im Onlinekurs
www.annettmoeller.de/
angst-modul5

ÜBUNG
Die Bedürfnisse des inneren Kindes erkennen und danach handeln

VORBEREITUNG
Für diese Übung brauchst du:
- zwei Positionen im Raum, d. h. zwei Kissen, zwei Stühle oder zwei andere Gegenstände, die als Ort einer neuen Perspektive dienen können;
- zwei Blätter Papier: Schreibe auf das eine Blatt „Erwachsenes Ich", auf das andere „Inneres Kind".

Lege die beiden Blätter jetzt so verteilt hin, dass du dich später draufstellen kannst oder, am Tisch sitzend, deine Hände darauf platzieren kannst. Positioniere sie so, wie du aus dem Bauch heraus das Gefühl hast, dass sie in ihrer Anordnung richtig liegen. Du kannst sie später auch verschieben, wenn es sich danach anfühlt.
Stelle oder setze dich aufrecht hin, sodass du mit beiden Füßen festen Boden unter dir spürst. Versuche bitte, diese aufrechte Haltung beizubehalten, um konzentriert bleiben zu können. Dein Atem ist ganz ruhig und entspannt.

Gehe nun gedanklich in eine Situation, in der du in der näheren Vergangenheit Angst, Wut oder Trauer verspürt oder dich zum Beispiel unverstanden oder ungerecht behandelt gefühlt hast. Nimm einen Moment, der für dich momentan am wichtigsten erscheint und von dem du glaubst, dein inneres Kind könnte Unterstützung gebrauchen.

Lass dir einen Augenblick Zeit, um diese Situation zu finden.

Wenn du sie gefunden hast, schau, auf welche der beiden Positionen du zuerst gehen möchtest: das erwachsene Ich oder das innere Kind.

Entscheide spontan und begib dich dann dorthin.

ÜBUNG
DIE BEDÜRFNISSE DES INNEREN KINDES ERKENNEN UND DANACH HANDELN

Frage dich:
ERWACHSENES ICH
- Was empfindest du auf dieser Position?
- Was denkst du?
- Wo im Körper spürst du negative Gefühle?
- Wie möchtest du dich in dieser Situation gern verhalten?
- Was bräuchtest du dafür?
- Wenn du auf das innere Kind blickst, was siehst du dann?
- Wie verhält sich dein inneres Kind?
- Was sagt es dir?
- Was braucht es von dir?
- Was machst du oder wie antwortest du?

Wenn dir nichts mehr einfällt und du alle Fragen beantwortet hast, komm aus der Position heraus. Schüttle dich einmal durch oder streife das, was du gerade erlebt hast, von dir ab.

Ich lade dich nun ein, in die nächste Position im Raum oder auch mit den Händen auf dem Tisch zu gehen.

INNERES KIND
- Welche Gefühle kommen in dir an dieser Stelle hoch?

DIE STIMMEN DEINER VERGANGENHEIT

- Was sagt dir dein inneres Kind?
- Was tut es?
- Was braucht es in der Situation, um sich besser zu fühlen?
- Wie könntest du ihm diese Hilfe geben?
- Was wünscht es sich, wenn es wieder zu so einer Situation kommt?
- Was möchte es dir noch sagen?

Wenn du fertig bist, komm auch hier aus der Situation heraus. Schüttle dich einmal durch oder streife deinen ganzen Körper ab, als würdest du eine unsichtbare Hülle abstreifen.
Nun nimm bitte wieder deine anfängliche neutrale Position von außen ein.
Stelle oder setze dich erneut aufrecht hin und spüre kurz in diese Position hinein. Du atmest ganz entspannt ein und aus.

ÜBUNG
DIE BEDÜRF-
NISSE DES
INNEREN KINDES
ERKENNEN
UND DANACH
HANDELN

Schau dir nun beide Positionen von außen an:
- Wie geht es dir jetzt?
- Welche Erkenntnisse hast du gerade gewonnen?
- Wie kannst du das, was du gerade erlebt hast, beim nächsten Mal für dich nutzen, wenn es wieder zu einer entsprechenden Situation kommt?
- Was wäre ein erster Schritt für das nächste Mal?
- Was wäre ein zweiter Schritt?
- Wer könnte dich dabei unterstützen?

Aus diesen Erkenntnissen kannst du nun für dich weitere Ideen und Lösungen für ein nächstes Mal ableiten. Je öfter du das in unterschiedlichen Situationen übst, desto leichter wird es dir fallen, dich mit deinem inneren Kind schnell zu verbinden, wenn es wirklich schwierig wird.
Schau doch mal, ob du in einer nächsten entspannten Situation im Alltag, während du mit etwas beschäftigt bist, mit deinem inneren Kind Kontakt aufnehmen

kannst. Wenn dir das schnell gelingt, steigerst du den Grad der Herausforderung und machst das, wenn du ein interessantes Gespräch führst. Nur ganz kurz checken, ob das innere Kind da ist und ob es ihm gut geht, und aus dem erwachsenen Ich heraus dafür sorgen, *dass es ihm gut geht.* Lass deiner Fantasie dabei freien Lauf. Diese immer wiederkehrenden Übungen bereiten dich darauf vor, dich in Stressmomenten schnell zu verbinden und für Klarheit zu sorgen. So kommst du ganz schnell in die Position des verantwortungsvollen, handlungsfähigen Erwachsenen, der nicht von seinen Gefühlen und negativen Gedanken überrollt wird.

DIE STIMMEN DEINER VERGANGENHEIT

ÜBUNG
Stärke dein erwachsenes Ich

ÜBUNG
STÄRKE DEIN
ERWACHSENES
ICH

Ich habe nun oft über das erwachsene Ich gesprochen und du bist bereits einmal ganz bewusst in diese Position hineingegangen. Nun möchte ich dir helfen, das noch einmal für einen kurzen Moment zu vertiefen. Um dich gut um dein inneres Kind kümmern zu können und es in Stresssituationen auch auffangen zu können, ist es hilfreich, wenn du gut mit deinem erwachsenen Ich in Kontakt bist. Vorhin, als du dein inneres Kind kennengelernt hast, warst du vermutlich genau dort. Du warst die oder der Erwachsene und hast dich dem Kind zugewandt. Du warst vermutlich nicht in der Rolle des traurigen, verletzten Kindes.

Wichtig ist, dass du selbst erkennst, wie du als Erwachsene*r sein möchtest, um genau diese Rolle auch ausfüllen zu können.

Dazu habe ich folgende Fragen, über die du dir Gedanken machen kannst, um dir selbst auf die Spur zu kommen:

- Wer bist du?
- Was macht dich als Mensch aus?
- Was ist dir wichtig im Leben?
- Welche Werte hast du?
- Welche Werte willst du deinem inneren Kind vermitteln?
- Als was für einen Menschen soll es dich wahrnehmen?

- Wie willst du von anderen wahrgenommen werden?
- Was macht dich selbst glücklich?
- Wo fühlst du dieses Glücksgefühl in dir?

Wenn du in Kontakt mit deinem erwachsenen Ich bist: Welche Körperhaltung hast du dann?
Welche (Fantasie-)Figur, welches Tier, welche Pflanze oder Ähnliches könntest du in dem Moment sein?
Versetz dich in das gefundene Bild und nimm die Körperhaltung, die Sprache, alles, was du findest, an:
- Wie stehst du da?
- Wie denkst du?
- Wie fühlst du?
- Wie würdest du sprechen?
- Wie bewegst du dich dabei?

ÜBUNG
STÄRKE DEIN ERWACHSENES ICH

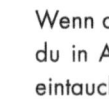

Wenn du diese Fragen für dich erarbeitet hast, kannst du in Alltagssituationen immer wieder in dieses Bild eintauchen. Es gedanklich nebenbei üben. So wird es dir bald immer öfter gelingen, schnell in diese erwachsene Haltung zu kommen und zum Beispiel weniger emotional zu reagieren.
In meiner Zeit der Angst habe ich das oft getan, wenn ich merkte, es kommt eine Verzweiflung und Traurigkeit in mir hoch. Dann konnte ich auf Knopfdruck umschalten, habe mich gefragt: „Warum weinst du denn jetzt?", bemerkte die Gründe und aus welchem Teil in mir das kam und konnte direkt darauf reagieren und mit dem Weinen aufhören. So geriet ich dann auch gar nicht erst so tief in diese Traurigkeit hinein.
Vielleicht ist das ja auch für dich eine gute Übung.

SOFORTHILFE
Bevor deine negativen Gefühle dich überrollen

An dieser Stelle noch eine Übung für dich, wenn es ganz schnell gehen muss und du sofort aus Angst, Trauer, Wut, Verzweiflung etc. herauskommen willst (das Wollen ist an dieser Stelle wichtig, ohne deinen festen Entschluss wird es nicht gelingen):

Stell dir noch einmal vor, wie du in der Übung mit dem inneren Kind in dein erwachsenes Ich geschlüpft bist.

SOFORTHILFE
BEVOR DEINE NEGATIVEN GEFÜHLE DICH ÜBERROLLEN

- Stell dich nun an eine beliebige Stelle im Raum.
- Richte dich gerade auf, spann deine Muskeln an. Brust raus, Schultern zurück. Spüre, wie deine Füße sich im Boden verwurzeln. Nichts kann dich umhauen. Denk an das Bild, das du dir von deinem erwachsenen Ich geschaffen hast.
- Geh auch körperlich in dieses Gefühl hinein, übertreibe die Haltung ruhig ein bisschen, sodass du es richtig spürst.
- Richte deinen Blick nach vorn, atme tief und ruhig ein und aus.
- Hole dein inneres Kind zu dir, sei gedanklich der Mensch, der es beschützt, rettet, tröstet, je nachdem was es gerade braucht. Sei da und sei sein Schutzschild gegen die negativen Gedanken und Gefühle. Sprich mit ihm, beruhige es.

Wenn du dich ganz intensiv hineindenkst, dabei bewusst atmest und gedanklich genau in der Situation bleibst, wirst du merken, wie du dich beruhigst und deine negativen Gefühle schwächer werden. Möglicherweise wirst du diese Übung mehrfach wiederholen müssen. Bleibe immer gedanklich daran angebunden, so erlangst du die Kontrolle über deine Gedanken und Gefühle und behältst sie auch.

Je öfter du das trainierst, desto besser und wirkungsvoller wird diese Übung als Soforthilfe für dich sein.

| PUNKT 2 |

DEIN WEG, DAS VERZEIHEN ZU LERNEN

Warum nicht zu verzeihen nur uns selbst schadet

Verzeihen. Vergeben. Was für eine große Sache! Vielen Menschen fällt es tatsächlich nicht leicht, anderen, von denen sie zutiefst verletzt oder gekränkt wurden, zu verzeihen. Ja, sie sehen es möglicherweise gar nicht ein, mit dem, was geschehen ist, ihren Frieden zu machen. Aus meinen Coachings weiß ich, dass es viele Gründe gibt, nicht verzeihen zu wollen. Ob es aus Rache ist und auch der andere Mensch leiden soll. Oder weil manche Menschen denken, zu vergeben heiße gleichzeitig zu vergessen. Wer nicht verzeihen kann oder will, meint vielleicht auch, den anderen Menschen damit bestrafen zu können, dass er oder sie eben nie vergisst und das den anderen Menschen auch fühlen lässt. Was zum Beispiel in Beziehungen oft der Fall sein kann.

Ich habe mich auch viele Jahre damit beschäftigt, das Vergeben und Verzeihen zu lernen. Und ich gebe zu, es war nicht leicht für mich.

Viele Jahre war ich in einer Trotzhaltung. Ich wollte meinem Vater nicht verzeihen, was er mir angetan hatte. Ich war wütend, traurig, hilflos. Nach vielen Jahren bat ich ihn um ein Treffen. Ich hatte die Hoffnung, es würde mir helfen und mich heilen, wenn wir vielleicht ein gutes

„Der Schwache kann nicht verzeihen. Verzeihen ist eine Eigenschaft des Starken."
Mahatma Gandhi

Verhältnis aufbauen könnten. Der Versuch ging nach hinten los und ich beendete den neu entstandenen Kontakt nach kurzer Zeit wieder. Es hatte einfach keinen Sinn, alte Wunden wurden aufgerissen, von Einsicht seinerseits war keine Spur.

Ich fand stattdessen andere Wege, die für mich passend waren, mit alldem umzugehen. Für dich wird möglicherweise eine ganz andere Lösung die richtige sein, aber vielleicht inspiriert dich meine Erfahrung und bringt dich ein Stück weiter.

Ich habe es damals mit einer Familienaufstellung versucht, um Verständnis für die Situation meines Vaters zu bekommen. Diese Erfahrungen habe ich bereits im ersten Teil geschildert und auch Vor- und Nachteile verschiedener Methoden beschrieben.

In diesem Teil möchte ich dir eine Idee geben, wie du es schaffen kannst, für dich Frieden zu finden und diesen Kreislauf aus nachtragenden Gedanken in deinem Kopf zu durchbrechen.

Es ist nämlich so: Wenn wir weiter an unserer Wut, unserem Schmerz oder vielleicht auch an unserer Opferrolle festhalten, bestrafen wir uns nur selbst. Wir spielen das, was passiert ist, immer und immer wieder in uns ab. Wie eine Endlosschleife. So graben sich der Zorn, die Wut, die Machtlosigkeit und alle negativen Gedanken, die vielleicht sogar körperliche Beschwerden mit sich bringen, immer tiefer in unser Unbewusstes ein. Wir können irgendwann gar nicht mehr anders als negativ über die Sache oder die bestimmte Person denken. Es beschäftigt uns Tag und Nacht, und wir versuchen sogar in Gesprächen mit anderen, Bestätigung für unsere Wut zu bekommen, indem wir die Geschichte immer und immer wieder, allein aus unserer subjektiven Sicht heraus, gegenüber Dritten wiederholen. Dadurch dass andere mitfühlen und einen Teil in uns bestärken, der nach Bestätigung sucht, erreichen wir wahrscheinlich für einen Moment ein besseres Gefühl. Aber dieses Gefühl wird nicht anhalten.

Je öfter wir unsere subjektive Version der Wahrheit erzählen, desto mehr verfestigen wir sie in unserem Denken, sodass wir irgendwann felsenfest davon überzeugt sind, es war genau so und nicht anders. Niemand wird uns mehr davon abbringen können. Die negativen Gedanken und Gefühle haben sich in unser Unbewusstes gefressen und hinterlassen ihre Spuren in unserem gesamten Denken und Handeln, bezogen auf alles, was mit dieser Person in Zusammenhang steht.

Wir kommen da nicht mehr heraus, solange wir dieses Geschehen nicht erkennen und genau betrachten.

Und der andere Mensch, um den es geht? Ach, der merkt es vielleicht nicht mal. Selbst wenn wir ihn mit Missachtung strafen, es wird ihn wahrscheinlich niemals annähernd so beschäftigen wie uns, selbst wenn dieser Mensch sich reumütig entschuldigt. Und selbst dann sind wir manchmal schon so tief in dieser eben beschriebenen Schleife gefangen, dass wir es trotz der Entschuldigung nicht mehr schaffen, unsere negative Denkweise diesbezüglich ganz abzulegen.

Und so grübeln und grämen wir uns weiter.

„Wir sollen immer verzeihen, dem Reuigen um seinetwillen, dem Reuelosen um unseretwillen."
Marie von Ebner-Eschenbach

Vergeben und verzeihen, das tun wir nicht für andere – wir tun es für uns selbst. Nur so finden wir inneren Frieden, finden die Kraft, wieder nach vorn zu blicken, uns auf Gutes zu fokussieren und Blockaden im Kopf zu beenden.

Aber wie geht das?

Zum Beispiel mit einem Perspektivwechsel, um ein anderes Verständnis für die damalige Situation zu bekommen. Vielleicht sagst du jetzt, das willst du jetzt noch nicht, das kannst du dir nicht vorstellen? Du musst diesen Perspektivwechsel auch nicht ausprobieren, wenn du es nicht möchtest. Gleichzeitig habe ich selbst erlebt, wie wertvoll er sein und wie sehr er helfen kann. Wenn du diesen Part erst einmal auslassen möchtest, ist das genauso in Ordnung.

Im Übrigen bist du nach der nächsten Übung vermutlich nicht komplett geläutert und wirst nicht alles hier und jetzt sofort verzeihen. Jedoch wirst du eventuell einen Anfang gemacht haben, weil du die ganze Sache aus einem anderen Blickwinkel betrachtet und dich ein kleines Stück aus deinem Kokon der Verletztheit herausbegeben hast. Probiere es also am besten dann aus, wenn du dich dazu bereit fühlst.

> *„Ein erster Schritt, das Verzeihen zu lernen"*
> Modul 6 im Onlinekurs
> www.annettmoeller.de/
> angst-modul6

ÜBUNG
Ein erster Schritt, das Verzeihen zu lernen

VORBEREITUNG
Für die Übung brauchst du:
- drei verschiedene Positionen für einen Perspektivwechsel in einem Raum oder auf einem Tisch;
- Papier und Stift.

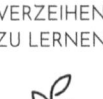

ÜBUNG
EIN ERSTER
SCHRITT, DAS
VERZEIHEN
ZU LERNEN

In der folgenden Übung möchte ich dich dazu einladen, eine bestimmte Situation, die dich sehr verletzt hat, die du bis heute nicht verdaut hast, geschweige denn verzeihen kannst, aus verschiedenen Blickwinkeln zu betrachten. Du wirst zum einen von außen auf das Geschehen schauen und dich zum anderen in die verschiedenen Positionen der Beteiligten begeben.

Es geht in dieser Übung nicht darum, die eine Wahrheit zu finden, denn eine allgemeingültige Wahrheit gibt es nicht. Für jeden sieht die Wahrheit anders aus, je nachdem aus welcher Perspektive er sie betrachtet.

Auch deine Wahrheit ist eine Konstruktion dessen, was du gesehen, gehört, gefühlt hast, versehen mit deinen eigenen Erfahrungen aus der Vergangenheit. Deshalb wirst du gleich auch nicht die Wahrheit darüber „herausfinden", was jemand damals „ganz genau" gedacht oder gefühlt hat, aber du kannst dich in die Perspektive der Einzelnen hineindenken und dadurch einen ganz anderen Blick auf die Situation bekommen.

ÜBUNG
EIN ERSTER
SCHRITT, DAS
VERZEIHEN
ZU LERNEN

Du kannst versuchen nachzuvollziehen, was die anderen Beteiligten empfunden haben könnten, welche Beweggründe sie möglicherweise hatten.

Diese Übung – angelehnt an das Satir-Modell von Virginia Satir – ermöglicht es dir, dich innerlich aus deinem eigenen Erleben des Problems herauszuholen. Möglicherweise bekommst du neue Impulse, wie du anders über die Sache denken und damit auch fühlen kannst. Und vielleicht ergeben sich daraus für dich neue Schritte, mit dem Geschehenen umzugehen.

Virginia Satir wird auch als Mutter der Familientherapie bezeichnet. Auf den Ideen und Methoden der Therapeutin basiert heute ein großer Teil des Systemischen Coachings.

Nimm dir nun Zeit und Ruhe an einem Ort, an dem du ungestört bist, damit du auch nach der Übung nachspüren und deine Gedanken ordnen kannst.

Beschrifte die drei Blätter: ein Blatt für dich, auf dem „Ich" steht, ein Blatt für die Person, der du zu verzeihen versuchst, auf dem deren Name steht, und ein Blatt für eine neutral beobachtende Person. Sollte es um zwei oder mehr Personen gehen, denen du zu verzeihen versuchen möchtest, dann beschrifte weitere Blätter mit deren Namen.

Verteile die Blätter nun entweder im Raum als sogenannte Bodenanker, auf die du dich später stellen kannst, oder du verteilst die Blätter auf einem Tisch und legst dann gleich eine oder beide Hände auf die entsprechenden Positionen und denkst dich dann in die Position hinein.

Stell dich etwas entfernt von den Bodenankern aufrecht hin oder setze dich an den Tisch, auf dem die Blätter liegen. Wenn du magst, schließe deine Augen und spüre deinem Atem nach.

Geh gedanklich noch einmal in die Vergangenheit. Finde die Stelle in deinem persönlichen Film, wo du so verletzt wurdest, dass du bis heute nicht verzeihen kannst. Gibt es mehrere Situationen, wähle in Ruhe eine davon aus und geh gedanklich kurz hinein, lass die Szene noch einmal Revue passieren.

ERSTER DURCHGANG

1. Stell dich nun auf deine eigene Ich-Position oder lege deine Hände auf das Blatt auf dem Tisch:
   - Wie geht es dir hier?
   - Was fühlst du?
   - Wie und wo fühlst du es in deinem Körper?
   - Was denkst du?
   - Wie nimmst du die Person wahr, der du zu verzeihen versuchst?
   - Was denkst du über sie?
   - Was wünschst du dir von der Person?

ÜBUNG
EIN ERSTER SCHRITT, DAS VERZEIHEN ZU LERNEN

Wenn du alle Fragen für dich ausreichend beantwortet hast, geh aus der Position heraus. Schüttle die Position ab oder streife sie ab wie eine zweite Haut, die du loswerden möchtest.

2. Stell dich auf die Position der anderen Person oder lege deine Hände auf das Blatt und tu so, als ob du diese Person bist. Stell dir vor, dass du aus den Augen dieser Person, in derselben Situation wie eben, auf dich selbst schaust. Nimm dabei auch die Körperhaltung oder andere typische Merkmale dieser Person ein.
   - Wie geht es dir hier?
   - Was fühlst du?
   - Was siehst du?
   - Was hörst du vielleicht?
   - Was denkst du?
   - Wie nimmst du die Ich-Position aus dieser Perspektive in der Situation wahr?
   - Was denkst du über sie?
   - Was möchtest du ihr sagen?
   - Was wünschst du dir von der Ich-Position?

Wenn du alle Fragen für dich ausreichend beantwortet hast, geh aus der Position heraus. Schüttle die Position ab oder streife sie ab wie eine zweite Haut.

3. Stell dich auf die Position der neutralen Person oder platziere deine Hände auf ihrem Blatt und tu auch hier einfach mal so, als wärst du jemand, der oder die sich die Situation von außen ganz neutral ansieht. Schau dir beide bzw. alle Seiten ganz entspannt an, vollkommen unbeteiligt.
   - Was nimmst du wahr?
   - Wie wirken die Positionen auf dich?
   - Was könnte von dem, was gesagt wurde, hilfreich sein, um verzeihen zu können?
   - Was wäre noch hilfreich?

ÜBUNG
EIN ERSTER SCHRITT, DAS VERZEIHEN ZU LERNEN

Wenn du alle Fragen für dich ausreichend beantwortet hast, geh auch aus dieser Position heraus und schüttle dich aus.

ZWEITER DURCHGANG

Wenn du nun nach allem, was du gehört, gespürt und vor deinem inneren Auge gesehen hast, bereit bist, in das Verzeihen hineinzugehen, möchte ich dich noch einmal bitten, deine Ich-Position einzunehmen.
Solltest du dich noch nicht bereit dazu fühlen, lies unterhalb der Übung weiter.

1. Stell dich wieder auf die Ich-Position oder lege deine Hände auf das Blatt:
   - Wie geht es dir mit den Wahrnehmungen und Emotionen der anderen Positionen?
   - Wie fühlst du dich jetzt?
   - Wie könntest du der Person oder den Personen jetzt verzeihen?
   - Was brauchst du noch, um zu verzeihen?
   - Was würdest du ihr oder ihnen sagen?
   - Was möchtest du noch tun?

- Wo spürst du vielleicht eine Veränderung durch das Verzeihen oder den Versuch des Verzeihens in deinem Körper?
- Wie wirkt sich das auf dich aus?

Komm zum Schluss wieder aus der Position heraus und schüttle dich aus.
Wenn du nun wieder ins Hier und Jetzt gedanklich zurückkehrst und all das, was du nun erlebt hast, betrachtest:
- Was nimmst du aus alldem mit?
- Was ermöglicht dir das, was du gerade erfahren hast?
- Was macht es mit dir?
- Was würdest du jetzt als Nächstes tun?
- Wie würdest du das tun?

ÜBUNG
EIN ERSTER SCHRITT, DAS VERZEIHEN ZU LERNEN

Du hast nun mit großer Wahrscheinlichkeit eine neue Sicht auf dein Problem bekommen, möglicherweise ist es dir gelungen, dem Verzeihen ein ganz großes Stück näher zu kommen, weil du dich auch in die Lage deines Gegenübers und in eine neutrale Position versetzen konntest. Vielleicht hast du dadurch ein neues Verständnis entwickelt, das es dir ermöglicht, mit dem, was geschehen ist, etwas anders umzugehen. Vielleicht hast du auch schon sehr viel mehr geschafft, als du es je gedacht hast.
Wenn du noch nicht bereit für den zweiten Durchgang warst oder bist, um aus deiner Ich-Position zu verzeihen, dann ist das auch vollkommen okay. Dann brauchst du vielleicht noch Zeit. Eventuell gibt es zum Beispiel noch andere Anteile in dir, die sich mit dem Verzeihen nicht wohlfühlen. Du kannst, wenn es dir ein Bedürfnis ist, auch erst noch einmal ganz intensiv in alle Positionen hineingehen und schauen, wie du dich in der jeweiligen Position fühlst, was es noch zu tun oder zu sagen gibt. Danach endest du wieder in der Ich-Position. Vielleicht braucht es auch noch eine weitere Runde.

ÜBUNG
EIN ERSTER SCHRITT, DAS VERZEIHEN ZU LERNEN

Nur du allein kannst diese Schritte gehen. Wenn du dem Verzeihen noch nicht näher gekommen bist, ist es möglicherweise sinnvoll, dass du noch einmal in dich hineinhörst und dich Folgendes fragst:
- Wofür ist es gut, dass du noch nicht verzeihen kannst?
- Welcher Anteil in dir ist nicht bereit zu verzeihen?
- Was bräuchte dieser Anteil, um dir die Erlaubnis zu geben zu verzeihen?

Wenn du merkst, dass sich die Ängste, Wut und Ärger gegenüber der Person, der du zu verzeihen versuchst, eher vergrößern, dann schau auch da genau hin:
- Welcher Gedanke verschlimmert die Gefühle?
- Wo spürst du das in deinem Körper?
- Was brauchst du, damit die Gefühle besser werden?
- Was ist nötig, damit du anders über die Person oder die Situation denken kannst?

In den folgenden Kapiteln findest du weitere Ideen und Übungen, wie du deine Gedanken verändern und ihnen ihre negative Macht nehmen kannst.

Schreibe dir alle gewonnenen Erkenntnisse auf und lasse sie auf dich wirken. Vielleicht hattest du auf einmal Verständnis für die andere Seite, vielleicht konntest du sogar nachvollziehen, warum die andere Person so gehandelt hat. Und möglicherweise konntest du ihr tatsächlich auch schon ein Stück weit vergeben. Wenn du willst, kannst du nun auch noch etwas Konkretes tun, um etwas für dich zu verändern. Du kannst in deinem Alltag jetzt aufgrund deines Erlebnisses in einem neuen Bewusstsein mit der Situation und der Person umgehen. Du kannst ganz bewusst anders über das Geschehene denken und der Person vielleicht auch anders begegnen, wenn das möglich ist. Vieles von dem, was du in dieser kurzen Übung erlebt hast, wird in dein Unbewusstes vordringen und dort seine Wirkung für dich entfalten. Gib dir Zeit.

Du kannst diese Übung auch zu einem späteren Zeitpunkt erneut durchführen, dir zum Beispiel eine andere Ausgangssituation suchen.

Vielleicht gibt es auch noch andere Personen, die du einsetzen könntest. Es ist dir überlassen. Je mehr du hineingehst und für dich unterschiedliche Blickwinkel findest, desto eher und besser wird es dir gelingen, Wut, Angst oder Ärger in dir aufzulösen und mehr innere Ruhe zu finden.

Die Übung kann für dich auch ein hilfreiches Tool sein, um dich immer wieder in andere Menschen hineinzuversetzen und deine eigene Position zu hinterfragen. Und je mehr du das schaffst, desto einfacher wird es auch, dich in Zukunft anders zu verhalten, sodass du besser mit verschiedenen Geschehnissen klarkommst, die dich bisher verletzt haben.

HÖRE AUF ZU KÄMPFEN UND BEFREIE DICH

Ein weiterer wichtiger Schritt zu verzeihen, egal ob es dabei um dich selbst oder einen anderen Menschen geht, ist, dass du aufhörst, dich gegen das, was passiert ist, zu wehren. Ich meine damit, dass du aufhörst, gedanklich immer wieder dagegen anzugehen, es nicht wahrhaben und nicht hinsehen zu wollen.

Solange du das, was geschehen ist, verdrängst, wirst du keinen Frieden in der Sache finden können.

Du weißt, dass du die Dinge im Nachhinein nicht mehr ändern kannst. Aber sehr wohl kannst du deinen Umgang damit, deine Gedanken dazu und somit auch deine Gefühle, die du damit verbindest, ändern.

Oft heißt es, du musst lernen, die Dinge so zu akzeptieren, wie sie sind.

Aber wie schaffst du es, zu akzeptieren, was gewesen ist?

„Akzeptieren" kommt aus dem Lateinischen und bedeutet so viel wie etwas gutheißen, mit etwas einverstanden sein.

Dein Einwurf ist jetzt möglicherweise: „Ich will doch gar nicht einverstanden sein mit dem, was geschehen ist." Mir ging es jedenfalls so.

Ich habe „akzeptieren" für mich durch zwei Dinge ersetzt:

Ich habe aufgehört, gegen die negativen Gefühle anzukämpfen, und gelernt, sie zuzulassen. Dadurch haben sie ihre Macht über mich verloren und ich konnte beginnen, mich von ihnen zu befreien.

Nicht mehr kämpfen und mich selbst befreien – dieser Gedanke hat mir sehr geholfen.

„Ich höre auf, gegen meine Gefühle zu kämpfen, und befreie mich damit von der Last und der Schwere, die sie in mir auslösen" – klingt doch auch viel besser als „Ich akzeptiere es", oder?

Es klingt viel mehr danach, dass ich es selbst in der Hand habe. Akzeptieren hat für mich etwas Passives, nach dem Motto: „Ob ich es will oder nicht, ich muss es eben akzeptieren."

Für mich war es eher: „Ja, ich befreie mich von der Last, von dem Schmerz! Ich werfe ihn ab wie einen Hundertkilorucksack, lasse ihn liegen und gehe." Und ich sage dir, dieses leichte Gefühl danach ist wunderbar. Ich kann mich seitdem wieder entfalten. Die Last ist weg und die Lust auf das Leben da. So ist es mir ergangen. Wie könnte es für dich aussehen? Findest du ein schönes Bild für deine Befreiung?

Und wie lässt du das nun wahr werden? Indem du die Entscheidung triffst, es tatsächlich zu tun!

Indem du beginnst, deine Gedanken aktiv selbst zu steuern.

Als Beispiel: So hörst du auf, gegen den Schmerz anzugehen:

Du denkst ständig: „Ich hasse die Person X, weil sie mir das angetan hat ..."

„Ich will diese Person niemals wiedersehen, sie hat mein Leben zerstört ..."

Stell dir einmal vor, du sagst die Sätze nun in etwa so: „Ich hasse die Person X. Und das ist vollkommen okay so. Ich bin okay so. Ich lasse meine Waffen fallen. Ich drehe mich einfach um und gehe."

Oder:

„Ich will sie niemals wiedersehen, sie hat mein Leben zerstört ... Ich bin okay damit. Ich nehme es jetzt selbst in die Hand und ändere es. Ich lasse meine Waffen fallen, ich drehe mich einfach um und gehe. Es ist mir egal."

Was könnte dein Satz, was könnten deine Sätze sein? Probiere es doch mal aus!

Wenn du für einen Moment gedanklich da eintauchst, spürst du vielleicht, dass du durch dieses Loslassen der Wut und aller negativen Gefühle aus der Härte, der Schärfe und auch aus der Opferrolle herauskommst. Du bist kein Opfer. Du gehst einfach. Drehst dich um und gehst nun einen neuen Weg zu dir selbst. Zu Selbstliebe, Selbstachtung und Achtsamkeit gegenüber deinen Bedürfnissen. Und während du diesen Weg gehst, befreist du dich endgültig.

Ob das auch dein Lösungsweg ist, weiß ich nicht, aber es ist eine Idee und mir hat sie tatsächlich geholfen. Vielleicht kannst du meine Erfahrung auf deine Art für dich nutzen.

Das Umdrehen und Gehen, was ich gerade beschrieben habe, ist der erste Teil. Die Befreiung ist Teil zwei.

Und wie kann ich mich nun wirklich befreien, wirst du jetzt fragen? Indem ...

- du dich bewusst entscheidest, das, was geschehen ist, hinter dir zu lassen;
- du deine Gedanken bezüglich dessen, was geschehen ist, änderst;
- du beginnst, mehr auf deine eigenen Bedürfnisse zu achten, dich im Hier und Jetzt in den Mittelpunkt deiner Gedanken zu stellen.

ÜBUNG
Lerne, dich zu befreien

Für die folgende Übung solltest du vorab den vorangegangenen Teil des Kapitels bearbeitet haben. Bitte denk immer an die goldenen Regeln im Coaching und formuliere auch hier positiv.

Antworte auf folgende Fragen:

Zur Situation:
- Was denkst du jetzt über das, was geschehen ist?
- Was würdest du dir stattdessen wünschen?
- Was möchtest du gern denken und fühlen?
- Was kann dir helfen, damit du dich im Umgang mit alldem befreit fühlst?

ÜBUNG
LERNE, DICH ZU
BEFREIEN

Zur Person:
- Welche Gedanken hast du jetzt über die betroffene Person? (Das kannst natürlich auch du selbst sein, wenn es um etwas geht, was du dir nicht verzeihen kannst.)
- Was würdest du dir stattdessen wünschen?
- Was möchtest du gern denken und fühlen?
- Was kann dir helfen, damit du dich im Umgang mit alldem befreit fühlst?

Zu deinen Gefühlen:
- Welches Gefühl löst das alles jetzt in dir aus und wo spürst du das?
- Was würdest du dir stattdessen wünschen?
- Was möchtest du gern denken und fühlen?

- Was kann dir helfen, damit du dich im Umgang mit alldem befreit fühlst?

Spannend ist nun zu sehen, welche Gedanken in dir aufkommen. Was könnte ein erster Schritt sein, damit du dich tatsächlich befreist und lockerer damit umgehst? Nimm dir nun einen Augenblick Zeit und geh noch einmal in dich.
Spüre, wie du dich nach diesen beiden Übungsteilen – wenn du wirklich tief hineingegangen bist – fühlst.
- Was genau ist jetzt anders?

ÜBUNG
LERNE, DICH ZU BEFREIEN

Geh hinein in dieses Gefühl und schau, was du in dir wahrnimmst:
- Deine Gedanken ... die Bilder in deinem Kopf ... was kommt dir in den Sinn?
- Was siehst du?
- Was hörst, riechst, schmeckst du vielleicht?
- Was fühlst du und wo in deinem Körper fühlst du es?
- Was möchtest du der anderen Person jetzt vielleicht sagen?
- Was möchtest du jetzt gern tun?
- Was würde dir jetzt guttun?

Lass es auf dich wirken und schreibe dir, wenn du möchtest, deine Gedanken dazu auf. Mehr musst du jetzt nicht tun.

Wenn du noch ein wenig in diesem positiven Gefühl bleiben möchtest, lade ich dich zum Abschluss dieses Kapitels noch zu einer kleinen Gedankenreise ein, um das Erlebte noch ein Stück zu vertiefen. Du findest die geführte Anleitung auf meiner Website – du kannst dann ganz entspannt meiner Stimme folgen und dich komplett auf dich und deine Gedanken konzentrieren.

„Gedankenreise zu deinen positiven Gefühlen"
Bonus 1 – kostenlos
www.annettmoeller.de/
angst-bonus1

ÜBUNG
Gedankenreise zu deinen positiven Gefühlen

VORBEREITUNG

Für diese Übung brauchst du:
- ein Kissen oder einen Stuhl, auf dem du ganz entspannt aufrecht sitzen kannst, damit du auch in der totalen Entspannung wach bleibst – wenn es dir lieber ist, kannst du auch liegen;
- eventuell eine Decke zum Zudecken;
- die Onlineanleitung zur Übung.

In dieser Übung nehme ich dich mit auf eine dich stärkende und motivierende Gedankenreise. Sie bezieht sich auf die vorangegangenen Übungen unter Punkt 2, deshalb wäre es wichtig, dass du diese vorher bereits durchgegangen bist. Ich lade dich während dieser Übung ein, die positiven Gefühle der vorangegangenen Übung zum Verzeihen noch einmal zu erleben und sie zu verstärken.

Nimm dir nun etwa eine halbe Stunde Zeit, klicke auf den Link zur Übung und folge mir.

Nachdem du die Gedankenreise beendet hast, lass sie gern noch ein wenig nachklingen. Und wenn du magst, schreibe dir einige der Dinge auf, die du erlebt hast …

GEGENWART

PUNKT 3

Dein Weg zu mehr Selbstliebe

Selbstliebe: Was ist das und wie geht das (nicht)?

Gibt es in deinem Leben jemanden, den du wahrhaft liebst? Und könntest du das auch von dir selbst sagen? Oder zumindest, wenn das nicht so einfach für dich ist, dass du dich sehr gern hast oder wenigstens ganz okay findest?

Für viele Menschen ist es eine große, manchmal fast unüberwindbare Herausforderung, von sich selbst zu sagen: „Ich liebe mich", „Ich bin toll, so wie ich bin", oder: „Ich mag (fast) alles (oder sehr vieles) an mir!" – und das auch tatsächlich zu empfinden.

Viel zu oft kritisieren wir uns, denken schlecht über uns und trauen uns nicht viel zu. Wir reden uns jeden Tag immer wieder gedanklich ein, wir seien nicht gut genug. Und oft ist uns das gar nicht klar, denn wir tun es ja schon seit Ewigkeiten und hinterfragen es nicht.

Aber wenn wir uns unbewusst innerlich immer wieder kritisieren und sogar regelrecht runtermachen, wie sollen uns andere dann lieben können? Wie sollen wir uns unseren Ängsten, Selbstzweifeln und anderen Problemen stark entgegenstellen, wenn wir von uns selbst nicht viel halten und nicht auf unsere eigene Kraft vertrauen können?

Ich hatte lange meine Schwierigkeiten damit, mich selbst so zu mögen, ja zu lieben, wie ich bin. Es gab immer was zu meckern, vieles davon unbewusst. Erst über die Jahre, als ich mir meiner selbst bewusst wurde, fing ich an, mich zu lieben.

Dabei war ich vorher schon durchaus selbstbewusst. Nur das ist, wie ich finde, im Wort nur ein kleiner, im Leben jedoch ein sehr großer Unterschied. Während ich selbstbewusst meine Pläne vorantrieb, irgendwann meinen Traumjob zu bekommen – ich war mutig, schlagfertig und rannte einfach immer drauflos – war ich mir meiner selbst oft nicht bewusst.

Mich hatte zur Zeit meiner Panikattacken mal jemand gefragt, was denn eigentlich meine Werte im Leben seien, welche Bedürfnisse ich hätte. Ich konnte es zu diesem Zeitpunkt nicht beantworten. Damals war ich wieder weit weg von mir selbst und meiner inneren Mitte und hatte seit Jahren kaum bewussten Kontakt mit meinem inneren Kind.

Können wir uns wirklich lieben, wenn wir gedankenlos, gar rücksichtslos mit uns selbst und allem, was zu uns gehört, umgehen? Ich bin überzeugt, dass es nicht möglich ist.

Einer anderen Person, die wir lieben, versuchen wir das Leben möglichst schön zu machen, wir sorgen uns um ihr Wohl, um ihre Gesundheit, unterstützen sie bei dem, was sie sich wünscht oder braucht, bestärken sie, hören zu und (be)schützen sie beispielsweise.

Wie wäre es, wenn wir genau das zuallererst für uns selbst tun würden?

Wenn wir uns anschauen würden, was wir selbst eigentlich gerade brauchen, um glücklich zu sein, und es schaffen, danach zu leben, dann ist ein großer Schritt hin zur Selbstliebe getan. Aus meiner Sicht ist das genaue Hinschauen essenziell. Mit dem inneren Kind und seinen Bedürfnissen hast du dich vielleicht bereits beschäftigt; wenn nicht, kann ich es dir als einen Teil des Weges zur Selbstliebe sehr ans Herz legen.

Selbstliebe hat auch nichts mit Egoismus zu tun. Denn das hieße, sich einen Vorteil auf Kosten anderer zu verschaffen. Nein, das ist es ganz sicher nicht, wenn du auf dich achtest und aus deiner Mitte heraus agierst. Im Gegenteil: Du bist in der Lage, sehr viel mehr zu geben, wenn du mit deinen Kräften haushaltest, weißt, was dir guttut und wo deine Grenzen sind.

Selbstliebe hat nichts mit Egoismus zu tun
● ● ●

Selbstliebe heißt für mich durchaus auch, kritisch mit sich selbst zu sein. Entscheidend dabei ist das Wie. Machen wir uns gedanklich nieder, wenn wir zum Beispiel etwas nicht geschafft haben, oder gehen wir liebevoll, wohlwollend und rücksichtsvoll mit uns um?

Es ist etwas völlig anderes, ob wir uns nach einer verpatzten Prüfung sagen: „So ein Mist, ich habs einfach nicht drauf. Alle werden von meinem schlechten Abschneiden erfahren. Ich bin echt ein*e Versager*in. Ich kann die Erwartungen nie erfüllen", oder ob wir uns selbst mitteilen: „Mist, diesmal habe ich es nicht gut hinbekommen, aber ich habe das Beste gegeben, zu dem ich imstande war. Ich mag mich dennoch und beim nächsten Mal mache ich es besser."

Ein himmelweiter Unterschied liegt zwischen diesen beiden Aussagen. Während wir uns durch den ersten Gedanken nur noch mehr runterziehen, machen wir uns mit dem zweiten Gedanken Mut und nehmen uns liebevoll an. Und so sind wir dann auch in der Lage, zu handeln und uns nächste Schritte zu überlegen.

Das Wohlwollen uns selbst gegenüber, die bewusste Kontrolle unserer Gedanken und die Achtsamkeit im Umgang mit unseren Bedürfnissen sind aus meiner Sicht der Schlüssel zur Selbstliebe.

Hast du Lust auf ein kleines Experiment?

Dann lade ich dich dazu ein, dich vor einen Spiegel zu stellen, dir selbst in die Augen zu schauen und dir diese Fragen zu stellen:
- Wer bin ich, so wie ich hier stehe?
- Welche Gedanken habe ich in diesem Moment über mich selbst?
- Was finde ich an mir liebenswert?

Nenne mindestens 5 Körperteile und 5 deiner Charaktereigenschaften.

In meinen Coachings habe ich oft die Erfahrung gemacht, dass gerade die letzte Frage für viele gar nicht so einfach zu beantworten ist.

Wie war das für dich? Fiel es dir auch schwer, tatsächlich auf jeweils fünf positive Aspekte zu kommen?

Wenn du Lust hast, lass uns gleich noch ein wenig tiefer einsteigen und mal schauen, ob du eine neue Sicht auf dich selbst erarbeiten kannst.

Ich habe dazu einen 4-Stufen-Plan zu mehr Selbstliebe erstellt. Mein Vorschlag für dich ist, dass du jeweils eine der folgenden Übungen pro Tag machst. Dir Zeit für dich nimmst, wann es für dich passt, und dich in die Übungen vertiefst.

Ich empfehle dir, diese Übungen mehrfach über einen längeren Zeitraum in dein Leben zu integrieren, bis du Teile davon leicht und spielerisch in deinen Alltag einbauen kannst. Wie das gemeint ist, erkläre ich dir gleich.

Laut einer Studie von Phillippa Lally und ihrem Team vom University College London (2009) mit 96 Teilnehmer*innen dauert es im

Durchschnitt 66 Tage, um alte Gewohnheiten zu ändern. Wobei das nicht in Stein gemeißelt ist. Bei den Teilnehmer*innen der Studie dauerte es zwischen 18 und 254 Tagen, Veränderungen im Alltag auch zu verankern.[18]

Oft ist sogar die Rede davon, dass es „nur" 21 Tage dauert, um Gewohnheiten zu verändern. Diese Sicht geht auf den plastischen Chirurgen Maxwell Maltz zurück, der in den Fünfzigerjahren feststellte, dass seine Patient*innen im Durchschnitt 21 Tage brauchten, um sich an eine Veränderung nach einem Eingriff zu gewöhnen.

Doch das hängt sicher auch mit der Intensität von (Un-)Gewohntem und Gewohnheiten zusammen.

Wenn du seit vielen Jahren eher negative und lieblose Gedanken von dir selbst hast, dann werden 66 Tage vielleicht nicht ausreichen.

Dennoch wirst du feststellen, dass es dir mit den folgenden Übungen nach einiger Zeit – je nach deinem eigenen Tempo – leichter fallen wird, liebevoll an dich und von dir zu denken. Ich kann dir versichern, es wird immer einfacher. Jedoch ist es notwendig, dass du dich aktiv dazu entscheidest, übst und vor allem dranbleibst.

MEIN 4-STUFEN-PLAN ZU MEHR SELBSTLIEBE

Ich habe den folgenden 4-Stufen-Plan zu mehr Selbstliebe für dich entwickelt. Die Idee ist, dass du dir am Anfang jeden Tag einen Schritt vornimmst und dich tief hineinbegibst. Wenn du alle vier Schritte gegangen bist, fängst du entweder wieder von vorn an oder du konzentrierst dich auf die Teile, die für dich am wirkungsvollsten sind. Und genau diese Schritte gehst du in den nächsten Monaten regelmäßig. Je mehr du sie verinnerlichst, desto mehr werden sie zu deinem eigenen Ich.

Das Üben muss nicht episch lang werden. Wenn du die einzelnen Schritte ein paarmal gemacht hast und tief in diese Arbeit eingetaucht bist, kannst du den jeweiligen Schritt theoretisch direkt morgens fünf Minuten vor dem Aufstehen oder zum Beispiel abends vor dem Einschlafen machen. So wie es sich für dich passend anfühlt.

- **Schritt 1:** Betrachte dein Äußeres und deine Eigenschaften und Fähigkeiten in Gedanken liebevoll – übe es jeden Morgen z. B. beim Zähneputzen.

- **Schritt 2:** Sprich in Gedanken liebevoll über dich (später auch vor anderen) – tu es bewusst über mehrere Wochen.
- **Schritt 3:** Schau als Bewunder*in von außen auf dich und sammle positives Feedback.
- **Schritt 4:** Wiederhole alle positiven Gedanken und Gefühle, die du dir erarbeitet hast, in einer kleinen Gedankenreise.

ÜBUNG
Schritt 1

BETRACHTE DICH SELBST LIEBEVOLL – INNERLICH UND ÄUSSERLICH

ÜBUNG
BETRACHTE
DICH SELBST
LIEBEVOLL

Nimm dir etwa 20 Minuten Zeit, gern auch länger, an einem ruhigen Ort, wo du ungestört bist. Mache es dir gemütlich (jede Körperhaltung, die für dich gut ist, ist jetzt richtig) und schließe deine Augen.
Atme ganz bewusst ruhig ein und aus und warte, bis sich deine Atmung ganz natürlich anfühlt.
Du kannst dich jetzt komplett fallen lassen ... spüre nach, wie sich dein Körper nach und nach entspannt.
Stell dir nun vor, wie du mit jedem Einatmen positive Energie in dich aufnimmst, wie sie dich mit jedem Ein- und Ausatmen durchströmt ... in jede Faser deines Körpers gelangt und dich mit Freude und Liebe erfüllt.
Mach das ruhig ein paar Atemzüge lang ... bis du weitergehen möchtest.
Nun bitte ich dich, dein Spiegelbild vor deinem inneren Auge aufzurufen.
Schau liebevoll und entspannt auf dich und frage dich auf dein Äußeres bezogen:
- Was siehst du, wenn du wohlwollend auf dich schaust?
- Was findest du schön an dir?
- Was magst oder liebst du an dir?
- Welche Körperteile oder -regionen magst du besonders gerne? Stell dir jetzt vor, wie du dein

eigenes Spiegelbild umarmst, spüre, wie du dadurch wie in eine weiche warme Decke eingehüllt bist ...
- Wo in dir spürst du dieses Gefühl der Liebe?
- Lass dieses Gefühl deinen ganzen Körper durchströmen, jede Zelle, jede Faser deines Körpers ... atme ruhig und entspannt dabei ein und aus ...

Schau nun gedanklich weiter auf deine Eigenschaften:
- Welche charakterlichen Eigenschaften oder Fähigkeiten besitzt du, die du an dir sehr magst?
- Was ist daran so wunderbar, dass du sie hast?
- Wo spürst du die Freude darüber in deinem Körper?
- Wo könntest du diese Eigenschaften und Fähigkeiten mehr nutzen?
- Stell dir nun noch einmal vor, wie du dein eigenes Spiegelbild umarmst, wie du dich damit in eine weiche warme Decke einhüllst ...
- Wo in dir spürst du dieses Gefühl der Liebe nun?
- Lass dieses Gefühl deinen ganzen Körper durchströmen, jede Zelle, jede Faser deines Körpers.

ÜBUNG
BETRACHTE DICH SELBST LIEBEVOLL

Atme ruhig und entspannt dabei ein und aus.
Wenn du magst, bleibe gedanklich noch eine Weile in dem schönen Gefühl und spüre nach, wie es sich in dir ausbreitet ...
Wenn du dazu bereit bist, verlasse die Situation langsam wieder ... löse dich und beginne, deine Hände und Füße wieder zu bewegen ... und komm mit einem tiefen Ein- und Ausatmer wieder mit einem Lächeln in den gegenwärtigen Moment zurück.
- Wie fühlst du dich nun, nach dieser Übung?
- Was hat dir diese Übung gezeigt?
- Was könntest du tun, um das positive Gefühl öfter zu spüren?
- Wie könntest du Teile dieser Übung in deinen Alltag integrieren?

Schreibe dir alles auf, sodass du jederzeit darauf zurückgreifen kannst.

Vielleicht magst du dir ja überlegen, wie du diese Übung in Kurzform jeden Morgen beim Zähneputzen vor dem Spiegel umsetzen kannst, in einem Moment, in dem du ohnehin alles routiniert abspielst.

Wann immer du bereit bist, lass uns gern mit dem nächsten Schritt weitermachen.

Schritt 2

SPRICH IN GEDANKEN LIEBEVOLL ÜBER DICH (SPÄTER AUCH VOR ANDEREN)

Ich hoffe, du konntest aus dem ersten Schritt neue Erkenntnisse für dich gewinnen und hast positive Erfahrungen auf dem Weg zu mehr Selbstliebe gesammelt.

In Schritt 2 geht es darum, positive Formulierungen zu finden, wie du über dich selbst denkst und später auch sprechen sollst. Bitte denk an die goldenen Regeln im Coaching und formuliere deine Sätze positiv und ohne Verneinungen.

ÜBUNG
SPRICH LIEBEVOLL ÜBER DICH

Diese Übung baut auf Schritt 1 auf, auch der Einstieg ist derselbe, damit du ihn schon bald verinnerlicht hast und ihn automatisch ausüben kannst.

Nimm dir wieder ausreichend Zeit. 30 Minuten sind sicher ein ganz guter Richtwert. Auf jeden Fall so, dass du nach der Übung noch einen Moment für dich hast. Mache es dir gemütlich und schließe deine Augen ...

Atme ganz bewusst ruhig und ein und aus ... warte, bis sich deine Atmung ganz natürlich anfühlt ...

Du bist jetzt an einem sicheren Ort, an dem du dich komplett fallen lassen kannst ... lass einfach locker ...

und spüre nach, wie sich dein Körper nach und nach entspannt.
Stell dir nun vor, wie du mit jedem Einatmen positive Energie in dich aufnimmst, wie sie dich mit jedem Ein- und Ausatmen durchströmt ... in jede Faser deines Körpers gelangt und dich mit Freude und Liebe erfüllt.
Mach das ruhig ein paar Atemzüge lang ... bis du weitergehen möchtest.
Nun bitte ich dich erneut, dein Spiegelbild vor deinem inneren Auge aufzurufen. Erinnere dich an die vorherige Übung, welche liebevollen Gedanken du über dich hattest.
Schau erneut liebevoll und entspannt auf dich und frage dich:

ÜBUNG
SPRICH LIEBEVOLL ÜBER DICH

- Wie möchtest du positiv über dich sprechen?
- Wie möchtest du, dass andere über dich sprechen?
- Was möchtest du über dich denken?
- Was macht dich aus? Beginne, positive Formulierungen für dich zu finden. Für dein Äußeres, deine Eigenschaften und deine Fähigkeiten.
- Beginne zum Beispiel mit: „Ich bin ...!", und beschreibe dich dabei positiv, oder: „Ich mag mich, weil ..." Deinen positiven Gedanken und Formulierungen sind keine Grenzen gesetzt.
- Finde mindestens 3 positiv formulierte Sätze, die du dir gut merken kannst.

Ich gebe dir ein paar Beispielsätze als Inspiration:
„Ich bin eine attraktive Frau/ein attraktiver Mann. Ich mag mich genau so, wie ich bin, auch das, was an mir nicht perfekt ist."
„Ich bin selbstbewusst und mutig und stehe für meine eigenen Bedürfnisse ein."
„Ich mag mich für meine Herzlichkeit, die ich ausstrahle."
„Ich bin eine liebevolle Frau/ein liebevoller Mann und bin sehr verständnisvoll und herzlich zu den Menschen um mich herum."

ÜBUNG
SPRICH
LIEBEVOLL
ÜBER DICH

Du kannst natürlich sehr viel tiefer ins Detail gehen und dich selbst ganz genau positiv beschreiben. Sprich dir deine Sätze laut oder in Gedanken vor und wiederhole sie mehrfach, wenn sie sich gut anfühlen.
Verweile ruhig noch einen Moment in diesen wunderbaren Gedanken über dich selbst ... atme bewusst ein und aus ... und wenn du mit der Auswahl deiner Sätze zufrieden bist, komm zurück in den gegenwärtigen Moment und schreibe sie dir auf.

Die Frage ist nun:
- Wie kannst du dir diese wunderbaren Sätze über dich selbst merken?
- Wie kannst du sie in deinen Alltag integrieren?
- Wann und wie kannst du immer wieder einige dieser Sätze bewusst in Gespräche mit anderen Menschen einbauen?
- Wie kannst du sicherstellen, dass du dir diese Sätze immer wieder bewusst sagen kannst?
- Woran erkennen andere Personen, dass du positiv über dich selbst denkst?
- Was sagen andere Personen dazu?
- Was kannst du noch tun, damit du diese positiven Sätze, die du nun denkst, auch nach außen hin ausstrahlst?

Versuche, diese Sätze möglichst immer wieder zu denken und auch nach ihnen zu handeln, damit sie sich in dir verfestigen können.
Du könntest dir zum Beispiel jeden Tag einen deiner Sätze vornehmen und ihn ganz bewusst durch den Tag mitnehmen, ihn denken und ihn auch in Gesprächen mit Freunden oder deiner Familie unterbringen.
Wann immer du bereit bist, lass uns gern mit dem nächsten Schritt weitermachen.

DEIN WEG ZU MEHR SELBSTLIEBE

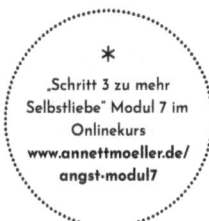

„Schritt 3 zu mehr Selbstliebe" Modul 7 im Onlinekurs www.annettmoeller.de/angst-modul7

Schritt 3

SCHAU ALS BEWUNDER*IN VON AUSSEN AUF DICH UND SAMMLE POSITIVES FEEDBACK

In der nächsten Übung möchte ich dich dazu einladen, von einer anderen Position auf dich zu schauen. So als wärst du jemand anderes, eine fremde Person, die dich wohlwollend beobachtet. Zum Beispiel auf einer Party oder irgendwo unterwegs, wenn du unter Menschen bist.

Nimm dir auch für diese Übung wieder ausreichend Zeit, vielleicht etwa eine gute halbe Stunde. Wenn du weniger Zeit benötigst, ist das selbstverständlich auch okay. Setze oder stelle dich aufrecht und locker hin.

ÜBUNG
SCHAU ALS BEWUNDERER*IN AUF DICH

Im Laufe der Übung möchte ich dich bitten, die Position zu wechseln, deswegen wäre es hilfreich, wenn du dich für diese Übung nicht hinlegen würdest.

Atme ganz bewusst ruhig ein und aus ... warte, bis sich deine Atmung ganz natürlich anfühlt ... Vielleicht magst du deine Augen schließen.

Du bist jetzt an einem sicheren Ort, an dem du dich komplett fallen lassen kannst ... lasse einfach locker ... und spüre nach, wie sich dein Körper nach und nach entspannt ...

Stell dir nun vor, wie du mit jedem Einatmen positive Energie in dich aufnimmst, wie sie dich mit jedem Ein- und Ausatmen durchströmt ... in jede Faser deines Körpers gelangt und dich mit Freude und Liebe erfüllt.

Mach das ruhig ein paar Atemzüge lang ... bis du weitergehen möchtest.

Bitte denk nun an eine schöne Situation, in der du dich richtig wohlgefühlt hast, in der du unter Menschen warst.
Vielleicht eine schöne Feier, eine nette Begegnung. Etwas, woran du dich gern erinnerst.
- Wie fühlst du dich?
- Was passiert um dich herum? Was nimmst du wahr?
- Wie bewegst du dich, was tust du?
- Wie bist du gekleidet?
- Wie ist deine Körperhaltung?
- Wie atmest du?
- Was strahlst du aus?
- Was gefällt dir an diesem Moment?

ÜBUNG
SCHAU ALS BEWUNDERER*IN AUF DICH

Sobald du dich richtig hineingefühlt und alles wahrgenommen hast, möchte ich dich bitten, aus deiner eigenen Position herauszukommen.
Schüttle dich einmal richtig durch und geh dann auf die Position einer Beobachterin oder eines Beobachters irgendwo im Raum. Diese Person ist dir wohlgesonnen. Sie mag dich und findet dich toll.
Geh auf ihre Position und schau auf deine eigene.
Lass dir Zeit, in das Gefühl zu kommen ... ganz entspannt ... Wenn du dort angekommen bist:
- Was fühlst du?
- Wie nimmst du das äußere Erscheinungsbild deiner Person, dein Ich, nun von außen betrachtet wahr?
- Welche positiven Eigenschaften erkennst du an deinem Ich?
- Welche anderen kleinen Nuancen und Merkmale fallen dir positiv auf?
- Was gefällt dir besonders daran, wie die Person, die du beobachtest, handelt?
- Was an Mimik, Gestik, Stimme usw. fällt dir positiv auf? Beschreibe voller Bewunderung und Zuneigung ...
- Was nimmst du ansonsten noch positiv wahr?

Wenn dir als Beobachter*in nichts mehr einfällt, tritt wieder aus der Position heraus. Geh einfach ein, zwei Schritte zur Seite und schüttle dich kräftig durch, als würdest du die Beobachterposition von dir abstreifen wollen.

Nun versuche, dir selbst die folgenden Fragen zu beantworten:

ÜBUNG
SCHAU ALS BEWUNDERER*IN AUF DICH

- Wie fühlst du dich?
- Welche Erkenntnisse hast du in der Beobachterposition gewonnen?
- Wie könntest du die positiven Dinge, die du über dich mitbekommen hast, für dich nutzen?
- Was bräuchtest du dafür?
- Wie könntest du das, was du brauchst, auch bekommen?
- Wer oder was könnte dir dabei helfen?

Schreibe dir all diese Dinge auf, sodass du jederzeit, wenn du es benötigst, auf deine positiven Aufzeichnungen über dich selbst zurückgreifen kannst.

Wann immer du bereit bist, lass uns gern mit dem nächsten Schritt weitermachen.

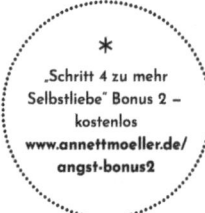

"Schritt 4 zu mehr Selbstliebe" Bonus 2 – kostenlos
www.annettmoeller.de/angst-bonus2

Schritt 4

WIEDERHOLE DIE POSITIVEN GEDANKEN UND GEFÜHLE, DIE DU DIR ERARBEITET HAST – EINE GEDANKENREISE

VORBEREITUNG

Für diese Übung brauchst du:
- ein Kissen oder einen Stuhl, auf dem du ganz entspannt aufrecht sitzen kannst, damit du auch in der totalen Entspannung wach bleibst – wenn es dir lieber ist, kannst du auch liegen;
- eventuell eine Decke zum Zudecken;
- die Onlineanleitung zur Übung.

ÜBUNG
WIEDERHOLE DIE POSITIVEN GEDANKEN UND GEFÜHLE

Nachdem du dir in den vorherigen Übungsteilen Notizen gemacht hast, würde ich dich gern dazu ermuntern, dir diese vor dem vierten Schritt noch einmal in Ruhe anzusehen. Vielleicht kommen dabei bereits gute Gedanken und Gefühle in dir hoch.

Ich möchte dich nämlich an dieser Stelle auf eine kleine Selbstliebe-Gedankenreise mitnehmen.

Du kannst dich dabei ganz entspannt von mir führen lassen und deine Aufmerksamkeit ganz auf dich richten. Nimm dir auch diesmal ausreichend Zeit und rechne zur Länge der Onlineanleitung gern noch zehn Minuten dazu, damit du anschließend das Erlebte noch nachwirken lassen kannst. Mache es dir gemütlich. Setze dich entspannt aufrecht hin, das wäre meine

Empfehlung. Du kannst dich aber auch gern auf den Boden bzw. auf eine Yogamatte legen. Klicke nun auf den Link zur Übung und folge mir.

Nachdem du die vier Schritte nun durchgearbeitet hast, habe ich einen Vorschlag für dich: Wie wäre es, wenn du dir in der nächsten Woche immer mal wieder eine kleine Auszeit nur für dich nimmst und diese kleine Gedankenreise für dich wiederholst. Vielleicht morgens zum Start in den Tag oder abends, um vor dem Schlafen noch ein bisschen zu dir selbst zu finden.

Du brauchst dazu nicht erneut die gesamte Meditation anzuhören, du kannst auch einfach fünf Minuten in dich gehen, auf deine Atmung achten und dabei die positiven Gedanken und Gefühle über dich wieder aufrufen und kurz gedanklich darin baden, dich auftanken. Selbstverständlich kannst du dir die geführte Meditation aber auch wieder online aufrufen, so oft dir danach ist.

Es wird dir helfen, den Kontakt zu dir selbst auch im Alltag zu behalten, und je öfter du das tust, desto mehr wird es dein Denken und Handeln tatsächlich bestimmen.

INSPIRATION FÜR MEHR SELBSTLIEBE
- Stell dir mal vor, wie schön es wäre, wenn du dich selbst liebst – was wird dann für dich möglich?
- Woran würdest du erkennen, dass du dich selbst liebst (oder sehr gern magst)?
- Wie würden Menschen in deinem nahen Umfeld merken, dass du dich selbst liebst?
- Welches Gefühl verbindest du damit, dich selbst zu lieben?
- Wenn deine Selbstliebe eine Melodie wäre, wie würde sie sich anhören? Gibt es vielleicht sogar ein Lied, das für dich zu diesem Gefühl genau passt?

PUNKT 4

Erlebe deinen Körper

Wie sich unsere Gedanken auf unseren Körper auswirken und umgekehrt

Wenn wir Angst oder Stress haben, dann können wir das im Körper wahrnehmen.

Auf die Frage „Wo spürst du die Angst oder den Stress?" können wir, wenn wir ein bisschen in uns hineinhorchen, leicht Antworten geben.

Grundsätzlich mag sich die Angst für jeden von uns anders anfühlen, verorten können die meisten sie jedoch tatsächlich in der Bauchgegend, im Brustraum oder am Hals. Redensarten wie „es schnürt mir die Kehle zu", „ein beklemmendes Gefühl in der Brust haben" und „etwas aus dem Bauch heraus tun" kommen nicht von ungefähr. Es heißt, die Augen sind der Spiegel unserer Seele, der Körper ist es gleichermaßen.

Menschen, die Lebensfreude oder Selbstbewusstsein ausstrahlen, tun das nicht in gebeugter Haltung. Ein Mensch, dem es schlecht geht, wird kaum aufrecht, mit fröhlich-federndem Gang und mit einem strahlenden Lächeln durch die Gegend laufen.

Du kannst es selbst direkt mal ausprobieren und etwas übertreiben, indem du dich vollkommen verkrampft hinsetzt, Arme und Beine überkreuzt, eine gebückte Haltung einnimmst und am besten noch einen mürrischen Gesichtsausdruck machst. Du könntest zusätzlich noch auf allen vieren, wie ein verletztes Tier über den Boden kriechen. Versuche gleichzeitig mal, fröhlich und witzig zu sein.

Oder umgekehrt: Stell dich gerade hin, streck dich, lächle richtig breit, bewege dich voller Energie, indem du dich zum Beispiel komplett durchschüttelst und wild herumhampelst. Und jetzt versuch mal, dich gleichzeitig in richtig schlechte Laune zu bringen.

Okay, das war jetzt wirklich überzogen, aber es verdeutlicht innerhalb weniger Sekunden, wie sehr sich unsere Körperhaltung und Bewegungen tatsächlich darauf auswirken, was wir empfinden.

Körper und Psyche gehören untrennbar zusammen und wirken wechselseitig aufeinander.

Nehmen wir mal die Angst:

Kaum denkst du an die Angst, schon beginnt auch ein körperlicher Prozess: Dein Herz beginnt zu klopfen, deine Muskeln spannen sich an, du bekommst Angst, dass die Angst größer wird, dir wird flau im Magen, vielleicht schwindelig, und du beginnst heftig zu atmen. Du hast den Prozess durch Gedanken in Gang gesetzt, dein Körper reagiert. (Frau Dr. Wolf hat es sehr ausführlich und gut im ersten Teil ab Seite 23 beschrieben.)

Und das funktioniert auch umgekehrt: Du sprintest morgens zur Bahn oder trinkst einen Kaffee und dein Herz schlägt direkt schneller – schon erinnert es dich an die Angst, dir wird flau im Magen, die Angst wird größer, der Schweiß bricht aus, die Angst wird noch größer ... In diesem Fall hat eine körperliche Reaktion deinen Angstprozess in Gang gesetzt.

Ich kenne das nur zu gut. Glücklicherweise war ich irgendwann in der Lage, die aufkommende Angst bewusst wahrzunehmen, gedanklich mit ihr zu arbeiten und ihr nach und nach ihren Schrecken zu nehmen.

Bis sie nur noch ein ganz feines Zwicken irgendwo in mir drin war und sich alles beruhigt hatte. Ich war heilfroh, als das funktionierte. Ein bisschen üben, dranbleiben und einiges ausprobieren musste ich dafür allerdings schon.

In der Psychologie wird das auch als Selbstregulierung oder Selbstmanagement bezeichnet. Und das kannst du lernen. Ob es zum Beispiel bewusstes Atmen ist oder das Zusammenspiel von bestimmten Gedanken, Körperhaltungen, der Mimik oder verschiedener Bewegungen. Manches davon tun wir in herausfordernden Situationen sogar bereits unbewusst. Je mehr wir aber ganz bewusst steuern, wie wir uns verhalten und welche Gedanken wir denken, desto wirkungsvoller ist es.

Auch im Coaching nutze ich dieses Wissen und beziehe den Körper in verschiedene Übungen ein. So können auch über das körperliche Erleben neue positive Verknüpfungen im Gehirn erschaffen werden.

ERLEBE DEINEN KÖRPER

> *
> „Verändere die
> körperlichen Auswirkungen"
> Modul 8 im Onlinekurs
> www.annettmoeller.de/
> angst-modul8

ÜBUNG
Verändere die körperlichen Auswirkungen deiner Angst positiv

ÜBUNG
VERÄNDERE DIE KÖRPERLICHEN AUSWIRKUNGEN DEINER ANGST POSITIV

Angelehnt an die „Problemlösungsgymnastik" von Gunther Schmidt (Arzt und Psychotherapeut, der die Systemische Therapie maßgeblich beeinflusst hat) arbeite ich gern mit der Transitionsmethode von Marcel Hübenthal (Gründer der Coaching Akademie Berlin).

In der folgenden Übung lade ich dich dazu ein, deine Gedanken und Gefühle mithilfe deines Körpers zu verändern. Diese Methode kann sehr wirkungsvoll und kraftvoll sein und holt dich durch das Zusammenspiel von Körper und Geist aus dem Teufelskreis der Angst heraus. Gerade in Situationen, in denen die Angst dich zu überwältigen droht, kannst du die Transitionsmethode einsetzen, um aus der Angstschleife wieder herauszukommen.

Auch hier nimm dir wieder etwa eine halbe Stunde Zeit. Stell dich aufrecht hin und denk einen Moment an eine Situation, in der du es mit deiner Angst zu tun hast. Tu mal so, als ob du in deiner Angstsituation mittendrin bist. Stell dir die Umgebung genau vor und dich selbst mittendrin.

- Was tust du?
- Was sagst du?

- Was siehst du?
- Wie fühlst du dich?
- Was hörst du?
- Was riechst du vielleicht?
- Welche Körperhaltung verdeutlicht dieses unangenehme Gefühl in dir? Nimm diese Körperhaltung ein, übertreibe dabei unbedingt richtig stark und nimm wahr, wie und was du dabei fühlst. Bleibe einen Moment in dieser Haltung und diesem Gefühl, wenn du kannst.

Du wirst bestimmt gespürt haben, wie sich das unangenehme Gefühl durch deine Gedanken und deine Körperhaltung verstärkt hat.

Jetzt möchte ich dich bitten, aus der Situation wieder herauszukommen. Schüttle einmal alles ab. Bewege dich ruhig wild und tobe dich dabei für ein paar Sekunden richtig aus, als wenn du eine große Last abschütteln oder eine dicke getrocknete Schlammschicht von deinen Klamotten abklopfen würdest.

ÜBUNG
VERÄNDERE DIE KÖRPERLICHEN AUSWIRKUNGEN DEINER ANGST POSITIV

Da du die Angst gerne dauerhaft loswerden möchtest beziehungsweise lernen möchtest, mit ihr umzugehen, möchte ich nun mit dir in deinen Idealzustand eintauchen.

Wenn du dir die Angstsituation noch einmal anschaust:
- Wie möchtest du dich stattdessen fühlen? (Denk an die 4 goldenen Regeln im Coaching von Seite 141)
- Wie möchtest du sein?
- Wie möchtest du reagieren?
- Was möchtest du verkörpern?
- Welche stärkenden Gedanken möchtest du im Kopf haben?
- Welches positive Bild fällt dir dazu ein?

Nimm die für dich dazu passende Körperhaltung ein. Übertreibe richtig, spüre, wie kraftvoll, energiegeladen, positiv, glücklich du dich fühlst und wie großartig dieser Zustand ist. Halte diesen Zustand für einen

ÜBUNG
VERÄNDERE DIE
KÖRPERLICHEN
AUSWIRKUNGEN
DEINER ANGST
POSITIV

Moment und präge dir das Gefühl und die Bilder im Kopf dazu ein.

Wenn du meinst, es ist genug, komm wieder aus der Position heraus und schüttle dich oder streife alles ab.

Nun möchte ich dich bitten, das, was jetzt kommt, insgesamt dreimal zu wiederholen.

1. Geh in den negativen Angstzustand von eben. Nimm erneut die Körperhaltung der Angst ein, geh richtig stark hinein und erspüre sie. Nimm auch deine Gedanken und deine Gefühle wahr.
Achte auf deine Atmung. Versuche, bewusst ein- und auszuatmen.

2. Komm nun mit deinem nächsten Atemzug oder auch mehreren Atemzügen, so wie es für dich passt, in den positiven Zustand, den du dir vorher erarbeitet hast. Nimm ganz bewusst wahr, wie sich deine Körperhaltung verändert. Wie die kraftlose, gekrümmte, klein machende Haltung plötzlich groß und weit wird, wie sich das Gefühl positiv verändert. Begleite das ganz bewusst mit deiner Atmung. Halte diesen Zustand für einen Moment.

Wenn es genug ist, komm wieder aus der Position heraus, schüttle dich aus und beginne die Übung von vorn.

Wichtig dabei ist, dass du es nach und nach schaffst, in einem fließenden Übergang von der negativen zur positiven Körperhaltung zu kommen. Je öfter du das übst und je besser dir das gelingt, desto leichter wird es für dich im echten Angstfall sein, in die positive Haltung zu kommen und das Erlernte abzurufen.

Diesen Durchgang machst du, wie erwähnt, dreimal. Wenn deine Körperhaltung oder eine Bewegung für dich noch nicht stimmig ist, justiere nach, sodass es sich für dich richtig anfühlt. Schau auf deinen Stand, deine Haltung, deine Mimik, deine Augen, sitzt du dabei, stehst du dabei? Nimm alles ganz bewusst wahr und korrigiere falls nötig nach.

Achte bei den Übergängen von der negativen in die positive Körperhaltung – bei der Transition – genau auf deine Atmung. Wie tief, wie schnell, wie oft atmest du? Präge dir den Ablauf ganz bewusst ein.

Wenn du diese Übung dreimal durchgegangen bist, lade ich dich nun ein, all das, was du jetzt unter Zuhilfenahme deines Körpers gemacht hast, nur in Gedanken durchzugehen.
Vom Negativzustand mit deiner Atmung in den Positivzustand – so wie du es gerade dreimal mit Bewegung gemacht hast, jetzt allerdings nur in Gedanken. Fühle in deinem Körper nach, nimm genau wahr, was passiert.

Wenn du diese Übung für dich verinnerlicht hast, versuche, sie bewusst in deinen Alltag zu integrieren. Wann könntest du in Gedanken üben? Morgens? Mittags? Abends? Direkt nach dem Aufstehen, in der Kaffeepause, vor dem Duschen? Versuche, dir ganz bewusst Zeit dafür einzuplanen. Du brauchst nicht lange und kannst die Übung im Grunde jederzeit und überall machen. Niemand bekommt es mit.

Übe sie so lange über Wochen, bis sie ganz automatisch funktioniert. Erinnere dich daran, dass neue Gewohnheiten Zeit brauchen, bis sie sich wirklich verfestigt haben. Das können 21 Tage sein, es können aber auch 80 Tage sein. Es liegt auch an dir, wie intensiv du dich damit beschäftigst und dranbleibst.

Wenn du in deine Angstsituation kommst, wird es dir, je mehr du übst, immer leichter fallen, sie anzuwenden und dich innerlich zu stärken. Und je öfter du das machst, desto mehr wird dieser Übergang unbewusst in dir abgespeichert.

Wenn du es nicht allein schaffst, bitte vielleicht Menschen aus deinem nahen Umfeld, dir zu helfen, die Methode mit dir zu üben und eventuell mit dir durch deine Angstsituation hindurchzugehen. Oder setze dir den Link zur Onlineanleitung als Lesezeichen auf deinem Handy, sodass du sie überall und jederzeit anhören und für dich nutzen kannst.

Wenn du jetzt noch ein Stück weitergehen und alles vertiefen möchtest, können zum Beispiel folgende Fragen noch hilfreich sein, das gerade Erlebte gedanklich zu vertiefen:
- Welche Erkenntnisse hast du aus dieser Übung gewonnen?
- Wie kannst du sicherstellen, dass du in einer Angstsituation auch tatsächlich hierauf zurückgreifen kannst?
- Was würde dir noch dabei helfen?
- Wie könntest du sicherstellen, dass du diese Hilfe auch tatsächlich bekommst?
- Was wären nun die nächsten Schritte, die du gehen könntest?

Mit dieser Übung hast du dir etwas sehr Wertvolles erarbeitet. Du bist nun auch in ein bewusstes körperliches Erleben deines gewünschten positiven Zustands gekommen.

Sollte es dir hie und da mal nicht gelingen, alles so umzusetzen, wie du es dir gerade vorgestellt hast, nimm es als Erfahrung und Learning. Sei liebevoll im Umgang mit dir selbst und freue dich darüber, dass du es erkannt hast. Mach dann, wenn du so weit bist, genau da weiter, wo du aufgehört hast.

PUNKT 5

Dein Weg zur Entspannung

Was dir hilft, loszulassen

Über den Zusammenhang zwischen Körper und Psyche hast du gerade schon einiges gelesen. Das bezog sich vor allem auf akute Zustände.

Oftmals gehen Angst und Stress aber auch dauerhaft in chronische Verspannungen über. Angst verstärkt die Verspannungen, die Verspannungen verstärken unter Umständen die Angst. Deswegen ist es hilfreich, wenn du immer wieder versuchst, mentale und körperliche Auszeiten für dich zu finden, die dir auch helfen können, ein wenig zu regenerieren.

Ich habe dir in diesem Kapitel Atem- und Körperübungen zusammengefasst, die ich in meiner Angstphase selbst angewendet habe und auf die ich selbst heute noch in Stresssituationen regelmäßig zurückgreife.

Das Atmen spielt dabei eine große Rolle. Wenn wir gestresst sind, ist unser Atmen flach und schnell, sitzt oft im Brustbereich. Und je mehr wir so atmen, desto gestresster werden wir. Ein Kreislauf. Den können wir aber ganz schnell und einfach durchbrechen, indem wir bewusst und tief in den Bauch hinein atmen. Damit aktivieren wir das vegetative Nervensystem, genauer den Bereich, der für Entspannung zuständig ist: den Parasympathikus. Durch das bewusste Atmen werden Herzschlag und Puls ruhiger, der ganze Körper fährt aus der stressigen Alarmbereitschaft wieder auf ein Normalmaß herunter. Das wilde Gedankenkarussell wird auf Normalgeschwindigkeit gedrosselt und kommt mit ein bisschen Übung sogar ganz zum Stillstand.

PROGRESSIVE MUSKELENTSPANNUNG

Eine tolle Übung, die dir körperlich Entspannung bringen kann und auch den Geist beruhigt, ist die progressive Muskelentspannung (deutsch PME, englisch PMR) nach Edmund Jacobson. Dabei legst du dich auf eine Matte auf dem Boden und spannst nach einer bestimmten Reihenfolge bestimmte Muskeln und Muskelgruppen bewusst an, hältst die Spannung für einen Moment und entspannst sie dann wieder.

In der Originalversion von Jacobson dauert das Wechselspiel von Anspannung und Entspannung etwa eine Stunde, wobei bis zu sechzig verschiedene Muskelgruppen nacheinander angesprochen werden. Die amerikanischen Psychologen Douglas A. Bernstein und Tom D. Borkovec haben das Original 1982 gekürzt auf sechzehn Muskelgruppen.

Ich habe diese Methode zu Hause mit Audio-CDs ausprobiert. Irgendwann kannte ich den Ablauf auch ohne Begleitung. Mit ein wenig Übung wird dir das auch gelingen, wenn du das möchtest.

Ich habe das Anspannen und Entspannen auch in Angstsituationen angewendet, wenn andere es nicht sehen konnten. Zum Beispiel wenn ich an einem Tisch saß und nur den unteren Bereich des Körpers angespannt habe. Manchmal waren es auch nur die Zehen, die ich fest zusammengekrallt habe.

Die Konzentration auf den „Schmerz", der mit der Anspannung einhergeht, hat mir geholfen, im Hier und Jetzt zu bleiben und nicht in die Angstspirale hineingesaugt zu werden. Auch konnte ich dadurch meine innere Anspannung ein Stück weit lösen.

DEIN WEG ZUR ENTSPANNUNG

„Progressive Muskelentspannung"
Bonus 3 – kostenlos
www.annettmoeller.de/angst-bonus3

ÜBUNG
Progressive Muskelentspannung

VORBEREITUNG
Für diese Übung brauchst du:
- eine Yogamatte oder einen Teppich, auf dem du während der Übung liegen kannst;
- eventuell eine Decke zum Zudecken;
- meine Onlineanleitung zur Übung.

ÜBUNG
PROGRESSIVE MUSKELENT-SPANNUNG

Was du vorab wissen solltest: Es ist immer wichtig, auf deinen Körper zu hören. Wenn während der Übung tatsächliche, unangenehme Schmerzen oder Unwohlsein auftreten oder wenn du etwas nicht magst, dann mach es auch nicht. Es geht schließlich um dein Wohlbefinden und deine Entspannung. Vielleicht möchtest du einen Teil der Übung später für dich auch variieren, auch das ist vollkommen in Ordnung. Durch die Übungen nimmst du deinen Körper besser wahr und bist (auch hier mit etwas Übung) später in der Lage, körperliche Stressreaktionen selbst besser zu kontrollieren. Und noch ein wichtiger Hinweis: Wenn du zum Beispiel mit Herz-Kreislauf- oder muskulären Erkrankungen zu tun hast, sprich am besten vorher mit deinem Arzt, ob diese Art von Übung gut für dich ist.

Ich hoffe, du kannst dich entspannen und fühlst dich gut nach dieser Übung. Lass dich von mir führen.

MEDITATION – SO EINFACH

Hast du schon einmal meditiert?
Ich dachte damals, das mit dem Meditieren ist nichts für mich, das halte ich gar nicht aus, mit dem Stillsitzen und der Konzentration auf quasi ... nichts! Zu meiner Überraschung habe ich dann aber spontan eine Form der Meditation gefunden, die perfekt zu mir passte. Auf einmal fiel es mir ganz leicht.

Viele Menschen können oft nicht dranbleiben, weil ihnen genau dann, wenn sie doch *nichts* denken wollen, Tausende Gedanken durch den Kopf schwirren und es sie zusätzlich stresst, ruhig sitzen zu bleiben.
Ja, diese Phase hatte ich auch. Was mir geholfen hat: nicht mehr gegen die Gedanken und den Drang anzukämpfen, nicht still sitzen zu wollen. Wenn andere Gedanken kommen, ist das vollkommen okay! Ich atme bewusst ein und aus, erlaube ihnen dann vorbeizuziehen, indem ich mir sage, der Gedanke ist willkommen und nun darf er weiterziehen. Ich schicke ihn gedanklich auf die Reise, zum Beispiel mit einer kleinen Seifenblase, in der er davonschwebt. Sobald er hinweggeschwebt ist, konzentriere ich mich wieder auf das, was ich eigentlich denken wollte. Allein das kann im Übrigen schon sehr beruhigend sein.
Ähnlich verfahre ich mit dem Stillsitzen. Da denke ich dann: Es ist vollkommen okay, dass ich nicht still sitzen will. Ich nehme es an ... ich atme ganz ruhig weiter ein und aus ... Ich spreche dann gedanklich sogar zu meinen Beinen, den Armen, den Teilen des Körpers, die rumzappeln wollen ... in sanften, verständnisvollen Gedanken.
Ich muss gerade schmunzeln, während ich das schreibe. Es liest sich schon etwas merkwürdig, wenn man das noch nie gemacht hat ... aber probiere es mal aus, es funktioniert tatsächlich ...
Ich hatte in meinem ersten Ayurveda-Urlaub auf Sri Lanka ein wunderbares Aha-Erlebnis, als ich in der Zeit, als es mir nicht gut ging und ich durch die Angst total erschöpft war, eine Auszeit genommen habe. In meinem Kopf herrschte damals seit Monaten nur Dauerfeuer. Nie war eine Sekunde mal Ruhe und seit Langem hatte mir das den Schlaf geraubt. Und ob du es glaubst oder nicht: Mit nur einer Übung war plötzlich alles still. Nichts mehr da. Ich hätte danach auch stundenlang die Wand anstarren können. Plötzlich war Frieden in meinem Kopf. Zumindest für eine Weile.

Genau diese Meditation von damals mache ich noch immer. Wobei ich sie nicht mehr gegen Angst einsetzen muss, sondern sie einfach nutze, um in Stressphasen meinen Geist zu beruhigen.

Und wenn du Lust hast, hier ist sie:

ÜBUNG
„Der Ort deiner Entspannung" – eine Meditation

VORBEREITUNG
Für diese Übung brauchst du:
- ein Meditationskissen oder einen Stuhl, auf dem du ganz entspannt aufrecht sitzen kannst, damit du auch in der totalen Entspannung wach bleibst – wenn es dir lieber ist, kannst du auch liegen;
- eventuell eine Decke zum Zudecken;
- ruhige Musik, die dich an etwas sehr Positives erinnert.

Im Grunde geht diese Meditation ganz einfach:
Suche dir sanfte Musik, die du mit einem schönen Moment verbindest. Ich nehme zum Beispiel immer ein uraltes Ibiza-Chillout-Album, weil ich es mit einem schönen Moment im Strandurlaub verbinde. Sobald ich die Musik anstelle, erinnere ich mich an die warmen Sonnenstrahlen und den leichten Luftzug auf der Haut. Ich liege gedanklich sofort entspannt auf einer Liege unter Palmen, höre das Meer rauschen, rieche den typischen Meeresgeruch und die Sonnencreme und blicke in die unendliche Weite bis zum Horizont. Ein wunderbares, friedliches Bild, das mich sogleich

in eine bessere Stimmung versetzt und weg von Angst und Stress bringt.

Wenn du auch so etwas für dich Passendes gefunden hast, wunderbar. Hilfreich ist es auch, wenn du tatsächlich längere Musikstücke nimmst oder dir eine Playlist zusammenstellst, mit Titeln, die dich in eine entspannte und positive Grundstimmung versetzen können. Meine Erfahrung ist, dass 20 bis 25 Minuten eine gute Zeit sind. Aber das ist natürlich ganz dir selbst überlassen. Achte auch auf bequeme Kleidung, die dich nicht einengt und dadurch ablenkt.

ÜBUNG
„DER ORT DEINER ENTSPANNUNG"

- Setze dich nun mit deiner Musik aufrecht hin.
- Du kannst eine Yogasitzhaltung einnehmen, wenn du magst. Mir persönlich ist das noch immer zu anstrengend. Hauptsache ist, dass du angenehm, halbwegs aufrecht sitzt. Liegen geht zur Entspannung auch, führt aber möglicherweise dazu, dass du einschläfst.
- Achte darauf, dass deine Schultern entspannt sind. Lege deine Hände locker auf den Oberschenkeln oder Knien ab. Je nach Position. Die Handflächen zeigen nach oben. Du kannst die Hände geöffnet liegen lassen oder auch ein Mudra formen, also die typische Yogahandhaltung.
- Schließe deine Augen.
- Lass nun gedanklich los und entspanne deinen Körper, lockere dein Gesicht und deinen Kiefer.

Während du den sanften Klängen lauschst und dich gedanklich in die gewünschte Szenerie begibst, beginnst du, dich auf deine Atmung zu konzentrieren und bewusst ein- und auszuatmen …
Nimm ruhig größere Atemzüge, solange es sich entspannt anfühlt. Ganz nach deinem Tempo … und mit jedem Einatmen denkst du: „Einatmen", mit jedem Ausatmen: „Ausatmen." Ganz einfach.

ÜBUNG
„DER ORT DEINER ENTSPANNUNG"

Und während du das tust, stellst du dir vor, wie mit jedem Atemzug positive Energie in deinen Körper hineinströmt, durch die geöffneten Hände, durch deine Stirn, deine Nase, deinen Mund ... und sich diese Energie in dir ausbreitet. Wenn du ausatmest, bleibt sie in dir, und mit jedem neuen Atemzug holst du mehr davon in dich hinein.

Du kannst dir die positive Energie auch in einer Farbe oder als ein Licht vorstellen. Was immer dir einfällt, vielleicht sogar ein Duft ... ein Gefühl ... nutze es für dich.

Mach die Übung so lange, wie es sich für dich gut anfühlt. Du wirst merken, dass sich dein Geist dadurch langsam beruhigt, dein Körper sich entspannt. Manchmal klappt es nach anfänglicher Übung richtig gut und an anderen Tagen wirst du schon nach wenigen Minuten hibbelig und willst raus aus der Haltung. Alles ist möglich, du *musst* nichts tun. Es ist einfach ein Angebot.

Es ist natürlich möglich, dich in dieser Meditationsübung auch auf die oder einige der sieben Hauptchakren aus dem Yoga zu konzentrieren. Das sind Energiepunkte des Körpers, die für unser körperliches, mentales und energetisches Gleichgewicht zuständig sind. Aber das ist kein Muss, erst recht nicht, wenn du dich noch nie damit beschäftigt hast.

Generell ist Yoga für viele Menschen hilfreich, um Stress und Ängste abzubauen. Ich selbst habe einige Yogakurse besucht und es als angenehm empfunden. Ich bin jedoch nie richtig drangeblieben, weshalb ich hier auch nicht näher darauf eingehen werde. Probiere es aber gern für dich aus, vielleicht ist Yoga ja genau *dein* Ding.

ÜBUNG
Gehmeditation

Wenn dir das Stillsitzen gerade nicht so zusagt, dann ist eine Gehmeditation vielleicht etwas, das dir helfen kann, in kurzer Zeit wieder etwas Ruhe und Entspannung in dein Nervenkostüm zu bringen. Ich habe meine Mittagspausen bei der Arbeit an besonders schwierigen Tagen oft dafür genutzt und bin allein eine Runde spazieren gegangen. Im Park und selbst an der Straße, wenn es nicht anders ging. Allerdings bin ich nicht nur gegangen – ich habe meine Gedanken dabei ganz bewusst gesteuert und sie mit der körperlichen Bewegung verbunden.

Versuche es doch auch mal und gehe los! Du kannst natürlich alles, was ich dir in dieser Übung vorschlage, auch abwandeln und andere Sätze denken. Du kannst dabei schneller gehen oder auch langsamer. Mach es einfach aus dem Bauch heraus. So wie es für dich stimmig ist.

ÜBUNG
GEHMEDITATION

Achte auf deine Haltung:
Schau, dass du gerade gehst.
Lass die Schultern und Arme locker hängen.
Der Nacken ist entspannt, der Kopf ist gerade – wie von einem unsichtbaren Band gerade nach oben gehalten.
Deine Gesichtsmuskulatur und der Kiefer sind entspannt.

Nimm bewusst wahr, wie du gehst:
Spüre, wie sich dein Körper bewegt, wenn du nach vorn gehst. Wie deine Beine sich bewegen und anfühlen. Wie du Schritt für Schritt deinen jeweiligen Fuß auf den Boden aufsetzt und abrollst.

Atme ganz bewusst:
Achte auf deinen Atem. Nimm wahr, wie du die frische/kalte/warme usw. Luft durch Mund oder Nase einatmest. Wie die positive Energie (der Sauerstoff) aus dem Außen in dein Inneres strömt, und stell dir vor, wie du mit jedem Atemzug, mit jeder Bewegung deines Körpers, jedem Abrollen deiner Füße immer mehr positive Energie in dich aufnimmst.

Du kannst, genauso konzentriert auf deinen Atem, die Bewegungen weitermachen, und wenn Gedanken kommen, lässt du sie wieder ziehen. Wie zuvor in diesem Kapitel beschrieben.

Ergänzung 1: Formuliere positive Gedanken:
Du kannst auch ergänzend eigene positive Gedanken formulieren. Die du mit jedem Atemzug langsam und bewusst denkst. Ich habe damals Sätze formuliert wie:

ÜBUNG
GEHMEDITATION

- Ich habe mich für das Glück entschieden!
- Ich bin ganz bei mir in meiner Kraft!
- Ich liebe mich genau so, wie ich bin!
- Ich bin genau richtig, so wie ich bin!
- Ich bin zuversichtlich und entspannt!
- Ich bin in Sicherheit!
- Mit jedem Schritt, den ich gehe, nehme ich mehr positive Energie in mich auf!

Ergänzung 2: Formuliere Gedanken der Dankbarkeit:
Du kannst auch beginnen, um dich herum die Welt wahrzunehmen, und dankbar sein, dass du sie erleben kannst. Diese Ergänzung ist draußen in der Natur besonders schön. Denke und danke dabei ganz bewusst, sieh dich um, atme tief ein und aus und sauge dabei die positive Energie aus deiner Umgebung in dich auf.
Ich bin oft durch einen kleinen Park oder in ein Wäldchen gegangen und habe mich umgesehen und Sätze gedacht wie:
Ich bin dankbar:

- für diesen schönen Tag;
- für den blauen Himmel;
- für die wunderschönen, großen, alten Bäume;
- dass ich hier sein darf;
- für die Luft, die ich atme;
- für den Boden unter meinen Füßen, der mir Sicherheit gibt, der mich hält und trägt;
- für den Wind, den ich auf meiner Haut spüre;
- für die Vögel, die für mich singen;
- dafür, im Hier und Jetzt angekommen zu sein;
- ...

ÜBUNG
GEHMEDITATION

Zum Ende der Gehmeditation nimm dir noch einen kleinen bewussten Moment, um dich innerlich darauf vorzubereiten, nun wieder in den Alltag zurückzukehren. Manchmal konnte ich in der Mittagspause nur fünfzehn Minuten gehen, manchmal war mir auch mehr als eine halbe Stunde vergönnt. Und jedes Mal wenn ich mich richtig darauf eingelassen habe, das Handy ausgeschaltet blieb und ich allein war, half es mir, mich zu beruhigen und die zweite Hälfte des Arbeitstages auch noch zu meistern.

ATMUNG

Im Laufe des Lebens verlernen wir, wie wir eigentlich richtig und natürlich atmen: in den Bauch. Klar, meistens wollen wir einen flachen Bauch haben und ziehen ihn eher ein, als ihn rauszustrecken und gar dorthin zu atmen.

Kleinen Kindern ist das (noch) egal. Die atmen fröhlich und ohne die blöden Hintergedanken der Erwachsenen. So wie es richtig und vorgesehen ist. Die lassen den Bauch auch mal schön „hängen". Herrlich. Wie entspannt.

Diese Bauchatmung musste ich im Erwachsenenalter auch erst wieder lernen. Und sie tut tatsächlich sehr gut, wenn deine Angst dich innerlich in Aufruhr versetzt. Durch die tiefe Atmung in den Bauch kannst du es schaffen, deinen Herzschlag zu beruhigen und deine körperlichen Symptome aufzulösen (auf die ich in Punkt 6 genauer eingehen werde).

ÜBUNG
Die 4-7-8-Atmung

An dieser Stelle biete ich dir dazu eine klassische Atemübung an, die ihren Ursprung im Ashtangayoga hat und von dem US-Arzt Dr. Andrew Weil entwickelt wurde: die 4-7-8-Atmung.

Wenn sie sich für dich zu Beginn schwierig anfühlt, dann kannst du sie auch verkürzen, indem du zum Beispiel schneller zählst. Führe sie so durch, wie es sich für dich gut anfühlt. Auch hier brauchst du mitunter ein bisschen Zeit, dich und deinen Körper daran zu gewöhnen, um später die Atemabstände länger werden zu lassen.

ÜBUNG
DIE 4-7-8-ATMUNG

Nimm deinen Atem wahr:
Setze oder lege dich entspannt hin und lass deinen Atem einfach ganz entspannt kommen und gehen. Achte darauf, dass du im Bauch- und Brustbereich nicht eingeengt bist, um entspannt atmen zu können.
Achte darauf, wohin du atmest, wie dein Atem fließt, wie es sich anfühlt. Und wie du dich fühlst.

Atme bewusst in drei Schritten:
Atme so aus, dass deine Lungen komplett leer sind.
Atme nun langsam und tief durch die Nase ein und zähle bis 4.
Halte die Luft an und zähle im gleichen Tempo bis 7.
Atme durch den Mund geräuschvoll wieder aus und zähle genauso langsam bis 8.
Sollten dir die Abstände zu groß sein, verkürze sie so, wie es für dich angenehm ist, bzw. zähle erst einmal schneller.

Nimm dabei erneut wahr, wohin du atmest. Vielleicht magst du deine Hände auf deinen Bauch legen und versuchen, genau dorthin zu atmen.

ÜBUNG
DIE
4-7-8-ATMUNG

Spüre nach:
Wenn du das ein paarmal gemacht hast, spüre nach. Wie hat sich deine Atmung verändert? Wie fühlst du dich nun? Wie sehr hat sich dein Herzschlag beruhigt?

Wenn du regelmäßig übst, wirst du bald Erfolge wahrnehmen und kannst die Übung schnell und gezielt gegen Stress und Angst einsetzen.

Auch wenn die Angst wahrscheinlich einen großen Teil in deinem Leben einnimmt, du darfst die schönen Dinge des Lebens genießen!

Vielleicht ist das nicht immer ganz einfach für dich, und dennoch wird es dir helfen, wieder Kraft zu tanken, mutiger zu werden und dir neue Ziele bis hin zum Auflösen deiner Angst zu stecken.

FÜHLE DICH LEBENDIG – RAUS AUS DER ANGST, REIN INS (ER-)LEBEN!

Wie ich aus eigener Erfahrung sehr gut weiß, ist es oft nicht leicht, sich aufzuraffen und seinen Fokus auf etwas anderes zu richten. In akuten Angstphasen war es für mich manchmal kaum möglich, einfach nur spazieren zu gehen. Je öfter ich es aber tat und merkte, dass es half, desto besser ging es dann beim nächsten Mal.

Wenn sich der Sturm der Angst zwischendurch legt – das kann ich bestätigen –, dann tut es enorm gut, raus aus dem eigenen Kokon zu krabbeln und sich körperlich lebendig zu fühlen.

Zum Beispiel indem du dich sportlich auspowerst, eine Mutprobe machst, die dich emotional fordert, oder etwas tust, was dir als Kind Spaß gemacht hat. Vielleicht ein Spiel spielen?

Etwas, das du mit deinem ganzen Körper und all deinen Sinnen spüren kannst.

Wann hast du das letzte Mal lauthals gesungen und dazu wild getanzt? Egal ob du es kannst oder nicht. Ob im Auto oder im Wohnzimmer:

Dreh die Musik doch einfach mal für einen Moment auf – du kannst ja wieder runterdrehen, bevor die Nachbarn mit der Polizei vor der Tür stehen –, beweg dich ungehemmt wie ein kleines Kind durch das Zimmer und spüre, wie lebendig du bist!

Ich sage dir, meine Nachbarn mussten damals auch ganz gut was aushalten: Manchmal habe ich sogar nachts gegen die Angst getanzt oder gesungen und es hat verdammt gutgetan.

Und in solchen Momenten habe ich auch gespürt, dass das Außer-Atem-Sein, das Herzklopfen durchs Herumwirbeln etwas vollkommen Normales ist.

Wenn das keine Idee für dich ist, wie wäre es mit einer Mutprobe, die du dir selbst auferlegst? Du musst dafür keinen Raftingausflug machen, dich kopfüber am Bungeeseil von einer Brücke stürzen oder einen Hubschrauberrundflug buchen. Nimm etwas, das du im Alltag tun kannst. Erzähle es jemandem aus deinem nahen Umfeld, um sicherzustellen, dass du es denn auch wirklich machst, und stürze dich in deine Mutprobe.

Das muss gar nichts Großes sein, einfach etwas, das dir Mut abverlangt: zum Beispiel einem Fremden auf der Straße ein Kompliment machen, in der U-Bahn laut singen, bei kalten Temperaturen kurz in einem See baden. Was immer dir einfällt.

Du wirst im Vorfeld merken, es beschäftigt dich, lenkt dich sogar von deinem Gedankenkarussell ab und treibt deinen Puls in die Höhe. Bis du es getan hast und stolz auf dich bist. Und manchmal hilft es dir auch, deine Angst aus einem neuen Blickwinkel zu betrachten.

ERNÄHRUNG, DIE DICH STÄRKT

Gesunde Ernährung ist ebenfalls ein wichtiges Thema, wenn es um Angst geht. Denn nur wenn unser Körper mit allem versorgt ist, was er braucht, und kein Mangel entsteht, ist er auch leistungsfähig. Die Angst fordert ohnehin viel Kraft und zerrt an den Nerven, wenn wir uns dann auch noch schlecht ernähren, woher soll dann die (positive) Energie auf Dauer kommen?

Wie sehr das Thema Essen für dich eine Rolle spielt, kannst nur du selbst entscheiden. Ich möchte dir lediglich aus meiner Erfahrung mitgeben, dass es durchaus sinnvoll ist, sich auch in diese Richtung zu öffnen und vielleicht sogar eine professionelle Ernährungsberatung hinzuzuziehen.

Forscher des Londoner University College haben 2017 eine Studie veröffentlicht, wonach es einen Zusammenhang zwischen Zuckerkonsum und der Entstehung psychischer Erkrankungen wie Depressionen und Angststörungen gibt. Sie befragten dafür 8000 Studienteilnehmer*innen über einen Zeitraum von zwanzig Jahren. Besonders Männer hatten ein um 23 Prozent höheres Risiko, an einer mentalen Störung zu erkranken, wenn sie täglich mehr als 67 Gramm Zucker zu sich nahmen.[19]

Ich nehme tatsächlich einen großen Unterschied in meiner Leistungsfähigkeit und meiner Stimmungslage wahr, wenn ich mich abends mit Fett und Zucker vollstopfe. Was ich in manchen Phasen durchaus tue. Und ich meine nicht einfach nur einen kleinen Schokoriegel. Ich stelle dann aber auch fest, dass es mich negativ beeinträchtigt, im Gegensatz zu Phasen, in denen ich mich sehr gesund und ganz ohne Schokolade und Kuchen ernähre.

Mir hat die mediterrane Ernährung mit viel Obst, Gemüse, Fisch und Nüssen damals gutgetan. Daher möchte ich das Thema an dieser Stelle zumindest kurz angerissen haben. Vielleicht ist es für dich ein wertvoller Hinweis.

Übrigens: Zu einem guten, kalorienreichen Essen mit Freunden habe ich damals dennoch nicht Nein gesagt, schließlich sind soziale Kontakte und fröhliche Abende mit Menschen, die man gernhat, auch ein guter Schutz gegen Burn-out, Depressionen und Ängste.

Vielleicht magst du dir zum Thema Ernährung selbst mal diese Fragen stellen, um für dich Klarheit zu gewinnen:
- Wie würde es sich auf dich auswirken, wenn du regelmäßig gesund essen würdest (welche Ernährungsform es dann auch immer sein mag) und etwas Bewegung dazu kombinieren würdest?
- Was könnte sich dadurch in deinem Leben verändern?
- Was würde es dir an neuen Möglichkeiten eröffnen?
- Wie könnte ein gesunder, fitter Körper dir gegen deine Angst helfen?

SPORT GEGEN PANIKATTACKEN

Apropos Sport: Ich hatte damals ein Buch gelesen, in dem ein schwer depressiver Mann seine Lebensgeschichte erzählte. Im ersten Teil des Buches bin ich schon kurz darauf eingegangen. Er hatte seine

Depressionen und Ängste durch regelmäßiges, moderates Lauftraining abmildern können, und es gelang ihm, seine Lebensqualität enorm zu steigern. Das hat mich damals extrem motiviert, mich zu bewegen.

Ich stellte selbst fest, dass viel Bewegung an der frischen Luft – vor allem moderates Ausdauertraining – half, mich innerlich ausgeglichener zu fühlen. Auch wenn ich den inneren Schweinehund nicht immer überwinden konnte.

Und tatsächlich kann Sport in bestimmten Fällen sogar eine ähnliche Wirkung wie Medikamente haben. Der Mediziner Roman Christian Feller fand bereits 2007 in einer Studie für seine Promotion an der Berliner Charité heraus, dass Panikpatient*innen durch regelmäßiges Sporttreiben ein Ungleichgewicht im Serotoninhaushalt des Gehirns ausgleichen können. Auch sei es laut Feller hilfreich, wenn Patient*innen beim Sporttreiben bemerken, dass sie schwitzen, ihr Herz schnell schlägt, dass sie schnell atmen und dass anschließend nichts passiert. Das führe dazu, dass sie in der Folge weniger Angst vor diesen Symptomen hätten, die auch bei einer Panikattacke auftreten.[20] (Ganz ähnlich wie bei der von mir weiter vorne vorgeschlagenen Tanzübung.)

Auf das Thema Symptome möchte ich im nächsten großen Kapitel näher eingehen und dir zeigen, wie du (auch ohne Sport) besser mit ihnen umgehen kannst.

Aber warum nicht mal Sport für dich ausprobieren?! Wenn du bisher nicht unbedingt sportlich aktiv warst, macht es vielleicht Sinn, dir dazu ärztlichen Rat zu holen und dich auch von Trainer*innen beraten zu lassen. Vielleicht findest du ja eine passende Sportart für dich, die dir Spaß macht und dir bald hilft, dich besser zu fühlen.

GESUNDER SCHLAF

In meiner akuten Angstphase war an gutes Schlafen kaum zu denken.

Zu sehr quälten mich meine Gedanken, ich kam gar nicht in den Schlaf oder schreckte nachts immer wieder hoch und stand morgens neben mir.

Gegen beruhigende Tees oder pflanzliche Arzneimittel war ich quasi immun. Deshalb hatte ich damals zwei verschiedene Arten von Schlaftabletten am Start: Eine sorgte eher für schnelles Einschlafen – Durchschlafen war damit aber meist nicht drin. Die andere half mir durchzuschlafen, aber am nächsten Tag war ich meist so gerädert, dass ich nicht wirklich leistungsfähig war.

Das ist sicherlich für eine kurze Zeit okay, solange du ärztlich richtig beraten und betreut wirst. Die Lösung deiner Schlafprobleme ist es aber keineswegs, zu groß ist die Gefahr, dass du über kurz oder lang von dem einen oder anderen Präparat abhängig wirst.

Was dir hilft und für dich gut ist, kannst du vielleicht auch mit ärztlicher Beratung herausfinden. Grundsätzlich, kann ich für mich sagen, waren diverse Entspannungsübungen auf Dauer der beste Weg, wieder in einen vernünftigen Schlafrhythmus zu kommen. Mit der in diesem Kapitel auf Seite 216 beschriebenen Meditationsübung „Der Ort deiner Entspannung" habe ich es nach und nach tatsächlich häufig geschafft, den Kopf freizubekommen und mich sanft in den Schlaf zu befördern. Manchmal habe ich die Meditation auch nachts durchgeführt, wenn ich zwischendurch wach lag.

Alternativ kannst du auch einmal Folgendes ausprobieren:

Wenn du abends im Bett liegst, atmest du entspannt und bewusst in deinen Bauch ... ein ... und aus ... bis du merkst, dass du ruhiger wirst ...

Und dann beginnst du beim Einatmen zu denken: „Ich schlafe ein", und beim Ausatmen: „Ich schlafe aus."

FAZIT

Ich weiß, es kostet in manchen Momenten eine unendliche Willenskraft, sich dazu zu motivieren, bestimmte Dinge zu tun, auch wenn wir eigentlich wissen, dass sie gut für uns sind.

Um dich selbst zu unterstützen, könntest du vielleicht deine Notizen, die du dir zu diesem Buch gemacht hast, zur Hand nehmen und sie durchlesen. Vielleicht gibt es bestimmte Übungen, die dir besonders helfen, dich zu ermutigen.

Möglicherweise hilft dir eine Meditation (wie die Übung „Aktiviere deine innere Kraft – eine Gedankenreise" auf Seite 261), um dich deines inneren Schweinehunds zu entledigen, der fett, faul und tonnenschwer auf deinem Schoß liegt und einfach einen kräftigen Tritt in den Hintern braucht ... oder eben eine sanfte Meditation ... bei der er lieber das Weite sucht. Probiere es aus, alles ist möglich.

> PUNKT 6

Deine Angst und was sie dir sagen will

Die körperlichen Symptome und ihre Hintergründe

Hast du dir deine Angst jemals richtig angesehen, sie gefragt, warum sie da ist, oder ihr erlaubt, da zu sein?

Diese Fragen, die dir auf den ersten Blick vielleicht suspekt sind, können dir eine ganz neue Perspektive auf deine Angst eröffnen. Sie können dir Denkanstöße geben und vielleicht sogar ganz neue Möglichkeiten eröffnen, wie du mit deiner Angst umgehen, dein Leben positiv verändern kannst.

Normalerweise schauen wir ja eher nicht hin. Wir versuchen, gegen die Angst zu kämpfen, uns aus ihren Fängen zu befreien. Am Ende überrollt sie uns häufig doch und reißt uns mit sich. Je mehr wir uns im Widerstand gegen die Angst befinden, desto schwerer wird der Kampf. Wenn wir es allerdings schaffen, den Widerstand und die Gegenwehr einfach gehen zu lassen, und der Angst erlauben, da zu sein, können wir schnell eine Erleichterung spüren.

> **Je mehr wir uns im Widerstand gegen die Angst befinden, desto schwerer wird der Kampf**

●●●

Als ich angefangen habe, genauer hinzusehen, die Angst anzunehmen und hinter ihre Fassade zu schauen, wurde mir vieles klarer und ich konnte daraus neue Lösungsansätze für mich finden, um die Angst irgendwann ganz loszuwerden.

Dass jeder Mensch verschiedene Persönlichkeitsanteile in sich trägt, darüber habe ich ja bereits im Zusammenhang mit dem inneren Kind geschrieben. Im Coaching gehen wir davon aus, dass die verschiedenen Seiten oder Anteile unserer Persönlichkeit immer positive Absichten haben und gute Gründe, warum sie da sind. Sie sind nie zerstörerisch. Sie wollen uns nie etwas Böses, sondern stehen für Bedürfnisse in uns, die möglicherweise nicht erfüllt worden sind. Und auch wenn uns die Reaktion der jeweiligen Seite oder des inneren Anteils an uns nicht gefällt: Beginnen wir, unser Verhalten genau zu beobachten und zu hinterfragen, dann werden wir uns oft darüber klar, was genau dahintersteckt. Dieses Verstehen kann sehr wohltuend sein und den Umgang mit der Angst erheblich erleichtern.

Möchtest du deiner Angst etwas mehr auf die Spur kommen, sie näher kennenlernen, sie tiefer verstehen und schließlich lernen, mit ihr besser umzugehen?

Dann lade ich dich dazu in diesem Kapitel ein.

WIE DU DIE KÖRPERLICHEN SYMPTOME ANNEHMEN KANNST

Nicht nur unsere Gedanken, auch körperliche Symptome können die Angst auslösen.

Viele Betroffene geraten schnell in große innere Aufregung, wenn das Herz zu rasen beginnt, der Puls sich beschleunigt, der Schweiß ausbricht ... Schnell sind sie dann in einer beginnenden Angst. Die kann sich bis zur Panik steigern, wenn die körperlichen Symptome als etwas Lebensbedrohliches von uns bewertet werden. Wenn wir uns aber auskennen und wissen, was da in unserem Körper geschieht und dass das vollkommen normale Abläufe sind, dann gelingt es uns, die Vorgänge anders zu bewerten und ruhiger zu bleiben. Deshalb ist es aus meiner Erfahrung sehr hilfreich, sich die Symptome genau anzusehen und sie bewusst zuzulassen.

Schau mal auf dich, wenn deine Angst aufkommt: Welche Symptome erlebst du? In welcher Reihenfolge treten sie auf? Wie stark oder schwach sind sie und welche sind immer dabei, welche nur selten? Dr. Doris Wolf hat dazu ab Seite 23 eine Übersicht erstellt, die dir bei der Überprüfung hilfreich sein kann.

Wie wäre es, wenn du das nächste Mal versuchst, ruhig zu bleiben und deinen Körper zu beobachten, wenn die Symptome wieder aufkommen? Ja, ich weiß, wenn es plötzlich losgeht, ist es nicht so einfach, bei sich zu bleiben.

Du kannst dich in einem ruhigen, entspannten Zustand darauf vorbereiten, indem du versuchst, den Ablauf deiner Angst und ihrer Symptome zu visualisieren und sie dir bewusst zu machen. Je öfter du das tust, desto besser bist du für die nächste Runde im Angstkarussell vorbereitet und kannst Schritt für Schritt lernen, da rauszukommen.

Ich habe mit diesem Vorgehen sehr gute Erfahrungen mit meinen Klient*innen gemacht.

Selbst wenn sie sich bereits näher mit dem Thema Angst beschäftigt haben und wissen, welche körperlichen Prozesse in Gang gesetzt werden, ist es für viele Menschen schwer, das auf sich selbst zu beziehen, anzuschauen und anzunehmen. Wenn jemand zu mir kommt und unter Ängsten leidet, dann ist ein Teil der Arbeit auch das genaue Hinschauen auf die körperlichen Symptome. Dabei unterstütze ich die Klient*innen unter anderem dabei herauszufinden, welche positive Absicht ein Symptom haben könnte.

Es kann sogar vorkommen, dass körperliche Symptome plötzlich mit einer Angst in Verbindung gebracht werden, derer sich die Klient*innen bisher überhaupt nicht bewusst waren.

Vor einiger Zeit habe ich mit einer Klientin, nennen wir sie Stephanie, gearbeitet, die sich nach ernsteren Gesprächen im Job und auch im Privaten oft richtig schlecht fühlte. Sie bekam meist Bauchschmerzen, Übelkeit und Durchfall. Selbst wenn diese Gespräche offen und nett verlaufen waren.

Sie konnte sich die Hintergründe dieser Symptome nicht erklären und befürchtete schon, dass etwas mit ihr nicht stimmen würde, denn offensichtlich gab es dafür keinen Grund. So entwickelte sie eine wachsende Zurückhaltung und Angst vor solcher Art von Gesprächen und den damit einhergehenden Symptomen.

In unserer ersten Sitzung bat ich Stephanie, genauer auf die Symptome zu schauen und in diese hineinzuspüren, um zu erfahren, welche positive Absicht sie haben könnten.

Sie fand heraus, dass die Symptome für ihre Angst standen, andere mit ihrer Meinung zu verletzen, und dass sie immer dann auftauchten, wenn sie sich für sich selbst und ihre eigene Meinung einsetzte. Das war ihr zuvor überhaupt nicht bewusst gewesen.

Ich fragte sie, wie alt die Angst in etwa sein könnte, was sie ihr zu sagen habe. Es war tatsächlich eine sehr alte Angst, die sie schon sehr lange hatte, aber bisher nie als solche wahrnehmen konnte.

Sie stand für ihren Wunsch und das Bedürfnis ihrer kindlichen Seite nach Liebe und Anerkennung – auch oder gerade wenn sie ihre Meinung sagte.

Die Angst bzw. die Angstsymptome waren ein Schutz davor, Dinge zu tun, die dazu führen könnten, dass andere sie nicht mögen.

Zum ersten Mal war ihr das richtig klar geworden. In weiteren Sitzungen wollte sie näher auf ihre unbewussten Bedürfnisse eingehen, wobei wir unter anderem mit dem inneren Kind arbeiteten. Die Symptome wie Bauchschmerzen und Durchfall, die sie anfangs so gequält hatten, waren bereits nach unserer ersten Sitzung deutlich schwächer geworden. Sie ebbten im Laufe mehrerer Sitzungen komplett ab, nachdem wir weitere Themen bearbeitet hatten, die im Zusammenhang damit standen.

Stephanie war einfach nicht bewusst gewesen, dass hinter ihren Symptomen eine Angst und unerfüllte Bedürfnisse standen. Auch das ist möglich.

Wenn wir aber bereits wissen, dass wir ein Angstproblem haben, wissen wir auch, welche Symptome damit einhergehen. Wenn wir uns diese Symptome genau anschauen, nicht mehr gegen sie ankämpfen und sie annehmen, können wir ihre Wucht entschärfen und es so schaffen, den beginnenden Angstkreislauf zu durchbrechen.

Darauf zielt meine nächste Übung ab.

Wenn sich das für dich interessant anhört und zu dir passen könnte, lade ich dich ein, es auszuprobieren.

ÜBUNG
Erkenne die Symptome deiner Angst

ÜBUNG
ERKENNE DIE
SYMPTOME
DEINER ANGST

Nimm dir ausreichend Zeit, 30 bis 40 Minuten sind hierfür gut. Noch besser ist es, wenn du etwas mehr Zeit hast, da du die Übung eventuell noch nachklingen lassen, noch etwas regenerieren oder dir etwas aufschreiben möchtest.
Suche dir einen Ort, an dem du ungestört bist, und setze dich aufrecht hin oder lege dich auf den Boden, je nachdem was sich für dich besser anfühlt. Atme ruhig und entspannt ein und aus. Wenn dir gleich etwas zu viel wird, kannst du die Übung jederzeit beenden.
Geh gedanklich nur so tief hinein, wie es für dich noch in Ordnung ist. Solltest du keinen Kontakt zu deiner tiefer liegenden Angst bekommen, kannst du dennoch versuchen, dir vorzustellen, was in dir in einem Moment der Angst passiert. Wie so ein Ablauf normalerweise aussieht. Symptome, die nicht auf dich zutreffen, kannst du auch auslassen oder weitere dazunehmen, je nachdem wie es für dich passt und was du brauchst. Schließe deine Augen, atme ruhig und entspannt.
Lass deinen Atem einen Moment fließen, spüre nach.
Wenn du bereit bist, stell dir vor, dass die Angst in dir wieder zum Vorschein kommt. Geh gedanklich in eine Situation, die du vor nicht allzu langer Zeit erlebt hast, und lass den Moment der Angst noch einmal auf dich wirken.

Spüre, wie die Angst immer mehr da ist. Spüre, wie sich dein Atmen verändert, achte auf deine Gedanken. Vielleicht hörst du etwas, siehst etwas vor deinem inneren Auge, schmeckst etwas auf der Zunge ... schau, was du alles wahrnehmen kannst.
Wenn du dazu bereit bist, geh gedanklich durch deinen Körper.
Was passiert in dir? Welche Symptome gehen mit der Angst einher?
Erlaube all dem, was da in dir passiert, einfach da zu sein.
Diese körperlichen Reaktionen sind eine große Leistung deines Organismus, der die Prozesse in deinem Körper steuert, damit du leben kannst. Dein Unbewusstes unterscheidet nicht, ob die Situation deiner Angst real ist oder nur in deinem Kopf, jetzt hier in Gedanken, stattfindet. Dein Unbewusstes reagiert nur auf die Auslöser. Und ebenso tut es dein Körper.

ÜBUNG
ERKENNE DIE SYMPTOME DEINER ANGST

Lass uns nun deine Symptome ansehen.

Atmen:
Hältst du vielleicht automatisch die Luft an? Oder atmest du schneller, weil du Angst hast, keine Luft zu bekommen, und verstärkst damit die Angst zusätzlich?
Es ist ganz logisch: Dein Körper schreit jetzt nach Sauerstoff, um handlungsfähig zu bleiben. Er will dich beschützen und braucht die Energie!
Versuche, dich jetzt auf deinen Atem zu konzentrieren. Atme bewusst langsamer. Stell dir vor, wie du genug Sauerstoff aus der Luft in dich aufnimmst und wie mit jedem Atemzug Energie tief in deinen Körper strömt und dich versorgt. Atme langsam und bewusst wieder aus. Vielleicht magst du eine Hand auf deinen Brustkorb und die andere auf deinen Bauch legen und bewusst genau dorthin atmen, wo deine Hand jeweils aufliegt.

- Was könntest du dir nun sagen, damit sich dein Atmen weiter beruhigt?
- Was könntest du denken, damit du besser und tiefer atmen kannst?
- Um deinen Körper und deinen Geist mithilfe deiner Atmung zu beruhigen, könntest du sagen: „Ich danke dir, mein Körper, dass du mich mit viel Sauerstoff versorgen willst. Das ist wunderbar. Ich habe nun wieder die Kontrolle über meine Atmung. Ich atme langsam ein und ganz langsam wieder aus. Ich bin in Sicherheit. Alles ist gut. Du kannst dich wieder beruhigen."

Sage oder denke dir Worte oder Sätze, die dir jetzt guttun und dir helfen, dich zu entspannen. Wiederhole sie so oft, wie es sich für dich stimmig anfühlt.

ÜBUNG
ERKENNE DIE SYMPTOME DEINER ANGST

Schau nun, welche körperlichen Reaktionen du noch bemerkst.

- **Herzklopfen/Herzrasen:** Schlägt dein Herz schneller, vielleicht sogar bis zum Hals? Dann versorgt es dich (vereinfacht dargestellt) gerade in diesem Moment mit frischem, sauerstoffhaltigem Blut, damit du auf die vermeintliche Gefahr vorbereitet bist. Und wenn dein Herz „stolpert", dann schaltet dein Körper deinen Herzschlag gerade von langsam auf schnell um. Das ist in einer Angstsituation vollkommen normal. Spüre in dich hinein, an welcher Stelle schlägt dein Herz gerade besonders stark? Wo merkst du es? Geh gedanklich mit deiner Aufmerksamkeit dorthin, vielleicht legst du sogar deine Hände auf die Stelle. Atme dabei bewusst und möglichst langsam ein und aus.
  - Was könntest du nun sagen oder tun, damit dein Herz sich wieder beruhigt?
  - Welches Wort, welcher Satz wäre dazu hilfreich?

- Um die Leistung deines Herzens anzuerkennen, könntest du zum Beispiel sagen: „Danke, liebes Herz, dass du mich beschützt. Es ist in Ordnung, dass du schneller schlägst. Jetzt kannst du dich beruhigen. Ich bin in Sicherheit."

Sage diese Worte oder deine ganz eigenen Sätze laut und mehrfach zu deinem Herzen. Danke ihm, dass es dich gut versorgt, und erlaube dem Herzen, wild zu schlagen. Geh nun gedanklich weiter durch deinen Körper. Vermutlich wirst du schwitzen ...

- **Schwitzen:** Dein Körper setzt die Schweißproduktion in Gang, um sich herunterzukühlen und dich vor Überhitzung zu schützen.
  Dir wird heiß, Schweiß tritt aus deinen Poren.
  Spüre nach: Schwitzt du gerade tatsächlich? Wenn nicht, stell dir vor, an welchen Stellen deines Körpers du den Schweiß spüren würdest. Vielleicht an den Handflächen, am Rücken, unter den Achseln?
- Was könntest du deinem Körper sagen, um ihm dafür zu danken, dass er dich davor schützt zu überhitzen?
- Wie wäre: „Mein lieber Körper, ich danke dir, dass du mich vor Überhitzung schützt. Es ist in Ordnung, dass ich schwitze. Du kannst nun aufhören. Ich bin in Sicherheit."
- Fühle in dich hinein und sage deinem Körper deine Worte, deine Sätze. Erlaube deinem Körper zu schwitzen.

Spüre erneut nach. Und gib deinem Körper ein wenig Zeit zu reagieren. Atme dabei ruhig und bewusst weiter ein und aus.
Wenn du bereit bist, geh zu den nächsten Symptomen.

- **Übelkeit, Schwindel, Nervosität:** Ist dir vielleicht plötzlich schlecht, du hast Angst, ohnmächtig zu

ÜBUNG
ERKENNE DIE SYMPTOME DEINER ANGST

werden, und du möchtest wegrennen? Dein Körper ist in kompletter Alarmbereitschaft. Jederzeit bereit zu handeln. Mal ganz vereinfacht gesagt: Er entzieht in diesem Fall unwichtigeren Organen und Körperregionen (wie dem Magen oder dem Gehirn) das Blut, um es an anderen Stellen einzusetzen.

Dein Körper konzentriert sich nur auf die Organe, die du brauchst, um schnell zu sein. Wie zu Urzeiten, wenn es für unsere Vorfahren darum ging, sofort vor einem Angriff wilder Tiere zu fliehen, um zu überleben. Mit deinen Gedanken über die Angst hast du diesen uralten, in unserem Körper gespeicherten Kreislauf in Gang gesetzt. Dein Körper reagiert großartig darauf. Er funktioniert hervorragend. Danke ihm dafür. Nimm diese Symptome an.

ÜBUNG
ERKENNE DIE SYMPTOME DEINER ANGST

- Was könntest du ihm jetzt sagen, um ihm zu danken, dass er dich jetzt einfach nur retten will?
- Beispiel: „Es ist vollkommen okay, dass mir übel und schwindelig ist. Ich danke dir, mein Körper, dass du mich in volle Alarmbereitschaft versetzt und ich dadurch jederzeit handeln kann. Du kannst dich nun entspannen. Ich bin in Sicherheit."

Nimm dir noch etwas Zeit. Atme tief und ruhig ein und aus und denke mit jedem Atemzug, dass du dich immer entspannter fühlst. Wenn du bereit bist, fange an, Arme und Beine wieder zu bewegen, atme tief und kraftvoll ein und wieder aus und öffne die Augen.

Um jetzt wieder in Aktion zu kommen, kannst du dich auch nach dem vorsichtigen Aufstehen einmal kräftig schütteln.

Mit dieser Übung kannst du nach und nach all deine Symptome beleuchten und ein besseres Verständnis für sie entwickeln. Du hast eine unschlagbare Waffe im Gepäck: die Macht, deine Gedanken selbst zu steuern! Jetzt übernimmst du wieder das Ruder und triffst die Entscheidungen.

Nun kannst du dir natürlich noch überlegen, wie du das, was du gerade über die Symptome deiner Angst gelernt hast, für dich nutzen kannst.
- Wie kannst du dieses Wissen in der nächsten Angstsituation einsetzen?
- Was würde dir dabei helfen, dich daran zu erinnern?
- Wie kannst du sicherstellen, dass du das dann auch tust?
- Wer könnte dich dabei unterstützen?

Vielleicht fallen dir auch weitere Fragen und konkrete Schritte ein. Schreibe sie dir auf, sodass du bei Bedarf immer wieder nachschauen kannst.

Einige weitere Symptome und was sie bedeuten können:
- Du musst dringend zur Toilette: Dein Darm und die Blase werden aktiviert. So „erleichterte" der Körper sich zu Urzeiten von zusätzlichem Gewicht, zum Beispiel für eine Flucht.
- Du kannst nicht mehr klar denken: Deine Aufmerksamkeit ist vollkommen auf die (vermeintliche) Gefahr gelenkt. Alles andere wird von deinem Gehirn ausgeblendet.
- Du hast einen Kloß im Hals oder du hast einen trockenen Mund und Hals: Deine Muskulatur am Eingang der Speiseröhre verkrampft sich. Auch wird jetzt weniger Speichel produziert. Dein Körper hat jetzt keine Zeit für die Verdauung.
- Deine Gliedmaßen kribbeln: Dein Körper ist gerade überempfindlich, weil er sich gegen die Gefahr wappnet. Die Durchblutung von Händen und Füßen ist geringer und damit auch die Sauerstoffzufuhr.

DEINE ANGST UND IHRE POSITIVE ABSICHT

Nachdem du die Symptome besser kennengelernt hast, lohnt sich ein Blick auf deine Angst und ihre Absicht. Sinn der Übung ist es, dass du nach und nach die Oberhand gewinnst, wenn deine Angst aufkommt. Also dass du es schaffst, deine Gedanken und die Situation zu kontrollieren und nicht umgekehrt. Die Angst soll keine Chance mehr haben, dich aus dem Nichts zu überfallen oder wie eine Riesenwelle hinfortzureißen.

Denk daran: Die Angst hat nur so lange Macht über dich, wie du Angst vor ihr hast.

Wenn du dich ihr entgegenstellst, ihre Existenz anerkennst und die Kontrolle über sie bekommst, kann sie dir nichts mehr anhaben. Das wirst du mit mentalem Training immer öfter schaffen.

Ich habe tatsächlich, wie im ersten Teil des Buches beschrieben, gemeinsam mit meinem inneren Kind und mit Laserschwertern bewaffnet gegen die Angst gekämpft – während ich im Newsstudio stand.

Ich hatte sie visualisiert und sah sie direkt vor mir, wie ein waberndes, schlammiges Monster, das wie eine Blase vor mir schwebte und sich sogar in mehrere Monster zerteilen konnte.

Es fiel mir am Anfang nicht leicht, der Angst zu erlauben, da zu sein. Ich wollte sie nur weghaben und kämpfte lange Zeit wie eine Amazone im Krieg gegen sie. Als ich ihr jedoch erlaubte, da zu sein, sie begrüßte und ihr das Okay gab, da oben in der Ecke des Raumes zu schweben, wurde es für mich entspannter.

Leider konnte ich damals noch nicht einordnen, dass die Angst eine positive Absicht hatte. Mit diesem Wissen fiel es mir später dann unendlich viel leichter, mit ihr umzugehen. Ich hatte zuvor eben einfach noch nicht die für mich passende Begleitung durch eine*n Expert*in gefunden, die mir so eine Herangehens- und Sichtweise ermöglichte.

Heute weiß ich: Meine Angst wollte mich unter anderem vor dem Versagen beschützen. Denn ein Teil von mir war davon überzeugt, nicht gut genug für den Job zu sein, und hatte die Angst dadurch erzeugt.

Magst du herausfinden, wie deine Angst aussieht, was sie sagt und welche positive Absicht sie hat?

Dann möchte ich dich jetzt zu einer weiteren Übung einladen. Auch diese Übung kannst du jederzeit beenden, wenn du dich nicht wohlfühlst.

DEINE ANGST UND WAS SIE DIR SAGEN WILL

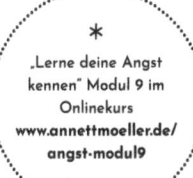

„Lerne deine Angst kennen" Modul 9 im Onlinekurs
www.annettmoeller.de/angst-modul9

ÜBUNG
Lerne deine Angst kennen

**ÜBUNG
LERNE DEINE
ANGST KENNEN**

Bitte nimm dir wieder ausreichend Zeit. 45 Minuten sind hier passend. Geh wieder an einen ruhigen Ort und lege dich flach auf den Boden oder setze bzw. stelle dich aufrecht hin.
Wenn du während der Übung den Impuls hast, dich zu bewegen, laut zu werden oder z. B. zu weinen: dann tu es. Folge deiner Intuition.
Atme wieder ruhig und entspannt ein und aus. Lass deinen Atem kommen und gehen ... nimm dir deine Zeit ...
Wenn du dazu bereit bist, rufe dir erneut einen Moment ins Gedächtnis, in dem du deine Angst in der letzten Zeit verspürt hast. Sobald du ihn gefunden hast, lass die Angst auf dich zukommen.

Deine Angst allgemein:
- Welches Bild deiner Angst entsteht in diesem Moment in dir?
- Erlaube der Angst, einfach da zu sein, und betrachte sie. Ganz ruhig. Atme ein und aus. Wenn dir die Tränen kommen oder du körperliche Reaktionen verspürst, lass sie zu. Es ist vollkommen in Ordnung. Du bist in Sicherheit. Die Angst darf einfach da sein.
- Wie sieht es jetzt um dich herum aus? Was siehst du, spürst du, riechst du, hörst du im Zusammenhang mit deiner Angst?
- Wie heißt sie?

- Wie alt könnte sie in etwa sein?
- Wie lange kennst du sie schon?
- Wie sieht deine Angst aus? (Farbe, Form, Oberfläche ... was immer dir einfällt.)
- Was tut sie?
- Welche Geräusche macht sie dabei?
- Wie warm oder kalt ist sie?

Atme ruhig und bewusst weiter. Ein und aus. Und nimm dir Zeit.

Die Hintergründe deiner Angst:
- Was sagt die Angst vielleicht zu dir?
- Was würdest du sie in diesem Moment gerne fragen oder ihr sagen?
- Welche positive Absicht hat deine Angst? Warum ist sie da?
- Was möchte die Angst Gutes für dich erreichen?
- Wie fühlt es sich an, wenn du die Angst anerkennst, ihr erlaubst, da zu sein?
- Was passiert, wenn du ihr vielleicht sagen kannst, dass du ihr dankbar bist, dass sie ja nur Gutes für dich im Sinn hat?
- Was wäre, wenn du der Angst zeigen könntest, dass du sie überhaupt nicht mehr beängstigend findest, sondern eher über sie lachst?

Atme ruhig und bewusst ein und aus. Immer wieder.

Wenn sich die Angst gegen dich stemmt, atme ganz ruhig weiter. Immer ein und aus. Wird es emotional für dich, gib dir Ruhe und Zeit und warte ab. Bis du imstande bist, die nächste Frage auf dich wirken zu lassen.

Werde aktiv gegen deine Angst:
- Wo steht, liegt, fliegt, wabert (oder so ähnlich) deine Angst in Bezug zu dir?

ÜBUNG
LERNE DEINE
ANGST KENNEN

- Wohin möchtest du sie gerne platzieren? Soll sie näher zu dir kommen, weiter weg sein? Platziere sie so, dass du sie immer im Blick hast und reagieren kannst. Außerhalb deines „Blickfeldes" verlierst du möglicherweise die Kontrolle über sie.
- Bringe sie an ihren Platz, auch wenn es ihr nicht gefällt. Deine Gedanken sind stärker. Du bist Chef*in deiner Gedanken!

Stelle dir nun vor, du siehst die Angst wie durch einen alten Röhrenfernseher, an dem du die Bildqualität verändern kannst.
Verändere das Bild deiner Angst, wie wird es für dich besser?
- Wenn du sie kleiner oder größer werden lässt?
- Wenn du das Bild heller oder dunkler machst?
- Wenn du die Angst als einen Film siehst oder nur als ein Standbild?
- Wenn du die Angst scharf stellst oder unscharf werden lässt?
- Wenn du die Stimme oder die Geräusche deiner Angst langsamer oder schneller laufen lässt?
- Wenn du sie lauter oder leiser drehst?

ÜBUNG
LERNE DEINE ANGST KENNEN

Wie genau ist es dann für dich? Wie verändert sich das Gefühl in dir? Wo spürst du Unterschiede?
Bleibe so lange in diesem Bild, bis du spürst, dass es Zeit ist, dich davon zu lösen.
Dann atme tief ein und wieder aus ... auch gerne mehrfach. Fange an, deine Arme und Beine wieder zu bewegen, dich zu lockern, vielleicht auch zu strecken ... wenn du bereit bist, öffne deine Augen wieder.
Wenn du dich jetzt bewegen möchtest, dann tu das. Schüttle deinen ganzen Körper gern einmal kräftig aus, wenn es dir ein Bedürfnis ist, und komm gedanklich wieder ins Hier und Jetzt zurück.

ÜBUNG
LERNE DEINE
ANGST KENNEN

Wie geht es dir jetzt?
- Spüre nach, wie du dich jetzt fühlst.
- Wo in deinem Körper spürst du deine Angst nun?
- Wie hat sich dein Verhältnis zu deiner Angst verändert?
- Was nimmst du vielleicht um dich herum wahr, was hat sich an der Umgebung geändert? Was riechst, spürst, schmeckst, hörst du nun?
- Was denkst du jetzt über die Angst?

Welche Erkenntnisse nimmst du aus dieser Reise für dich mit?
- Wie könntest du das, was du gerade erlebt hast, im Alltag für dich nutzen, um besser mit deiner Angst umgehen zu können?
- Wie genau könnte das aussehen und was brauchst du dafür?
- Was wäre ein erster und ein zweiter Schritt?
- Wer könnte dich dabei unterstützen?
- Woran würdest du merken, dass es funktioniert?
- Wie kannst du es schaffen, dass du auch tatsächlich dranbleibst?

Das war eine wirklich herausfordernde Übung!

Wenn du nun anfängst, deine Erkenntnisse nach und nach in die Tat umzusetzen, kann es passieren, dass du zwischendurch in einer Angstsituation mal für kurze Zeit den Faden verlierst. Und weißt du was? Das ist vollkommen in Ordnung. Du gibst zu jeder Zeit dein Bestes. Erkenne das an und sei nachsichtig mit dir. Du machst nun einfach genau da weiter, wo du aufgehört hast.

NOCH EIN TIPP:
Schreibe dir die für dich wichtigsten Punkte dieser Übung auf, sodass du sie jederzeit durchlesen und durchführen kannst, sobald du in eine Angstsituation kommst. Das wird dir helfen, im akuten Moment bei dir zu bleiben.

SOFORTHILFE
HEISSE DEINE ANGST WILLKOMMEN

SOFORTHILFE
HEISSE
DEINE ANGST
WILLKOMMEN

Du spürst **Unruhe** in dir, dass die Angst wieder aufkommen könnte?

Selbst wenn du in diesem Augenblick unter Leuten bist: Du kannst diese Übung unbemerkt durchführen, indem du deine Aufmerksamkeit auf deine Atmung und deine Gedanken richtest.
Atme ruhig und bewusst ein und aus. Mehrere Male.
Richte dich gerade auf.
Spüre die Symptome der Angst in deinem Körper und heiße sie willkommen:
- Begrüße deinen schnellen Herzschlag,
- die schwitzigen Hände,
- das Unwohlsein und alles, was du an Symptomen hast:

Erlaube ihnen, da zu sein. Und sprich mit ihnen. Zum Beispiel so: „Hallo, da seid ihr ja wieder. Es ist okay, dass ihr da seid! Danke, dass ihr mich schützen wollt. Ich nehme euch wahr und bleibe vollkommen entspannt. Ich habe die Kontrolle über meine Gedanken und über meinen Körper. Ich bin im Hier und Jetzt in Sicherheit."

Erlebe die Symptome und deine Sätze in Gedanken

> Voraussetzung für diese Übung ist, dass du die Übungen in Punkt 6 bereits für dich erarbeitet hast.

so lange immer wieder, bis du spürst, dass die Angst weniger wird. Und dann geh noch dreimal hindurch – selbst wenn du denkst, es reicht eigentlich schon. So bleibst du stabiler in deiner neuen Denkweise in dem Moment.

Sollte es schon mehr als Unruhe sein, die Angst schon da sein:

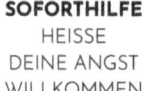

- Erinnere dich an das erste Bild, das du von deiner Angst hattest, euer Kennenlernen: Begrüße sie zum Beispiel so: „Hallo liebe Angst, da bist du ja wieder. Ich nehme dich wahr und bin gleichzeitig total entspannt. Ich weiß, dass du positive Absichten hast. Danke! Ich bin jetzt in Sicherheit. Es ist Zeit, dass du gehst!"
- Atme dabei. Ganz wichtig: Ruhig ein- und ausatmen. Konzentriere dich genau darauf und erlaube der Angst, da zu sein.
- Vielleicht kannst du dir jetzt auch wieder ihr Bild aufrufen. Möglicherweise gelingt es dir, sie so klein zu schrumpfen, dass sie kaum noch zu sehen ist, oder sie lächerlich aussehen oder klingen zu lassen, wenn sie zu dir spricht. Erinnere dich an die Übung mit dem alten Röhrenfernseher!

SOFORTHILFE
HEISSE
DEINE ANGST
WILLKOMMEN

Bitte wiederhole auch hier die Sätze und Gedanken so lange, bis die Angst nachlässt. Und auch wenn du denkst, es ist wieder genug für dich, übe es noch dreimal.
Damit nimmst du der Angst allen Wind aus den Segeln.

> PUNKT 7

Finde deine Helfer im Alltag

Wie du dich selbst in Momenten der Angst unterstützen kannst

Ich erinnere mich noch gut an Situationen wie diese in den schlimmsten Phasen meiner Angst: Ich saß in der Redaktion an meinem Schreibtisch, doch ich konnte mich nicht wirklich konzentrieren. Immer wieder glitten meine Gedanken ab ... wie würde ich die Sendung heute Abend wohl hinbekommen ...? Was ist, wenn ich mich wieder so schrecklich fühle ...? Gleichzeitig merkte ich, wie die Angst in mir hochkroch, mir wurde heiß und kalt ... ich begann, mit den Beinen unter dem Tisch zu wackeln, um den Stress abzubauen ... und dann machte es klick im Kopf, da war ja was ...! Und ich griff zu meiner Geheimwaffe auf Papier:

Eine Freundin hatte mir das Buch *Jetzt* von Eckhart Tolle empfohlen. Es ging darum, die eigene Achtsamkeit zu entwickeln. Darin hatte ich Sätze gefunden, die für mich fast wie Magie waren, wenn ich sie las. Mit ihnen konnte ich mich in nur wenigen Atemzügen selbst regulieren, meine Gedanken wieder unter Kontrolle bringen.

Sätze wie diese:

„Was immer der gegenwärtige Moment enthält, nimm es an, als hättest du es selbst so gewählt.

Gehe mit, gehe nicht dagegen an. Mache den Moment zu deinem Freund und Verbündeten, nicht zu deinem Feind! ... Bleibe gegenwärtig und sei einfach weiter der Beobachter von allem, was in dir vorgeht."[21]

Diese Zeilen wirkten wie eine Gedanken-Entschleunigungs-Maschine auf mich. Ich las sie, begann ruhig ein- und auszuatmen und konnte allein durch die zurückgewonnene Kontrolle meiner Gedanken diesen quälenden Zustand auf ein erträgliches Maß zurückschrauben. Das war nie von langer Dauer, aber es half mir sehr oft, mich aus dem sich immer schneller drehenden Strudel herauszuziehen, bevor ich unterging.

Ich habe diese Zeilen auf einem Blatt Papier gerade in einem alten, ausrangierten Portemonnaie wiedergefunden. Heute brauche ich sie schon lange nicht mehr. Wenn mir damals jemand gesagt hätte, dass ich Jahre später mein eigenes Buch zu diesem Thema schreiben und es mir wieder so gut gehen würde – ich hätte es in meiner damaligen Lebenssituation niemals für möglich gehalten.

Auch du kannst lernen, diese Selbstregulierung bewusst anzuwenden. Finde für dich passende Texte der Dankbarkeit und Achtsamkeit, eigene Anker und Affirmationen – also positive Glaubenssätze, mit denen du dich gedanklich so gut verbinden kannst, dass es dir im Ernstfall möglich ist, noch vom Gleis zu springen, bevor der Angstzug dich überrollt.

Ich werde dir in diesem Kapitel zeigen, wie du eigene Affirmationen und Anker findest.

AFFIRMATIONEN – BESTÄRKENDE GLAUBENSSÄTZE
Wie sie genau funktionieren

Eine Affirmation (lateinisch für „Versicherung, Beteuerung") ist nichts anderes als ein positiv formulierter Satz. Eine positive Aussage. So weit, so gut. Das klingt erst mal ganz einfach. Ist es grundsätzlich auch, jedoch gibt es bei der Bildung von Affirmationen einiges zu beachten. Und es ist wichtig, dass du, wenn du deine Affirmationen gefunden hast, übst, übst, übst.

Denn genau so wie du dich möglicherweise schon jahrelang und jeden Tag unbewusst mit negativen Gedanken gefüttert hast, musst du diese positiven Gedanken – die Affirmationen – auch immer wiederholen, damit sie dir in Fleisch und Blut übergehen und zu deiner Denkgewohnheit werden. Es reicht nicht, sie ein paarmal zu wiederholen und dann zu erwarten, dass sie wirken.

Um es zu verdeutlichen:

Stell dir vor, du bist im Dschungel und nimmst Tag für Tag immer wieder einen bestimmten Weg zur Wasserquelle. Erst ist es nur ein kleiner, kaum sichtbarer Trampelpfad, doch je öfter du diesen Weg gehst, desto breiter und komfortabler wird er. Du hast mit deiner Machete

Du musst deinen neuen Weg gehen, ihn erobern

●●●

dafür gesorgt, dass er nie zugewachsen ist, bist immer wieder hindurchgegangen. Auf diese Art hast du dir auch den Weg für deine negativen Gedanken geschaffen. Immer und immer wieder. Jetzt braucht es natürlich eine ganze Weile, bis dieser alte Weg, den du nicht mehr gehen möchtest, zuwächst – vorausgesetzt du betrittst ihn tatsächlich nicht wieder, sondern konzentrierst dich ganz auf den neuen Pfad, den du gefunden hast. In diesem Fall: deine neuen positiven Affirmationen. Sie sind jetzt dein Weg zu einer neuen Quelle. Wenn du ihnen immer wieder folgst, hat der Weg zur alten Quelle bald keine Bedeutung mehr für dich. Allerdings musst du deinen neuen Weg nun jeden Tag und regelmäßig gehen, ihn dir erobern. Die Erde festtreten, das Gestrüpp stutzen, bis der Pfad sich verfestigt hat und zu dir gehört.

ÜBUNG
So findest du deine eigenen Glaubenssätze

ÜBUNG
SO FINDEST
DU DEINE
EIGENEN
GLAUBENS-
SÄTZE

Ich möchte dich gleich dazu einladen, Sätze zu deiner Angstsituation zu finden, die dich bestärken, die positiv sind. Je mehr Sätze und Details du findest, desto besser. Im Anschluss möchte ich dich bitten, möglichst jeden Tag einen dieser Sätze mit deinen fünf Sinnen wahrzunehmen, sie gedanklich und körperlich zu erleben.

Zuallererst ist es jetzt wichtig zu schauen, was eigentlich der konkrete Inhalt deines positiven Satzes – deiner Affirmation – sein soll.

Denk an die 4 goldenen Regeln im Coaching, die für deine Formulierungen ungemein wichtig sind, damit sie auch wirklich von deinem Unbewussten angenommen werden können.

Dir beim Thema Angst selbst nur zu sagen: „Ich habe ab sofort keine Angst mehr", wird nicht fruchten.

DIE 4 GOLDENEN REGELN IM COACHING
Worauf es bei den Formulierungen deiner Wünsche und Ziele ankommt:
- positiv und ohne Verneinung formulieren;
- alles muss durch dich selbst realisierbar sein;
- konkret formulieren und so, als wäre es bereits eingetreten;
- du kannst deine Zielformulierungen auch verändern, wenn du merkst, sie passen nicht mehr.

Wie also könnten deine bestärkenden Sätze klingen? Schließe kurz deine Augen und stell dir deine derzeitige Angstsituation vor. Wenn du dich nun fragst, was möchtest du stattdessen? Wie möchtest du dich stattdessen in der Situation fühlen? Dann hast du eine bestimmte positive Antwort in deinem Kopf, die sich für dich gut anfühlt.

Zum Beispiel bei Angst, in einen Supermarkt zu gehen (formuliert entsprechend den 4 Regeln):

„Ich bin ganz ruhig, wenn ich im Supermarkt in einer Schlange stehe. Ich bin eins mit mir. Ich atme ruhig ein und aus und sehe mich neugierig um, was es noch zu entdecken gibt, und höre interessiert die Gespräche der anderen Kund*innen. Alles fühlt sich vollkommen leicht an."

ÜBUNG
SO FINDEST DU DEINE EIGENEN GLAUBENSSÄTZE

Und, wenn du möchtest, weiter beschreibend:

„Am Kassenband atme ich ganz ruhig und bewusst weiter ein und aus, während die Menschen vor und hinter mir in der Reihe stehen. Mit jedem Piepsen der Kasse bin ich noch ein bisschen ruhiger und warte geduldig, bis ich dran bin."

Oder bei Flugangst:

„Ich fliege gern in den Urlaub und genieße hoch oben über der Erde den Blick in die unendliche Weite. Ich weiß, dass ich vollkommen sicher bin, und registriere die Bewegungen während des Fluges mit einem Lächeln."

Und, wenn du möchtest, weiter beschreibend:

„Die Gespräche und Geräusche um mich herum nehme ich als beruhigend wahr. Es fällt mir leicht, abzuschalten und meine Gedanken ruhen zu lassen. Ich bleibe einfach im Hier und Jetzt und bin ganz im gegenwärtigen Augenblick."

Ich hoffe, meine Beispiele inspirieren dich. Bitte suche dir eigene bestärkende Sätze, die genau auf dich zutreffen und die du konkret auf deine Angstsituation zuschneidest.

Wenn du solche Sätze, an die du glaubst, weil sie für dich auch realisierbar sind, für dich gefunden hast, geh gedanklich noch mal in die Situation.
Nimm wahr, wie sich dein Körper verändert, während du diese positiven Sätze denkst. Und jetzt stell dir vor, du bist schon an deinem Ziel angekommen. Du bist bereits jetzt genau so: ruhig, neugierig, leicht (oder was immer für dich zutrifft).

Geh gedanklich genau ins Detail:
- Wie atmest du?
- Was siehst du? Wie sieht es um dich herum genau aus?
- Was hörst du?
- Was spürst du?
- Wo spürst du die Ruhe, die Neugier, die Leichtigkeit (oder was du empfinden möchtest) in dir?
- Was riechst du?
- Was schmeckst du vielleicht?
- Welche Körperhaltung würde zu alldem passen? Nimm sie gerne ein, um die Wirkung zu verstärken (siehe Punkt 4, „Erlebe deinen Körper").

ÜBUNG
SO FINDEST DU DEINE EIGENEN GLAUBENSSÄTZE

Nimm es mit allen Sinnen wahr und sauge es mit jedem Atemzug auf.
Spürst du die Kraft, die der Satz für dich hat? Dein Unbewusstes kann, wie du bereits gelesen hast, nicht zwischen Realität und reinen Gedanken unterscheiden. Es existiert zudem nur im Hier und Jetzt, es unterscheidet keine Zeiten.
Bitte achte darauf, dass sich deine neuen bestärkenden Glaubenssätze gut und richtig anfühlen, dass du dich innerlich damit verbinden kannst und auch daran glaubst. Wenn du Widerstand in dir spürst, du dich mit einem der Sätze nicht verbinden kannst, dann kannst du mit den eben genannten Fragen noch mal hineingehen und dabei schauen: An welcher Stelle sitzt der Widerstand, und was brauchst du, um ihn aufzulösen?

So kommst du einem neuen, für dich wirklich hundertprozentig stimmigen Satz immer näher. Genau das ist essenziell, damit die Affirmationen für dich auch tatsächlich wirken.

Wenn du dir deine eigenen positiven Sätze Schritt für Schritt erarbeitet hast, kannst du beginnen, sie jeden Tag zu üben, bis sie sich in deinem Unbewussten verankert haben. Dabei ist es einfacher, wenn du dich immer auf ein bestimmtes Thema oder einen bestimmten Bereich pro Tag konzentrierst.

Geh jeden deiner bestärkenden Sätze ganz ausführlich mit deinen fünf Sinnen durch, mit den Fragen, die ich dir gerade gestellt habe, bezüglich dessen, was du:

- siehst,
- hörst,
- fühlst,
- riechst,
- schmeckst.

ÜBUNG
SO FINDEST DU DEINE EIGENEN GLAUBENSSÄTZE

Nimm dabei alles wahr, was dir in den Sinn kommt.

Geh das gerne für jeden Satz drei- bis fünfmal durch und ändere dabei auch die Reihenfolge der Sinneswahrnehmungen immer mal wieder. So verknüpfst du die Wahrnehmungen aller fünf Sinne in deinem Gehirn immer weiter miteinander.

Versuche auch jedes Mal, eine entsprechende Körperhaltung einzunehmen, die genau zu der Situation passt. Unter Punkt 4, „Erlebe deinen Körper", hast du ja bereits einiges zur Wechselwirkung von Körper und Psyche erfahren.

Du kannst die Wirkung deiner positiven Gedanken verstärken, indem du sie auch körperlich erlebst. Ja, ich weiß, das hier ist ein bisschen Arbeit. Aber du tust das ja für dich und dein Leben, dein Glück. Das ist es doch wert, oder?

Wichtig ist, dass jede deiner Affirmationen so von dir ausgesucht wird, dass sie genau zu dir passt und positiv formuliert ist. Und dass sie möglichst auch noch in einiger Zeit für dich dieselbe Bedeutung hat. Denn zum einen dauert es eine Weile, bis dieser neue positive Glaubenssatz auch tatsächlich in deinem Unbewussten angekommen und zur Gewohnheit geworden ist (diesen Prozess nennt man Autosuggestion).

Und zum anderen weißt du ja, wie schwer es ist, Glaubenssätze, die du dir über eine längere Zeit angeeignet hast, wieder loszuwerden. Außerdem funktioniert eine positive Veränderung nur, wenn deine bestärkenden Glaubenssätze hundertprozentig zu dir passen, weil du nur dann, wenn es sich stimmig anfühlt, auch dranbleiben kannst. Achte deshalb genau auf deine wahren Bedürfnisse und folge ihnen. Überlege ganz in Ruhe, welche bestärkenden Glaubenssätze du bilden möchtest, und lass dir Zeit, sie zu finden.

ÜBUNG
SO FINDEST DU DEINE EIGENEN GLAUBENSSÄTZE

DIE KRITERIEN FÜR ERFOLGREICHE AFFIRMATIONEN:

- so formuliert, dass keine Wörter mit negativen Bedeutungen enthalten sind, auch kein „nicht" oder „nein";
- so gewählt, dass sie von dir selbst umsetzbar sind;
- in der Gegenwart formuliert;
- für dich in Gedanken erlebbar gemacht und gefühlt.

Und: Du reflektierst deine Affirmationen und justierst sie bei Bedarf noch einmal nach.

Hilfreich wäre es, wenn du deine Affirmationen von nun an täglich mehrfach übst. Am besten morgens, mittags, abends. Jeweils ein paar wenige Minuten. Theoretisch brauchst du dir auch nicht einmal extra Zeit dafür zu reservieren. Du kannst zum Beispiel auf dem Weg zur Arbeit üben, beim Fahrradfahren oder bei Routinearbeiten zu Hause. Bei allen Tätigkeiten, die du im Alltag automatisiert ausführst, kannst du deine Aufmerksamkeit auf deine bestärkenden Glaubenssätze lenken und sie dadurch weiter verinnerlichen. Sprich sie dir laut oder in Gedanken immer wieder vor. So oft es geht.

Gib nicht auf, wenn es dir erst mal mühsam erscheint. Es braucht nun Zeit, bis dein Unbewusstes ohne dein bewusstes Zutun mit deinen bestärkenden Glaubenssätzen arbeitet.

SO FUNKTIONIEREN ANKER

Erinnerst du dich aus deiner Schulzeit noch an das pawlowsche Experiment, bei dem der Mediziner und spätere Nobelpreisträger Iwan Pawlow zu Beginn des letzten Jahrhunderts Hunde so konditionierte, dass sie bereits beim Klingeln eines Glöckchens Speichelfluss bekamen, weil sie es mit ihrer Fütterung verbanden?

Er hatte die Hunde auf das Glöckchen konditioniert und bewiesen, dass innere Reaktionen mit einem äußeren Reiz verbunden werden können, selbst wenn beides ursprünglich nichts miteinander zu tun hat. Das Klingeln des Glöckchens war zu einem sogenannten Anker geworden, mit dessen Hilfe eine bestimmte Reaktion beim Hund ausgelöst wurde.

Was das für uns bedeutet? Auch wir können uns so konditionieren, dass wir zum Beispiel ein positives Gefühl mit einem bestimmten äußeren Reiz (Anker) koppeln: eine sogenannte Reiz-Reaktions-Verknüpfung.

Nach mehreren Wiederholungen sind wir somit in der Lage, die gewünschten Gefühle durch diesen Reiz zu erzeugen. Was zum Beispiel in Situationen, in denen du spürst, dass die Angst wiederkommt, sehr helfen kann.

Um es ein bisschen anschaulicher zu machen: Wenn wir ein Lied hören, das uns an etwas besonders Schönes (vielleicht den ersten Kuss oder z. B. eine besondere Begegnung) erinnert, dann kann uns das schnell in eine romantische oder anders positiv aufgeladene Stimmung versetzen. Sofort ruft dieser Song unbewusst abgespeicherte Gefühle in uns wach. (Umgekehrt ist das mit negativen Gefühlen wie Traurigkeit natürlich genauso der Fall.)

Das heißt aber auch, wir können zum Beispiel, um mal bei der Musik zu bleiben, ein bestimmtes Lied hören, um uns mutig, kraftvoll und zuversichtlich zu fühlen, wenn wir es brauchen. Denk nur mal an die Musik, wenn die Boxer vor dem Kampf in den Ring einlaufen.

Nicht nur über das Hören, auch über das Sehen, Fühlen, Riechen und Schmecken können wir ankern! Stell dir nur mal einen leckeren weihnachtlichen Geruch vor: frisches Gebäck, Glühwein, der Duft einer Tanne, und schon kommen ganz bestimmte Gefühle und Gedanken in dir hoch.

Oder denk mal sehr intensiv an eine Zitrone. Du weißt genau, wie sie aussieht und riecht, wenn du sie jetzt gedanklich aufschneidest. Stell dir nun vor, du nimmst eine Scheibe und sollst hineinbeißen ... na? Läuft dir auch plötzlich das Wasser im Mund zusammen, verziehen sich deine Mundwinkel?

Anker, auf die wir gut konditioniert sind, können, wenn wir einfach nur an sie denken, starke Gefühle und körperliche Reaktionen in uns auslösen.

Wenn du nun also gleich einen Anker für dich suchst, macht es Sinn, nach etwas Ausschau zu halten, was dich im positiven Sinne stark triggert.

Solche Anker können wir überall in unserem Alltag finden. Wie gerade schon beschrieben: über das Sehen (visuell), das Hören (akustisch), über das Fühlen, Berühren, Tasten (kinästhetisch), durch das Riechen (olfaktorisch) oder den Geschmack (gustatorisch).

Damit dein Anker auch Wirkung zeigt, wenn du dich damit aus einer Angstschleife herausholen willst, muss er starke positive Gefühle in dir auslösen und du musst ihn so geübt haben, dass du ihn jederzeit abrufen kannst.

Was könnte so eine Situation für dich sein?

Ich gebe dir noch ein Beispiel zur Inspiration: Wenn ich heute noch mal mit Angst zu kämpfen hätte, würde ich einen der emotionalsten Momente meines Lebens als Anker wählen – die Geburt unserer Tochter.

Der Moment, in dem sie geboren war und ihre kleine Nase das erste Mal meine linke Wange berührte, den werde ich niemals vergessen. Dieses Gefühl, dieser kleine Stupser ... jetzt, wo ich diese Zeilen schreibe, steigen mir Tränen des Glücks in die Augen. Ich brauche nicht mal mehr meine Wange an der Stelle zu berühren, das Gefühl ist sofort da. Es bringt mich direkt in eine ganz andere Wahrnehmung.

Mit ein bisschen mehr Übung könnte ich diesen Anker noch intensivieren, um ihn im größten Stress auch wirklich parat zu haben.

Hast du so einen hoch emotionalen, positiven Moment in deinem Leben, an den du dich gern zurückerinnerst, der in dir warme, positive Gefühle auslöst?

Wichtig dabei ist, dass er wirklich einer rundum glücklichen, positiven Situation entspringt. Denn wenn der Moment zwar schön war, aber gleich darauf etwas Schlimmes passiert ist oder zum Beispiel jemand mit im Raum war, mit dem du etwas Negatives verbindest, dann hast du das unbewusst auch abgespeichert und rufst es mit ab. Das heißt, dein Anker wird nicht die gewünschte positive Kraft haben.

Wenn dir nun eine rundum positive, glückliche Situation einfällt, lade ich dich ein, diesen Anker jetzt mit der folgenden Übung zu verstärken und für dich in einer nächsten Angstsituation nutzbar zu machen.

> *"Anker gegen die Angst" Bonus 4 – kostenlos*
> *www.annettmoeller.de/angst-bonus4*

ÜBUNG
Dein ganz persönlicher Glücksmoment – Anker gegen die Angst finden

VORBEREITUNG

Für diese Übung brauchst du:
- ein Kissen oder einen Stuhl, auf dem du ganz entspannt aufrecht sitzen kannst, damit du auch in der totalen Entspannung wach bleibst – wenn es dir lieber ist, kannst du auch liegen;
- die Onlineanleitung zur Übung.

Bei dieser Übung gehst du gedanklich auf eine Art Traumreise zu einem der glücklichsten, kraftvollsten, schönsten Momente deines Lebens, suchst dir dort Bilder, Symbole, Farben, Klänge, Gefühle, Geschmäcker, Gerüche und speicherst sie ganz bewusst ab. So kannst du dir alles später, in Situationen, in denen du dieses positive Gefühl wieder brauchst, erneut aufrufen.

Setze oder lege dich nun bequem hin – ich empfehle auch hier zu sitzen, damit du wach bleibst – und rufe nun den Link zur Übung auf und folge mir.

Wenn du nun wieder im Hier und Jetzt angekommen bist, bleib noch einen Moment sitzen oder liegen ... du kannst nun testen, ob dein Anker funktioniert:

Lege deine Hand oder deine Hände erneut an die Stelle und spüre nach. Kannst du das wunderbare Gefühl von eben wieder aufrufen?
Wenn du genau das in der nächsten Zeit regelmäßig übst, kannst du deinen Anker intensivieren und verfestigen und dann in einer Angstsituation auf ein kraftvolles Tool zurückgreifen.

ZUKUNFT

> **PUNKT 8**

Nutze deine verborgenen Kräfte und Fähigkeiten

So kannst du dein Potenzial finden und einsetzen

Im letzten Teil meines 10-Punkte-Plans zur Selbsthilfe möchte ich dir helfen, optimistisch in die Zukunft zu schauen. Wie soll sie aussehen? Wer und wie möchtest du sein? Wie möchtest du dein Leben gestalten und welche Fähigkeiten trägst du bereits in dir, um all das zu erreichen?

Selbst wenn du vielleicht gerade in einer schwierigen Lebensphase steckst: In dir schlummert enorm viel Potenzial, das es aus deinem Unbewussten hervorzuholen gilt. Es geht darum, diesem Potenzial Raum zu geben, sich zu entfalten, sodass du davon auf deinem Weg profitieren kannst. Denn du trägst die Lösungen für deine Probleme tatsächlich bereits in dir. Es ist alles da, was du brauchst, um ein positives Leben zu führen und glücklich zu sein. Lass uns an dieser Stelle darauf schauen, welche Kräfte in dir darauf warten, von dir wahrgenommen und gezielt eingesetzt zu werden.

Ich biete dir hier unter Punkt 8 drei Übungen an. Sie sind ganz unterschiedlicher Natur, helfen dir aber alle drei, deine eigenen Kräfte, Fähigkeiten und Ressourcen aufzuspüren, die dir zum jetzigen Zeitpunkt vielleicht nicht bewusst sind oder die du bisher noch nicht aktivieren konntest. Dadurch dass du sie in dein Bewusstsein holst oder sie gedanklich neu erlebst, erlangst du weiteren Handlungsspielraum und neue Perspektiven, wie du mit deiner Angst (und auch anderen Problemen, die dich stressen) umgehen kannst.

Bei allen Übungen steht wieder das Thema Angst im Mittelpunkt. Du kannst die Angst aber selbstverständlich auch hier durch ein anderes Problem ersetzen.

Ich möchte dich als Erstes zu einer kleinen Gedankenreise einladen, hin zu deinen Ressourcen und Fähigkeiten.

Dafür brauchst du auf meiner Website nur noch die entsprechende Anleitung zu starten, dich ganz in Ruhe zurückzulehnen und dein Unbewusstes für dich arbeiten zu lassen.

Wenn ich dich durch meine Stimme dann in eine leichte Trance versetze, wirst du in einen entspannten Zustand gelangen, bei dem du jedoch geistig voll anwesend bist und jederzeit abbrechen kannst, wenn dir etwas nicht gefällt.

Falls du dich jetzt fragst, welche Ressourcen oder Fähigkeiten dir helfen könnten, mit deiner Angst klarzukommen: Vielleicht ist es dein Mut, deine Zuversicht, deine Kraft, dein Glaube – etwas von dir, das du in anderen Situationen deines Lebens bereits einsetzen konntest, worauf du im Zusammenhang mit deiner Angst momentan aber (noch) keinen Zugriff hast. Dein Unbewusstes hat die idealen Lösungen für dich parat. Du brauchst auf deiner Gedankenreise nur darauf zu vertrauen, dass sich dir die passenden Optionen in dem Augenblick zeigen, in dem du nach ihnen suchst.

Mit dieser Reise zu deinen Ressourcen werde ich dich einladen, gedanklich in eine Situation in deiner Vergangenheit zurückzugehen, in der du Fähigkeiten und Möglichkeiten hattest und genutzt hast, die dir heute im Umgang mit deiner Angst helfen könnten. Ich werde dich bitten, dich hineinzufühlen, was du damals gemacht hast und wie du es getan hast. Genau diese Eigenschaften und Fähigkeiten kannst du dann, wenn du es möchtest, aus deiner Gedankenreise in eine zukünftige Angstsituation mitnehmen. Was immer es für dich sein wird. Wie immer es für dich aussehen wird.

Während der Reise kannst du die Schatzkammer deines Unbewussten mit Leichtigkeit öffnen und die Fülle von Möglichkeiten und Fähigkeiten, die sich darin verbergen, in Empfang nehmen.

Allein durch deine Vorstellungskraft kannst du unbewusst enorm viel bewegen. Und du weißt ja, dein Unbewusstes unterscheidet nicht, ob du etwas tatsächlich erlebst oder ob du „nur" gedanklich in der Situation bist. Beides hinterlässt gleichermaßen eine Erinnerung.

> *"Aktiviere deine innere Kraft – Gedankenreise"*
> Bonus 5 – kostenlos
> www.annettmoeller.de/angst-bonus5

ÜBUNG
Aktiviere deine innere Kraft – eine Gedankenreise

VORBEREITUNG

Für diese Übung brauchst du:
- mindestens eine Stunde Zeit;
- ein Kissen oder einen Stuhl, auf dem du ganz entspannt aufrecht sitzen kannst, damit du auch in der totalen Entspannung wach bleibst – wenn es dir lieber ist, kannst du auch liegen;
- eventuell eine Decke zum Zudecken;
- meine Onlineanleitung zur Übung.

Nimm dir für diese Übung eine gute Stunde Zeit. Meine Anleitung ist nicht so lang, jedoch solltest du ausreichend Ruhe haben, um vor der Übung gedanklich anzukommen, es dir gemütlich zu machen. Auch nach der Gedankenreise ist es hilfreich, wenn du noch einen Moment für dich hast, um nachzuspüren und nicht sofort wieder zum nächsten Termin hetzen zu müssen. Es ist deine Qualitytime!

Genieße diese besondere Auszeit! Rufe nun den Link zur Übung auf und folge mir.

Wenn du dich auf deine Traumreise zu deiner inneren Kraft begeben hast, hoffe ich, dass sie dir gefallen und dir vielleicht schon neue

Möglichkeiten eröffnet hat. Lass das, was geschehen ist, einfach auf dich wirken ... du brauchst jetzt nicht mehr darüber nachzudenken oder irgendetwas zu tun. Es wird ganz von allein in dir arbeiten.

Du kannst diese Übung selbstverständlich wiederholen, wann immer du möchtest, und sie auch für andere Fähigkeiten oder Ressourcen nutzen, die du gern aus deinem Unbewussten wieder aktivieren möchtest.

Ich habe versucht, sie möglichst neutral zu halten, sodass sie universell einsetzbar ist.

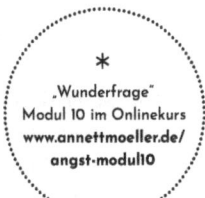

"Wunderfrage"
Modul 10 im Onlinekurs
www.annettmoeller.de/
angst-modul10

ÜBUNG
Wunderfrage: Was, wenn dein Problem über Nacht gelöst wäre?

ÜBUNG
WAS, WENN DEIN PROBLEM ÜBER NACHT GELÖST WÄRE?

Eine der beliebtesten Übungen für Coach*innen ist die Wunderfrage. Auch ich wende diese Methode immer wieder gern an, weil sie unglaublich effektiv ist und die Klient*innen schnell in für sie passende Lösungsräume bringen kann.

Die Wunderfrage wurde in den Achtzigerjahren von Steve de Shazer und Insoo Kim Berg entwickelt und ist Teil der „lösungsfokussierten Kurzzeittherapie".

Was ich an dieser Methode so faszinierend finde: Die Aufmerksamkeit der Klient*innen wird auf ein Leben ohne ihr Problem gelenkt. Das nämlich ist, „wie durch ein Wunder", plötzlich verschwunden. Ist das Problem aus dem Weg geräumt, haben die Klient*innen wieder klare Sicht auf ihre eigenen Bedürfnisse und daraus entstehende Lösungsmöglichkeiten.

Besonders wirkungsvoll ist die Wunderfrage, wenn du zum Beispiel das Gefühl hast, deine Situation ist aussichtslos, wenn du dich hilflos fühlst oder dich zum Beispiel unfähig fühlst zu handeln.

Ich habe diese Übung hier möglichst allgemein und sehr viel einfacher gehalten, als ich sie im Onlinekurs oder in einem 1:1-Coaching anwende, damit sie dir auch auf diesem Wege über das Buch neue Möglichkeiten und Sichtweisen offenbart. In einer Einzelsitzung

würde ich natürlich noch intensiver mit dir in diese Übung eintauchen und genau auf das eingehen, was du sagst. Dennoch ist sie auch schon in dieser Kurzform wirkungsvoll und ein guter Ansatz, damit du erste Lösungsmöglichkeiten für dich finden kannst.
Hast du Lust, die Wunderfrage mal in einer Kurzform hier im Buch für dich auszuprobieren?
Ich lade dich nun gern dazu ein.

ÜBUNG
WAS, WENN DEIN PROBLEM ÜBER NACHT GELÖST WÄRE?

Suche dir nun wieder einen geeigneten, ruhigen Rückzugsort, an dem du für die nächsten 30 bis 45 Minuten ungestört bist.
Wir gehen auch in diese Übung mit dem Ziel, dass du deine Angst loswerden beziehungsweise dich von negativen Gefühlen frei machen kannst. Du kannst statt „Angst" und „Angstgefühle" auch an ein anderes spezifisches Problem denken, das dich belastet.
Wenn du auf einer Skala von 1 bis 10 bewerten sollst, wo du stehst, wobei 1 der kleinste und 10 der größte Angstzustand ist: Wo würdest du dich sehen? Und auf welchen Zustand, welche Zahl, möchtest du gern kommen?
Schreibe dir beide Zahlen am besten auf.
Sobald du das getan hast, setze dich aufrecht hin, sodass du es dennoch bequem hast, lass deine Schultern hängen, atme ruhig ein und aus ... und komme im Augenblick an ...
Wenn du magst, schließe wieder deine Augen.
Stell dir jetzt einmal kurz vor, du legst dieses Buch gleich zur Seite. Je nachdem wie spät es ist, läuft der Rest des Tages ganz normal, alles ist wie immer, du verbringst auch den Abend wie gewohnt, gehst ins Badezimmer, machst dich bettfertig, und irgendwann, wenn es für dich Zeit ist, schlüpfst du unter deine Bettdecke und schläfst ein.
Während du schläfst, kommt eine Zauberfee in dein Zimmer ... sie verteilt ihren Zauberglitzerstaub überall ... und während du friedlich weiterschläfst ... passiert ein

Wunder ... dein Problem ist auf wundersame Weise gelöst ... einfach so ...
Du bist ja im Tiefschlaf und bekommst nichts davon mit ... du wachst am nächsten Morgen auf ... und beginnst den Tag ganz normal ... Und irgendwann bemerkst du auf einmal ... dass ein Wunder geschehen ist ... dass dein Problem verschwunden ist ...!

- Woran merkst du es?
- Wie zeigt sich dir, dass irgendetwas anders ist, dass dein Problem über Nacht gelöst worden ist?
- Was fühlst du ...? Wo fühlst du es ...?
- Welche Temperatur fühlst du vielleicht ...? Was spürst du auf deiner Haut ...?
- Was macht das mit dir ...?
- Was siehst du um dich herum ...?
- Welche Bilder ... welche Farben ... welche Eindrücke nimmst du mit deinen Augen wahr ...? Wie ist das Licht ...?
- Was hörst du vielleicht ... welche Geräusche ...?
- Was ist neu ... was ist anders ...?
- Welchen Geruch kannst du vielleicht wahrnehmen ...? Wo kommt er her ...? Was macht das mit dir ...?
- Und vielleicht kannst du auch etwas schmecken ...? Was schmeckst du ...? Wie gefällt dir der Geschmack ...? Was macht dieser Geschmack mit dir ...?

Atme tief ein und aus und nimm mit allen Sinnen diese wunderbare Situation wahr ... ein Wunder ist geschehen ...! Dein Problem ist gelöst!

- Was machst du an diesem Tag?
- Woran merkst du noch, dass dein Problem gelöst ist?
- Woran merken es die Menschen in deinem engsten Umfeld? Woran merkt es der Nachbar, wenn er dich morgens im Hausflur trifft, oder die Frau im Supermarkt, wenn du später noch einkaufen gehst?
- Was hast du gemacht, um in diesen Gefühlszustand zu kommen?

ÜBUNG
WAS, WENN DEIN PROBLEM ÜBER NACHT GELÖST WÄRE?

- Was noch?
- Welche deiner Fähigkeiten hast du dazu eingesetzt?
- Welche noch?
- Woran merkst du, dass es dir gut gelingt, Fähigkeiten einzusetzen?
- Wie hast du das getan?
- Was hat dir geholfen?
- Was kannst du noch tun, um diesen Gefühlszustand weiter auszubauen?

Du kannst dir alle Antworten in Ruhe aufschreiben, wenn du vielleicht später noch einmal nachlesen möchtest.

ÜBUNG
WAS, WENN DEIN PROBLEM ÜBER NACHT GELÖST WÄRE?

Wenn du nun daran denkst, welche Zahl du bezüglich deiner Angst vor der Übung auf der Skala festgelegt hast, wo stehst du nun mit der Angst von 1 bis 10? Wenn 10 die größte Angst ist? Wie weit bist du auf der Skala in Richtung 1 gekommen?
- Wie könntest du es schaffen, noch weiter in Richtung 1 zu kommen (falls du nicht schon dort bist)?
- Wie kannst du das auch in Zukunft tun?
- Was brauchst du dazu?
- Wer und was könnte dir dabei helfen?
- Welche Schritte könntest du konkret machen, um das umzusetzen? Was wären weitere Schritte?
- Was könnte verhindern, dass du diese Schritte gehst?
- Wie könntest du es hinbekommen, dass du es dennoch tust?

Und auch hier gilt, wie in jeder der Übungen: Du gibst immer das Beste, was du im gegenwärtigen Moment imstande bist zu geben. Selbst wenn du schon ein paar Schritte gegangen bist und es nicht immer schaffst, es genauso umzusetzen, erlaube dir eine Verschnaufpause. Sei nachsichtig mit dir und mache einfach da weiter, wo du aufgehört hast.

NUTZE DEINE VERBORGENEN KRÄFTE UND FÄHIGKEITEN

*
„Was dein Spiegelbild
dir raten würde" Modul 11
im Onlinekurs
www.annettmoeller.de/
angst-modul11

ÜBUNG
Was dein Spiegelbild dir raten würde

VORBEREITUNG
Für diese Übung brauchst du:
- zwei Positionen im Raum, d. h. zwei Kissen, zwei Stühle oder zwei andere Gegenstände, die als ein Ort einer neuen Perspektive dienen können.

Ich habe dir in diesem Kapitel drei wirkungsvolle Übungen versprochen, und hier kommt nun die dritte, die ebenfalls sehr kraftvoll ist und die du wunderbar für dich allein durchführen kannst. Sie hilft dir, dich selbst und dein Problem oder deine Angst dissoziiert von außen zu betrachten und dadurch eine andere Wahrnehmung des Problems und neue Lösungswege zu finden. Dazu möchte ich dich bitten, dir vorzustellen, dass du vor einem großen Spiegel stehst und dich selbst siehst. Allerdings machst du auf der anderen Seite des Spiegels alles andere als das, was ein Spiegelbild eigentlich tut. Im Gegenteil, dein Spiegelbild hat ein Eigenleben.

Ohne Grenzen, ohne Einschränkungen. Dein Spiegel-Ich darf, kann und macht alles, was es will. Es ist du, nur eben in einer ganz anderen Welt, in der es sich austoben kann. In der es keinen Zwängen und Regeln unterliegt. Und es hat auch gedanklich keine Einschränkungen, die es behindern.

ÜBUNG
WAS DEIN
SPIEGELBILD
DIR RATEN
WÜRDE

Hast du Lust, mal dort einzutauchen?
Wenn ja, dann lass uns gerne loslegen.
Bitte suche dir wieder einen geeigneten, ruhigen Ort und nimm dir ausreichend Zeit. Auch hier wären mindestens 30 Minuten hilfreich.
Setze oder stelle dich nun aufrecht hin, sodass du es dennoch bequem hast, lass deine Schultern wieder hängen, atme ruhig ein und aus ... und komme im Moment an ...
Wenn du magst, schließe deine Augen.
Stell dir nun die Situation deiner Angst erneut vor. Fühle dich noch einmal hinein ... vielleicht siehst du ein ganz konkretes Bild ... einen ganz konkreten Vorfall aus der nahen Vergangenheit, den du direkt gedanklich aufrufen kannst ...
Stell dir genau vor, wie du dich in der Situation verhältst ... was du sagst ... was du fühlst ... was du denkst ... wie es um dich herum aussieht ...
Lass deinen Atem in Ruhe kommen und gehen ...
Wenn du gedanklich angekommen bist, stell dir nun vor, du wärst nicht mehr allein in dieser Angstsituation ... du hättest auf einmal Verstärkung durch dein Spiegel-Ich ... es lebt in einer Parallelwunderwelt, die niemand außer euch beiden sehen kann ...
Diese Welt ist grenzenlos ... dein Spiegel-Ich kann tun und lassen, was es möchte ... es ist vollkommen ungezwungen und frei in seinen Gedanken und in seinem Handeln ... es kann alles sagen, was es möchte ... sich mit all dem umgeben, was ihm guttut ... ob Menschen oder Dinge ... alles ist möglich ... der Fantasie sind keine Grenzen gesetzt ...
Nimm jetzt zu deinem Spiegel-Ich Kontakt auf. Stell dir vor, ihr steht oder sitzt euch gegenüber. Stell dir vor, wie ihr euch zum ersten Mal vor dem Spiegel begegnet, und schau, was passiert ... atme dabei einfach in Ruhe weiter ...
- Wie heißt dein Spiegel-Ich?
- Wie sieht es dich an?

- Was sagt es vielleicht zu dir?
- Wie verhält es sich dir gegenüber?
- Was sagt es zu deiner Angst?
- Was rät es dir vielleicht?
- Was würde es selbst tun, wenn es um die Angst geht?
- Wie fühlst du dich dabei?
- Was möchtest du es vielleicht fragen?

Spüre noch ein wenig nach, und wenn du bereit bist, möchte ich dich bitten, deine Augen kurz zu öffnen und deine Position zu wechseln, um dich gedanklich in dein Spiegel-Ich hineinzuversetzen.
Bitte schüttle dich dazu einmal kurz aus, um wieder neutral in die neue Position einsteigen zu können.
Setze dich gern so hin, näher dran, weiter weg ... wie es sich für dich als Spiegel-Ich gut anfühlt ...

ÜBUNG
WAS DEIN SPIEGELBILD DIR RATEN WÜRDE

Spüre nun in dein Spiegel-Ich hinein:
- Wie fühlst du dich in dieser Position?
- Welche Gedanken kommen in dir hoch?
- Was nimmst du wahr?
- Wie nimmst du dein richtiges Ich wahr, was siehst und spürst du?
- Wenn du die gesamte Situation betrachtest, was hältst du von der Angst?
- Welche positive Absicht siehst du hinter der Angst?
- Welche Fähigkeiten und Eigenschaften hast du als Spiegel-Ich, um mit der Angst umzugehen?
- Wie würdest du diese Fähigkeiten genau einsetzen?
- Wann setzt du diese Fähigkeit erfolgreich in anderen Situationen ein?
- Wie könnte dein Ich diese Fähigkeiten und Ressourcen auch einsetzen?
- Welche unerfüllten Bedürfnisse siehst du bei deinem Ich?
- Was würdest du zu deinem Ich sagen oder ihm raten?

- Was kann dein Ich noch tun, um mit der Angst klarzukommen, sie loszuwerden?
- Was möchtest du als Spiegel-Ich noch sagen oder tun?

ÜBUNG
WAS DEIN SPIEGELBILD DIR RATEN WÜRDE

Wenn dir nichts mehr einfällt und du spürst, dass das Spiegel-Ich alles gesagt hat, möchte ich dich bitten, wieder aus der Position zurückzukehren. Auch hier schüttle dich einmal kurz durch, wirf oder streife die Position ab und komme zurück, indem du wieder auf deine anfängliche Position, dein Ich im Hier und Jetzt zurückgehst.

Schreibe dir gerne alles auf. Vielleicht möchtest du zu einem anderen Zeitpunkt erneut in deine Gedanken eintauchen.

- Wie war dieses Treffen mit deinem Spiegel-Ich für dich?
- Welche Erkenntnisse hast du gewonnen?
- Wie könntest du dieses Treffen nun für dich im Alltag nutzen?
- Wie könntest du es schaffen, in einer Situation, in der du dein Spiegel-Ich brauchen könntest, mit ihm Kontakt aufzunehmen?

Wenn dir das Erlebnis mit deinem Spiegel-Ich gutgetan hat, kannst du versuchen, jeden Tag in ruhigen Situationen mit ihm Kontakt aufzunehmen. Setze dich dazu zum Beispiel morgens und/oder abends entspannt hin und versuche in einer angenehmen Haltung, mit bewusstem Atmen, wie du es aus anderen Übungen kennst, ein Stück weit zur Ruhe zu kommen. Dann kannst du gedanklich Kontakt zu deinem Spiegel-Ich aufnehmen.

Du kannst dein Spiegel-Ich alles fragen und alles mit ihm in Gedanken besprechen oder tun, was für dich wichtig ist, damit es dir gut geht. Vielleicht fragst du es auch um Rat und holst dir Bestätigung und Zuspruch.

An dieser Stelle des Buches hast du bereits so viel gelernt, dass du genau weißt, wie du Körper und Geist entspannen und auf diese kleine Gedankenreise gehen kannst. Vielleicht wäre auch die Meditationsübung

„Der Ort deiner Entspannung" aus Punkt 5 eine schöne Möglichkeit, Kontakt aufzunehmen, indem du dein Spiegel-Ich gedanklich an einem Ort triffst, an dem du entspannt bist und dich wohlfühlst. Und noch eine Idee für einen Ansatz, den ich bei einem meiner Klienten erlebt habe: Vielleicht lässt du dich von deinem Spiegel-Ich durch den Spiegel in seine Welt hineinziehen und schaust dich dort um. Möglicherweise kannst du etwas finden und mitnehmen, was dir helfen könnte.

> **PUNKT 9**

Erschaffe die schönste Vision deiner Zukunft

Wie du das erreichen kannst, was du dir wünschst

Du hast es wirklich weit geschafft. Wie geht es dir jetzt bis hierhin? Wie lebst du jetzt mit deiner Angst? Wo hat sich in dir diesbezüglich etwas geändert? Wie hat es dein Leben verändert? Was möchtest du als Nächstes schaffen? Und wo möchtest du in Zukunft hin?

Vielleicht magst du an dieser Stelle eine kurze Zwischenbilanz ziehen, um genau zu wissen, wo du jetzt stehst, und um dir zu überlegen, welche Schritte als Nächstes für dich die passenden wären.

Wenn du, so wie ich, jahrelang unter Angst gelitten hast, dann hast du vielleicht auch immer mal wieder darüber nachgedacht, dass du deine äußere Situation vielleicht verändern müsstest, damit es dir wieder gut geht. Und vielleicht hast du dich, genau wie ich, nicht getraut, die nötigen Schritte zu unternehmen. Denn machen wir uns nichts vor: In so einer Situation haben wir oft kaum die Kraft, uns auch noch in etwas Neues zu stürzen. Schon der Gedanke daran macht eher noch zusätzlich Angst, weil neue Wege auch neue Ungewissheiten und neue Abläufe mit sich bringen. Deshalb bleiben wir oft in dem aktuellen Dilemma stecken, ohne zu erkennen, dass gerade die Veränderung, das Rausgehen aus der quälenden Situation eine große Hilfe sein kann. Manchmal ist jedoch das Verlassen einer schwierigen Lage der einzige Weg.

> **Manchmal ist das Verlassen einer schwierigen Lage der einzige Weg**
>
> ● ● ●

Um dir auch in dieser Richtung eine Hilfestellung zu bieten, möchte ich dich in diesem Kapitel einladen, in besonders motivierenden Bildern und leuchtenden Farben von einer Zukunft zu träumen, in der du dein Glück selbst in der Hand hast, deine Gedanken selbst steuerst. Ziel ist, dass du genau in dich hineinfühlst, wie diese Zukunft aussehen soll, und sie dann nach deinen Wünschen und Bedürfnissen für dich gestaltest.

Ich möchte mit dir als Erstes auf ein Ereignis in der ganz nahen Zukunft schauen, dann auf ein größeres oder großes Ziel, das noch etwas weiter weg liegt, und dich anschließend dazu ermuntern, dir das, was du dir wünschst und vorstellst, als eine Art „Stimmungsbild deiner Zukunft" mit echten Bildern und Texten zu erschaffen.

Die erste Übung ist zum Beispiel sehr hilfreich, wenn du vor einem Ereignis in der nahen Zukunft Angst hast oder es dir Unbehagen bereitet. Du kannst diese Übung im Grunde auf alle Ereignisse, selbst auf den nächsten Tag übertragen, wenn du dich zum Beispiel deiner selbst sicher und gut vorbereitet fühlen möchtest. Natürlich kann dann immer noch einiges anders laufen, als du es erwartest. Schaust du aber positiv nach vorn und bist verschiedene, mögliche Situationen schon gedanklich durchgegangen, dann strahlst du Selbstsicherheit aus. Und die kannst du natürlich auch nutzen, um die Situation so für dich zu wenden, wie du es möchtest. Denn dein Vorteil gegenüber anderen Beteiligten wird sein: Du bist innerlich vorbereitet.

EREIGNISSE GEDANKLICH POSITIV VORBEREITEN

Nehmen wir einmal an, dir steht in ein paar Tagen eine bestimmte Situation bevor, die dir schon jetzt Bauchschmerzen bereitet und dir Angst macht. Das kann ein privates Gespräch sein, ein beruflicher Termin oder etwas anderes, das dich beunruhigt.

Zur Vorbereitung dieses Moments lade ich dich ein, schon jetzt gedanklich in diesen Augenblick hineinzugehen und alles bereits im Vorfeld durchzuspielen.

Ich gebe dir mal ein Beispiel aus meiner Vergangenheit, damit du verstehst, was ich meine:

Ich hatte vor vielen Jahren am Anfang meiner TV-Karriere eine Veranstaltungsmoderation angenommen, vor der ich tatsächlich Angst hatte: eine Podiumsdiskussion zu einem sehr tief greifenden Thema, und zwar in einer Branche, mit der ich bis dahin im Leben nichts zu tun gehabt hatte. Von der ich auch nichts verstand. Dennoch wollte ich den Job. Er war schließlich eine Chance und gut bezahlt.

Ich bereitete mich wochenlang vor, las mich gezielt in die Materie ein und hatte zumindest irgendwann eine Ahnung. Wahrscheinlich sogar mehr als viele der Zuschauer*innen vor Ort bei der Veranstaltung, aber meinen Ansprüchen als Moderatorin dieser Podiumsdiskussion wurde das bei Weitem nicht gerecht. Schließlich beschäftigten sich meine Gesprächspartner*innen jeden Tag damit und steckten tief in der Thematik.

Ich hatte die Wahl: absagen oder durchziehen. Und na ja, ich zog es durch. Die Leute hängen zu lassen war für mich keine Option.

Weil ich mir meiner Angst jedoch sehr bewusst war, bereitete ich mich auch mental sehr gut auf diesen Tag vor.

Mehrere Tage hintereinander ging ich diese Veranstaltung morgens vor dem Aufstehen und abends vor dem Einschlafen gedanklich immer und immer wieder durch: wie ich aufstehen und mich zurechtmachen würde, wie ich dort hinfahren und ankommen, mit den Gastgeber*innen sprechen würde, wo ich sitzen, wie ich die Zuschauer*innen und die Gäste begrüßen würde und wie ich verschiedene Punkte in der Moderation strukturieren würde. Auch überlegte ich mir charmante Sätze und witzige Sprüche, thematisch passend, für den Fall, dass ich nicht weiterwissen würde.

Aber nicht nur das, ich versuchte, mich mit meinen fünf Sinnen regelrecht in diesen Tag hineinzufühlen: stellte mir vor, wie ich glücklich und freudig aufgeregt sein würde und wo ich das in meinem Körper spüren würde, was ich mir selbst Positives und Motivierendes sagen würde, was ich sehen, hören und riechen würde (zum Beispiel mein damaliges Lieblingsparfüm), welches Frühstück ich essen und was ich anziehen würde – welche Farbe – und selbst welche Musik ich auf dem Weg dorthin hören würde.

Ich durchlebte alles immer und immer wieder ganz bewusst mit einem positiven, freudigen Gefühl. Selbst wenn ich abends zu müde war und eigentlich keine Lust mehr hatte, zwang ich mich, meine Übung zu machen. Sie dauerte nach den ersten zwei, drei Malen im Übrigen kaum mehr als fünf Minuten.

Und weißt du, was passierte? Ich meisterte diese Podiumsdiskussion mit Bravour. Es war fast, als hätte ich genau das schon einmal zuvor gemacht. Ich fühlte mich sogar richtig wohl dabei und die Zeit verging wie im Flug. Auch die Gäste waren mehr als zufrieden, und ich hatte mit ein paar lockeren Sprüchen – die spontan aus dem Bauch heraus kamen – auch für so einige Lacher gesorgt und das doch eher dröge Thema aufgelockert. Seitdem bereite ich mich auf diese Weise auf große Herausforderungen vor.

Leider war mir damals, in meiner Angstzeit, noch nicht klar, dass das ein hilfreiches Tool sein könnte, um mit der Angst anders umzugehen.

Was ich dir mit diesem Beispiel vermitteln möchte: Du kannst im Vorfeld selbst ganz viel tun, damit nicht nur ein bestimmtes Ereignis, sondern jeder nächste Tag ein glücklicher oder zumindest ein guter werden kann. Du trägst alles, was du dafür brauchst, in dir.

Ja, natürlich gibt es Tage, an denen passiert Unvorhergesehenes, überrollen dich vielleicht unerwartete Ereignisse. Auf die kannst du dich kaum vorbereiten. Und ein geplanter Termin kann ganz anders verlaufen, als du es dir vorgestellt hast. Du kannst nicht alle Eventualitäten im Blick haben. Wichtig ist, dass du trotz deiner Vorbereitung und trotz überraschender Geschehnisse innerlich flexibel bleibst. Und dann kannst du aus einer Stärke heraus reagieren, weil du ja genau weißt, wie du es haben und wo du hinwillst, und vor allem, wie du dich dabei fühlen möchtest. Du hast ein Ziel und eine Vision vor Augen. Du kommst dann nur eben auf einem anderen Weg dorthin.

Im Folgenden biete ich dir eine Übung an, um deinen Alltag oder ein bevorstehendes Ereignis im Vorfeld neu zu denken. Dich darauf mit positiven Gedanken vorzubereiten.

Wenn du Lust hast, steig doch direkt mit darauf ein.

> *
> "Ereignisse positiv vorbereiten" Modul 12 im Onlinekurs www.annettmoeller.de/angst-modul12

ÜBUNG
So bereitest du Ereignisse gedanklich positiv vor

**ÜBUNG
SO BEREITEST DU EREIGNISSE GEDANKLICH POSITIV VOR**

Ich werde dich nun gedanklich, soweit das möglich ist, durch ein dir bald bevorstehendes Ereignis führen. Dabei versuche ich, so neutral wie möglich zu formulieren, damit du diese Übung vielfältig nutzen und deinen Gedanken möglichst viel Raum lassen kannst. Ich werde einfach von einem dir bevorstehenden Tag sprechen.

Ich gehe sogar noch etwas weiter in dieser Übung, als ich es in meinem vorangegangenen Beispiel selbst getan habe, und bitte dich, auch aus deiner eigenen Position herauszukommen, um zwischendurch die Perspektive zu wechseln. Dann kannst du auch noch einen neuen Blickwinkel für dich erschließen und dich dementsprechend gedanklich auch darauf einstellen. Schau gern, was da für dich passt.

Wenn du bereit bist, dir deine nahe Zukunft gedanklich neu zu erschaffen, lass uns gern beginnen.

Bitte nimm dir wieder ausreichend Zeit, mindestens eine halbe Stunde. Suche dir einen ruhigen Ort, an dem du die ganze Zeit ungestört bist, und setze dich aufrecht hin, sodass du dennoch bequem sitzen kannst.

Ich möchte dich nun bitten, in Gedanken auf den Tag zu schauen, um den es jetzt geht.

- Woran denkst du?
- Was erwartest du momentan von diesem Tag?
- Wie fühlt sich das an?
- Wo fühlst du es?
- Wie soll dieser Tag im Idealfall für dich aussehen?

Bitte formuliere deine Antwort für dich nach den 4 goldenen Coachingregeln, ohne Verneinung, in der Gegenwart und so, dass du es selbst realisieren kannst. Wenn du deinen Idealzustand für diesen Tag gefunden hast, möchte ich dich nun einladen, tiefer in die Situation einzutauchen.

Setze dich noch einmal aufrecht, aber bequem hin ... und nimm deinen Atem wahr ... spüre, wie du ein- ... und langsam und bewusst wieder ausatmest ... nimm wahr, wie du sitzt, wie dein Körper den Sitz unter dir berührt und wie deine Füße möglicherweise den Boden berühren.

Du bist ganz locker und bei dir ... Wenn du magst, kannst du gern deine Augen schließen ...

Gönne dir diesen kostbaren Moment, in dem du dir deine eigene positive Zukunft selbst erschaffst ... es ist ein Geschenk an dich selbst ... du musst nichts weiter tun, als dich fallen zu lassen und darauf zu vertrauen, dass du alles selbst in der Hand hast ...

Lass uns nun auf diesen besagten Tag schauen ... das, worauf du dich jetzt vorbereiten möchtest ... atme ganz bewusst immer wieder ruhig ein und aus ... lass die positive Energie in deinen Körper strömen und sich ausbreiten ...

Du hast gerade für dich das ideale Bild dieses Tages gefunden ... begib dich nun noch tiefer hinein in diesen Tag ... du fühlst dich gut, bist kraftvoll und gut gelaunt ... du weißt tief in dir, was es braucht ... damit der Tag ideal verläuft ... nimm wahr, wie du dich in diesem positiven Zustand fühlst ... und wo du das gute Gefühl in deinem Körper wahrnehmen kannst ...

ÜBUNG
SO BEREITEST DU EREIGNISSE GEDANKLICH POSITIV VOR

ÜBUNG
SO BEREITEST
DU EREIGNISSE
GEDANKLICH
POSITIV VOR

Wenn du magst, kannst du nun langsam an den Anfang des Tages gehen ... wie du vielleicht mit einem Lächeln im Gesicht – oder so, wie es dir angenehm ist – aufwachst ... stell dir ganz in Ruhe vor, was du tust, an diesem idealen Tag ... alles ist so, wie du es dir wünschst ... und es läuft alles zu deiner Zufriedenheit ... Was tust du, nachdem du aufgewacht bist? Fühle dich tief in die Situation hinein ... nimm wahr, was du denkst ... was du siehst ... was du fühlst ... welche Dinge du tust ... was du vielleicht schmeckst ... oder riechst ... nimm mit allen Sinnen den Start in diesen idealen Tag wahr ...
Was hast du vielleicht schon im Vorfeld getan, damit dieser Tag heute gut wird ...?
Und was noch ...?
Nimm alles wahr und lass deinen Gedanken und Gefühlen freien Lauf ...
Was wirst du an diesem Tag als Nächstes tun? Wo geht es jetzt für dich hin?
Was machst du an diesem idealen Tag anders, als du es sonst machen würdest ...? Woran merken andere, dass du dich heute anders verhältst ...?
Geh die Situation in Gedanken komplett durch und schau dich immer wieder um, was du siehst, was du spürst, hörst, riechst und schmeckst ... was sagst du zu den Menschen, denen du im Laufe des Tages begegnest? Was sagst du zu dir selbst ...?
Was könntest du noch tun ... dass dieser Tag einfach perfekt verläuft ...?
Und welche Möglichkeit gäbe es noch zusätzlich?
Spiele gedanklich jede einzelne Sequenz deines idealen Tages durch ... präge dir die Bilder und Gefühle ein ... nimm sie einfach in dich auf ... und lass dein Unbewusstes alles verarbeiten ... vertraue darauf, dass all das, was jetzt wichtig und hilfreich ist, in dir gespeichert wird ...
Wenn du magst, wechsle gedanklich auch mal die Position und geh aus dir heraus ... vielleicht versetzt

du dich in einen Gesprächspartner, den du während des Tages triffst ... oder in andere Menschen, denen du begegnest ... schaue aus deren Position, aus deren Augen auf dich ... wie du da stehst ... an deinem idealen Tag ... wie es dir gut geht ... wie du strahlst und ganz in dir selbst ruhst ...
Nimm diese sich ihrer selbst bewusste Person wahr ... und reagiere auf sie ... oder mache ihr zum Beispiel ein Kompliment ... was immer du in dieser Position eines oder einer Außenstehenden erspürst und gewillt bist zu sagen oder zu tun ...

ÜBUNG
SO BEREITEST DU EREIGNISSE GEDANKLICH POSITIV VOR

Wenn du meinst, es sei genug ... komme aus der Position des oder der Außenstehenden zurück und geh gedanklich wieder in dich selbst hinein ...
Wenn du diesen idealen Tag mit all deinen Sinnen erlebt hast ... spüre noch einen Moment nach ... dieses vielleicht besonders schöne Gefühl in dir ... wo ist es ...? Womit könntest du es vergleichen? Vielleicht hast du ja ein passendes Bild zu diesem wertvollen Gefühl direkt vor Augen ... lass es einfach kommen ...
Atme weiter ganz entspannt ein und aus ... nimm wahr, wie sich dein Körper mit jedem Atemzug mit Energie füllt und du diesen idealen Tag langsam hinter dir lässt ...
Wenn du bereit bist, komm wieder zurück in die Gegenwart ... fange an, deine Hände und Füße wieder zu bewegen ... atme gern mehrfach tief ein und aus ... und öffne deine Augen mit einem Lächeln ...

Wie geht es dir jetzt?

Mache dir gern Notizen zu dem, was du eben erlebt hast.

Schreibe dir noch mal all die Fragen auf, die ich dir gestellt habe, und deine Antworten dazu.

Um diesen idealen Tag nun mehr und mehr in dir zu verfestigen, ist es sinnvoll, diese Übung mindestens einmal am Tag gedanklich zu wiederholen. Deine Aufzeichnungen können dir dabei helfen, dich wieder gut hineinzudenken. Ideal wäre, wenn du die Übung abends immer wieder durchführst, weil du das Erlebte dann auch unbewusst im Schlaf verarbeiten kannst. Je öfter du das tust, desto besser wirst du dich fühlen und desto besser wirst du vorbereitet sein, wenn dieser besagte Tag kommt.

ERSCHAFFE DIE SCHÖNSTE VISION DEINER ZUKUNFT

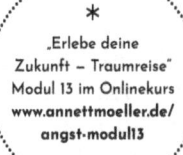

„Erlebe deine
Zukunft – Traumreise"
Modul 13 im Onlinekurs
www.annettmoeller.de/
angst-modul13

ÜBUNG
„Der Blick in die Zukunft" – wie du deine Ziele findest und gedanklich bereits (er)lebst

Wenn du auch erlebt hast, wie gut die vorangegangene Übung tatsächlich wirken kann, dann bist du bestimmt auch bereit, noch etwas weiter nach vorn zu schauen. Nicht nur auf den nächsten Tag, sondern auf die nächsten Wochen, Monate und vielleicht sogar Jahre.

Wie könnte deine ideale Zukunft aussehen?

ÜBUNG
DER BLICK IN
DIE ZUKUNFT

Träumen ist natürlich erlaubt und auch gewünscht. Wenn du magst, kannst du dich in Modul 13 vor oder auch nach der kommenden Übung auf eine geführte Traumreise in deine rosige Zukunft begeben.

Es gibt die einen, für die wichtig ist, sich realistische Ziele zu setzen, andere sagen, du musst groß denken, wenn du Großes erreichen willst. Für mich liegt die Wahrheit irgendwo dazwischen.

Denn für mich ist klar: Ist deine Idealvorstellung deiner Zukunft nicht anziehend genug und nicht stark genug für dich, bist du nicht wirklich motiviert, dorthin zu kommen. Ist der Traum dagegen mehr als unrealistisch und nie im Leben erreichbar, verlierst du vielleicht schon nach den ersten Metern den Glauben daran, es überhaupt jemals schaffen zu können. Erst recht, wenn das Ziel so weit weg ist und von anderer Leute Entscheidung abhängt, dann wird es auf Dauer unmöglich sein, am Ziel festzuhalten, denn du wirst es nicht aus deiner eigenen Kraft heraus erreichen können.

Du könntest dir für deine Visionsarbeit ein eigenes schönes Notizbuch anlegen, das du gern zur Hand nimmst und das du zum Beispiel „Mein Erfolgsbuch" oder „Mein Visionsbuch" nennst.

In das Buch schreibst du alle Ziele und Wünsche, die du gleich für dich und deine Zukunft formulieren wirst, und arbeitest regelmäßig damit, wie im Folgenden beschrieben. Und immer wenn du eines deiner Ziele erreicht hast, kannst du es abhaken und dir ein neues Ziel suchen.

ÜBUNG
DER BLICK IN DIE ZUKUNFT

Wenn du bereit bist, lass uns jetzt näher auf das eingehen, was du dir erträumst.

Schau dir in Gedanken an, was deine Ziele in der näheren und auch entfernteren Zukunft sein könnten.

Vielleicht, wer du eines Tages sein möchtest, wo du wie leben möchtest und was dabei für dich wichtig ist.

Damit die Übung für dich wirksam ist, möchte ich dich auch hier wieder bitten, deine Zukunftsvision nach den 4 goldenen Regeln im Coaching zu formulieren.

DIE 4 GOLDENEN REGELN IM COACHING

Worauf es bei den Formulierungen deiner Wünsche und Ziele ankommt:

- positiv und ohne Verneinung formulieren;
- alles muss durch dich selbst realisierbar sein;
- konkret formulieren und so, als wäre es bereits eingetreten;
- du kannst deine Zielformulierungen auch verändern, wenn du merkst, sie passen nicht mehr.

Wenn es möglich und passend ist, versieh deine Ziele auch mit einem konkreten Datum.

Beispiel:

„Am 01.08. bin ich/habe ich ..." Die Formulierungen „in zehn Jahren" und „in zwei Monaten" sind dagegen sehr vage. Mit einem konkreten Datum kannst du dich leichter fokussieren und einschätzen, wie weit du von deinem Ziel entfernt bist. Das funktioniert sicherlich nicht für jedes Ziel, aber da, wo es dir passend erscheint, kann es eine enorme Motivationskraft haben.

Wenn du nun das Ziel für dich formuliert hast, möchte ich dich jetzt bitten, gedanklich noch genauer hinzusehen und unter Einhaltung der 4 goldenen Regeln dreißig Sätze zu formulieren, wie dein Leben in Zukunft aussehen soll. Wenn dir nichts mehr einfällt, du die dreißig Sätze aber noch nicht erreicht hast, frage dich zum Beispiel: „Was ist noch wichtig?", oder: „Wo könnte ich noch mehr erreichen? Was könnte ich noch verändern?"

ÜBUNG
DER BLICK IN DIE ZUKUNFT

Versuche wirklich, bis ins kleinste Detail zu gehen. Schreibe bei dieser Zielformulierung auch Dinge auf, von denen schon klar ist, dass du sie bis dahin ohnehin erreicht hast, Dinge, von denen du bereits ausgehst.

Schmücke dir deine Träume aus, gestalte sie bunt und lebensbejahend und sei dabei ganz konkret und detailverliebt. Je genauer du die Dinge und die dazugehörige Umgebung siehst und formulierst, desto größer ist ihre Kraft und desto motivierender sind deine Ziele für dich.

Damit es dir leichter fällt, deine Ziele zu formulieren, habe ich einige Fragen aufgeschrieben, von denen du dich gern inspirieren lassen kannst. Ich würde dir vorschlagen, dein Ziel oben auf der Seite zu notieren, und dann gehst du von dem großen Ziel ganz oben in deiner Liste immer weiter nach unten, von 1 bis 30, und je weiter du nach unten kommst, desto detailverliebter wirst du. Nutze deine fünf Sinne, um dein Ziel auf allen Ebenen zu erleben, während du die passenden Sätze formulierst. Du kannst diese Übung später mit jedem Thema durchführen, was dir wichtig ist und was du dir für deine Zukunft wünschst. Und dabei mehrere Listen mit jeweils dreißig Sätzen erstellen. Es ist manchmal gar nicht so einfach, die dreißig Sätze auf Anhieb zu formulieren. Lass deinen Gedanken freien Lauf und vertraue darauf, dass du etwas finden wirst ... auch wenn es vielleicht länger dauert ...

Hier sind einige Beispielfragen als Inspiration:

Leben ohne deine Angst: Welche Situation betrifft es konkret? Wie fühlst du dich in dieser Situation neu? Was denkst du? Was fühlst du? Wie bewegst du dich? Was machst du mit Freude? Wie machst du es? Was fällt dir um dich herum auf? Wer bist du in dieser Situation? Wie bist du? Woran erkennen die anderen, dass du locker und gelöst bist? Was strahlst du aus? Was wird für dich nun möglich? Woraus schöpfst du deine Kraft, Zuversicht, Freude? ...

ÜBUNG
DER BLICK IN
DIE ZUKUNFT

Wohnen: Wie lebst du? In einem Haus, einer Wohnung, einer Wohngemeinschaft, in einem Wald, auf einem Hausboot ...? Wo lebst du? Wie sieht es dort und in der Umgebung aus? Wer sind die Nachbarn? Wann lebst du genau so, wie du es dir wünschst? In welchem Jahr? ...

Partnerschaft: Lebst du allein oder in einer Partnerschaft? Wenn letzteres in deiner Vorstellung zutrifft: Mit was für einem Menschen lebst du zusammen? Was ist dir an eurem Verhältnis wichtig, wie sollte es für dich sein? Was trägst du dazu bei? Was ist dir in einer Partnerschaft sonst noch wichtig? Was möchtest du mit deinem oder deiner Partner*in zusammen erleben? Wer bist du in dieser Partnerschaft? ...

Familie: Wie könnte eine Familienkonstellation aussehen, die dich glücklich machen würde? Was wäre eine Alternative? Was wäre dir wichtig, wenn du Kinder hättest? Was würdest du ihnen für ihr Leben mitgeben? Wie sollen sie dich erleben? ...

Bei den Punkten Partnerschaft und Familie ist es wichtig, dass du nur etwas formulierst, was du aus dir heraus erreichen kannst. Das heißt, es geht hier nicht darum, sich eine bestimmte Person als Partner*in vorzustellen und wie diese sich verhält. Du könntest dir aber ausmalen, wie du selbst sein möchtest, wenn du in so einer Situation leben würdest.

Werte: Was macht dich als Mensch aus? Wie ist dein Charakter? Wie willst du von anderen wahrgenommen werden? Wie gehst du auf andere Menschen zu? Was willst du anderen vermitteln? Was ist für dich im Umgang mit anderen Menschen oder z. B. der Natur wichtig? Was macht dich glücklich? Was erfüllt dich? Wie machst du andere glücklich? ...

Gesundheit: Wie fühlst du dich? Wie ist dein Gesundheitszustand? Was tust du für deinen Körper? Wie sieht deine tägliche Routine dazu aus? Wie ist dein konkretes Gewicht (Kilozahl aufschreiben und bitte unbedingt realistisch dabei sein, so wie es für deinen Körper auch gesund ist) an deinem Zieltag (bitte nenne dabei auch ein konkretes Datum)? Wie sind deine Gesundheitswerte an einem bestimmten Zieltag? Was tust du dafür, dass du diese Werte und/oder dein Gewicht hältst? ...

Materielles: Welche materiellen Dinge besitzt du genau? Wie sehen diese Dinge genau aus? Was ist daran toll? Was ermöglichen sie dir? Wie fühlt es sich an? Wie pflegst du diese Dinge? Welche Rituale hast du damit? Was erfüllt sich dadurch für dich noch in deinem Leben? Wer profitiert außer dir davon? ...

Freundschaften: Wer sind deine Freund*innen? Warum sind sie deine Freund*innen? Was macht sie besonders? Warum bist du für sie besonders? Was verbindest du mit ihnen? Wie wirst du von ihnen gesehen? Was gibst du ihnen? Welche Werte vertrittst du ihnen gegenüber? Warum bist du ein toller Freund, eine tolle Freundin? ...

Freizeit/Hobbys: Wie sieht deine Freizeit aus? Was machst du? Wie machst du es? Was hast du für Fähigkeiten, das zu tun? Woher hast du diese Fähigkeiten? Wie erhältst oder vertiefst du sie? Mit wem machst du das? Wie viel Zeit hast du dafür? ...

ÜBUNG
DER BLICK IN
DIE ZUKUNFT

Job: Wo und was arbeitest du? Wie arbeitest du genau? Mit wem arbeitest du? Was ist das Großartige an deinem Job? Welchen Traum erfüllst du dir damit? Was tust du dabei besonders gern? Welches Einkommen erzielst du? Wenn du Angestellte hast, wie gehst du mit ihnen um? Wie möchtest du von ihnen gesehen werden? Wie sieht dein Tagesablauf aus? ...

Fähigkeiten, Weiterentwicklung: Welche neuen Fähigkeiten hast du erworben? Wie gut beherrschst du deine neuen Kompetenzen? Warum interessieren sie dich? Welcher Sinn oder Wert wird dadurch für dich erfüllt? Wie profitierst du davon? Wie nehmen andere deine neuen Fähigkeiten wahr? ...

ÜBUNG
DER BLICK IN
DIE ZUKUNFT

All diese Fragen sind lediglich ein Angebot, keine Leitlinie. Selbstverständlich kannst du dir auch ganz andere Fragen zu anderen Themengebieten stellen und daraus dein Ziel oder deine Ziele ableiten und für dich formulieren.

Wenn es für dich sehr herausfordernd ist, überhaupt konkrete Ziele zu formulieren, dann findest du unter Punkt 3, „Dein Weg zu mehr Selbstliebe", verschiedene Übungen, mit denen du dir deiner selbst und deiner Wünsche noch bewusster wirst.

Schreibe dir deine dreißig Sätze, wie deine Zukunft zu deinem jeweiligen Themengebiet aussehen soll, in Ruhe auf. Feile an ihnen herum, überdenke sie. Vielleicht wirfst du einige davon über Bord oder stellst sie noch mal um. Die Hauptsache ist, dass du eine gute Verbindung zu dem hast, was du formulierst. Dass es sich für dich richtig und gut anfühlt. Auch wenn es vielleicht etwas länger dauert.

Wenn du diese ausführliche Liste erstellt hast, möchte ich dich dazu einladen, dich für die nächsten Wochen und Monate oder auch Jahre (je nachdem wie weit das Ziel in der Zukunft liegt) immer wieder regelmäßig auf dieses Themengebiet zu konzentrieren. Falls du mehrere Themengebiete für dich erarbeitet hast, wähle am besten zunächst das aus, was dir am schnellsten erreichbar scheint, um ein baldiges Erfolgserlebnis zu haben und motiviert weiterzumachen. Danach nimmst du dir dann die nächsten Themen nacheinander vor.

Entscheide selbst, wie die Vertiefung dieser Übung in deinen Zeitplan passt. Je mehr du dranbleibst und je mehr du dein Ziel schon heute gedanklich erlebst, desto mehr bist du motiviert und kannst auch in schwierigeren Zeiten daran festhalten.

Geh an jedem deiner Übungstage gedanklich in dein Thema hinein. Such dir einen ruhigen Ort und einen Augenblick am Tag aus, in dem du ungestört bist. Das kann zum Beispiel morgens vor dem Aufstehen sein, oder abends direkt vor dem Schlafengehen. Lies dir vorab deine Sätze dazu durch (solange du dein Ziel noch nicht in allen seinen Details komplett im Kopf hast) und tauche gedanklich hinein. Dann nimmst du mit deinen fünf Sinnen wahr, was du mit diesem Ziel verbindest:

- Was siehst du? Welche Bilder, Farben, Licht, Landschaften, Orte, Menschen, Tiere, Gegenstände ...?
- Was hörst du? Welche Geräusche, Töne, Stimmen ...?
- Was fühlst du? Wie ist die Temperatur, was spürst du auf der Haut, in deinem Körper, wo in dir drin ... wie fühlt es sich an ... was macht es mit dir ...?
- Welchen Geruch nimmst du wahr? Womit verbindest du ihn? Was löst er in dir aus? Woher kommt er?
- Welchen Geschmack hast du vielleicht im Mund? Beschreibe ihn! Woran erinnert er dich? Was macht das mit dir?

ÜBUNG
DER BLICK IN DIE ZUKUNFT

Nimm dir Zeit dafür, dein Ziel gedanklich eingehend zu betrachten und zu erleben. Sei neugierig und aufgeschlossen und nimm jede Nuance, jedes Detail dessen wahr, was in dir und um dich herum passiert.

Je öfter du diese Übung machst, desto mehr verfestigt sich dieses Erleben in deinem Gehirn. Dein Denken wird in Richtung deines Ziels ausgerichtet, und es wird dir immer leichter fallen, es zu verfolgen, weil du automatisch die Dinge tun wirst, die notwendig sind, um an dein Ziel zu kommen.

Wenn du dein Ziel in Gedanken immer und immer wieder erlebst, ändere auch gern die Reihenfolge in der Wahrnehmung deiner fünf Sinne. Das hilft zusätzlich, neue, positive Verknüpfungen in deinem Gehirn aufzubauen.

Was an dieser Stelle noch wichtig für dich ist: Ziele sind nie in Stein gemeißelt. Du entwickelst dich, die Umstände verändern sich, das Leben ist immer in Bewegung. Überprüfe deine dreißig Sätze ab und zu daraufhin, inwiefern dein jeweiliges Ziel noch für dich stimmig ist. Wenn es in dieser Form nicht mehr passt, verändere die Sätze wieder und justiere nach.

Und jedes Mal wenn du ein Ziel erreicht hast, hake es auf deiner Liste ab und suche dir ein neues oder lass ein größeres Ziel nachrücken, das du erst mal nach hinten gestellt hattest.

Durch dein „Visionsbuch", oder wie immer du es nennen möchtest, hast du das Heft des Handelns im wahrsten Sinne des Wortes immer in der Hand. Du hast einen roten Faden, der sich durch dein Leben zieht, und weißt immer ganz genau, in welche Richtung du möchtest. Hast du übrigens bemerkt, dass du schon wieder einen großen Schritt weitergekommen bist? Du hast vermutlich zum ersten Mal seit Ewigkeiten wieder ganz detailverliebt einen Blick in die Zukunft gewagt und Pläne geschmiedet!

Wie weit auch immer dieses Ziel entfernt ist, wichtig ist, dass du gedanklich dranbleibst und immer danach handelst, es eines Tages auch zu erreichen. Wie du es erreichst, das wird sich im Laufe der Zeit zeigen. „Dem Gehenden schiebt sich der Weg unter die Füße", schreibt Martin Walser in seinem Gedicht *Mut*.

Und genauso ist es: Du kannst den Weg vorweg nicht konkret planen, wie du genau an dein Ziel kommst. Du kannst dir aber immer wieder überlegen, was ein möglicher nächster Schritt dorthin sein kann … und ihn dann gehen. Wenn du wach, offen und flexibel bleibst, ergeben sich nach und nach weitere Optionen.

> **Wie weit auch immer dieses Ziel entfernt ist, wichtig ist, dass du gedanklich dranbleibst**
>
> •••

EIN STIMMUNGSBILD DEINER ZUKUNFT – WIE DU DICH SELBST NOCH MEHR UNTERSTÜTZEN KANNST

Eine letzte wunderbare Übung in diesem Kapitel, die ich auch schon mehrere Male in meinem Leben für mich selbst und auch immer wieder mit Klient*innen gemacht habe, möchte ich dir jetzt noch empfehlen: Erstelle ein Stimmungsbild deiner Zukunft.

Dafür brauchst du etwas Zeit und einige Zeitschriften. Alternativ kannst du, wenn dir das liegt, auch ein bisschen mit einem Programm wie zum Beispiel PowerPoint oder Keynote „basteln". Selbst wenn Basteln echt nicht dein Ding ist, lohnt es sich, der Übung eine Chance zu geben! Sie wirkt oft sehr beruhigend, hilft dir, dich zu fokussieren und mit Gedanken und Bildern in dein Thema einzutauchen.

Dadurch dass du dich für dieses Stimmungsbild deiner Zukunft einmal auf ganz andere Weise gedanklich mit deinen Zielen auseinandersetzt und auch eine andere Handlung dazu ausführst, wird dieses Bild wieder auf eine neue Weise positiv in dir abgespeichert.

Ich erinnere mich an dieser Stelle an einen Businessklienten, der im Laufe unserer Sitzungen unter anderem Ziele erarbeitet hatte, die er nun beginnen wollte umzusetzen. Er fühlte sich gut gerüstet und gab sich optimistisch. Ich nahm an, dass unsere Arbeit beendet sei, doch er kam ein paar Wochen später noch einmal zu mir. Er hatte sich vieles notiert, hatte viele unserer Übungen auch zu Hause gemacht und war eigentlich ganz zufrieden. Doch irgendetwas fehlte ihm. Er konnte sich, wenn er Ruhe hatte, gut in die Sätze hineindenken, sie mit seinen fünf Sinnen erleben und war auch jedes Mal motiviert. Jedoch verlor er zwischendurch „den Kontakt" zu seinen Zielen, wenn der Alltag ihn überrollte.

Ich lud ihn ein, mit Schere und Klebestift ein Stimmungsbild seiner Zukunft zu basteln. Er war etwas verwirrt und fand die Idee kurzzeitig etwas „befremdlich", wie er sagte. Aber er machte mit. Er nahm sich tatsächlich einen Stapel alter Zeitschriften und fertigte aus Bildern, die er darin fand und die seine Träume und Ziele bildlich gut trafen, eine kleine Collage.

Wieder einige Wochen später schrieb er mir in einer E-Mail, dass genau dieses Bild seitdem an seinem Kühlschrank hänge, ihn jeden Morgen an seine Wünsche und Ziele erinnere und ihn direkt in positive Stimmung bringe! Und er konnte das Bild sogar in akuten Stresssituationen gedanklich aufrufen und damit innerlich arbeiten.

Klingt gut, oder? Diese Brücke kannst du für dich auch bauen und es dir damit wesentlich erleichtern dranzubleiben. Versuch es doch einfach mal. Es muss dir ja auch keiner dabei zuschauen. Und Spaß macht es ganz sicher, selbst wenn du kein begnadetes Basteltalent bist.

Und so gehts:

ÜBUNG
Baue dir ein Stimmungsbild deiner Zukunft

VORBEREITUNG
Für diese Übung brauchst du:
- etwa eine Stunde Zeit;
- einige Zeitschriften, Schere, Klebstift oder alternativ ein Layoutprogramm und einen Computer mit Drucker.

In der vorangegangenen Übung bist du gedanklich tief in dein Ziel (oder auch mehrere Ziele) eingetaucht. Suche dir nun passend dazu Bilder und zum Beispiel Wörter oder Schlagzeilen in Zeitschriften oder im Internet und baue daraus mit Schere und Kleber bzw. Layoutprogramm und Drucker eine Collage. Nimm all das auf, was zu deinem Ziel passt.

Angenommen, in deinem Thema geht es darum, wie du in Zukunft arbeitest, wie erfolgreich du bist, was du im Job machst. Dann suche zum Beispiel Bilder von Orten und Umgebungen, an oder in denen du arbeiten möchtest, Räumlichkeiten, Möbel, weitere Details, Menschen, Begriffe und Schlagwörter, die darstellen, wie du gern in der Zukunft arbeiten möchtest. Vielleicht findest du auch Symbole, die für dich all das ausdrücken, was du in diesem Zusammenhang empfindest. Du kannst auch andere Materialien einbeziehen, andere Stoffe oder

Oberflächen. Was immer dir einfällt. Stell deine Arbeit und deinen Erfolg bildlich mit dem dar, was du finden kannst, oder zeichne auch etwas dazu. Alles ist möglich. Vielleicht rahmst du die entstandene Collage später ein und platzierst sie so in deinem Büro, oder wo auch immer es für dich passt, dass du sie in deinem Alltag immer wieder vor Augen hast und sie sogar unbewusst auf dich wirken kann.

Weiter vorn habe ich schon eine Zeile aus Martin Walsers Gedicht *Mut* zitiert. Wenn du ein wenig Zeit und Muße hast, lass das ganze Gedicht von ihm einmal auf dich wirken. Ich finde, es beschreibt ganz wunderbar, wie du deinem Ziel Schritt für Schritt immer weiter entgegengehen kannst.

Mut

„Mut gibt es gar nicht. Sobald man überlegt, wo man ist, ist man schon an einem bestimmten Punkt.

Man muss nur den nächsten Schritt tun. Mehr als den nächsten Schritt kann man überhaupt nicht tun.

Wer behauptet, er wisse den übernächsten Schritt, lügt. So einem ist auf jeden Fall mit Vorsicht zu begegnen.

Aber wer den nächsten Schritt nicht tut, obwohl er sieht, dass er ihn tun könnte, tun müsste, der ist feig.

Der nächste Schritt ist nämlich immer fällig. Der nächste Schritt ist nämlich nie ein großes Problem. Man weiß ihn genau.

Eine andere Sache ist, dass er gefährlich werden kann. Nicht sehr gefährlich. Aber ein bisschen gefährlich kann auch der fällige nächste Schritt werden.

Aber wenn du ihn tust, wirst du dadurch, dass du erlebst, wie du ihn dir zugetraut hast, auch Mut gewinnen.

Während du ihn tust, brichst du nicht zusammen, sondern fühlst dich gestärkt. Gerade das Erlebnis, dass du einen Schritt tust, den du dir nicht zugetraut hast, gibt dir ein Gefühl von Stärke.

Es gibt nicht nur die Gefahr, dass du zu viel riskierst, es gibt auch die Gefahr, dass du zu wenig riskierst.

Dem Gehenden schiebt sich der Weg unter die Füße."[22]

| PUNKT 10 |

Mut zur Veränderung

Wie du es schaffst, dein Leben gezielt zu gestalten

Du hast dir im vorangegangenen Kapitel Ziele gesucht und sie für dich konkret erarbeitet.
 Jetzt kommt es auf deinen Mut an, die Schritte, die du dafür als notwendig ansiehst, auch tatsächlich zu gehen. Möglicherweise macht dir das Angst und du schreckst davor zurück.

Meine Erfahrung ist jedoch: Wenn du deine Schritte wirklich gut durchdacht und vorbereitet hast, wird es dir sehr viel leichter fallen, Neues zu wagen und deinen Weg auch zu gehen. Das können erst mal ganz kleine Schritte sein, hin zu einem entspannten Umgang mit Situationen, die dir bisher Angst gemacht haben, oder auch große Schritte, wie du deine Zukunft planst.

Was dabei absolut essenziell ist: dass du dir auch ansiehst, was dich daran hindern kann, die Schritte umzusetzen und deine Ziele zu erreichen.

Mut zur Veränderung zu haben und neue Wege zu gehen, bedeutet auch, den Steinen, die dir in den Weg „gelegt" werden, auszuweichen oder notfalls Mittel und Möglichkeiten zu finden, sie zu beseitigen, bis der Weg in Richtung deines Ziels wieder frei ist.

Solche Steine müssen auch nicht zwangsläufig Hindernisse sein, die es dir nur schwer machen weiterzukommen. Sie können auch neue Anregungen und Ideen bringen. Manchmal ist es gut zu überlegen, welchen Sinn ein Hindernis hat. Was sollst du vielleicht daraus lernen? Wie könnte es dir eventuell sogar helfen?

Manchmal wirst du auch nicht auf direktem Weg zum Ziel kommen, sondern musst Umwege gehen. Davon kann ich wahrlich ein Lied singen. Und dennoch sind es gerade die Umwege, an denen du auf dem

Weg zu deinem Ziel enorm wachsen kannst, wenn du sie als Chance verstehst.

Es kann auch passieren, dass du auf deinem Weg merkst, dass du vielleicht in eine neue Richtung laufen möchtest, dein Ziel sich verändert hat. Sieh es als einen Prozess des Wachsens, als eine fortlaufende Entwicklung, dein Leben nach deinen individuellen Vorstellungen zu gestalten. Ändere einfach das, was nicht mehr passt.

Es könnte auch ein Wechselbad der Gefühle auf dich zukommen, zwischen Euphorie und aufgewühlter Sinnsuche. Das ist vollkommen normal und gehört dazu. Lass dich davon nicht abhalten, sondern versuche, es für dich zu nutzen. Deswegen ist es relevant, dir vorher zu überlegen, wie du dich verändern willst und was dafür notwendig ist. Gleichzeitig solltest du darauf achten, den Weg zum Ziel nicht zu perfekt auszuarbeiten. Selbst die beste Planung wird sich nicht haargenau umsetzen lassen. Wichtig ist, dass du flexibel bleibst. Auf das reagieren kannst, was kommt, und auch, dass du das Heft des Handelns selbst in der Hand behältst. Warte nicht darauf, dass etwas passiert, sondern werde selbst aktiv. Schwimme mit dem Fluss des Lebens und den Ereignissen und sei dabei gleichzeitig mutig und wachsam, die Stromschnellen zu umschiffen und eventuell an passenden Stellen eine Auszeit zu nehmen, wenn du auf deinem Weg nachjustieren musst.

Ängste und Zweifel gehören letzten Endes ein Stück weit immer dazu. Sie können sogar extrem hilfreich sein und dir beispielsweise richtig Anschub geben (die Ängste) oder dich dein geplantes Vorgehen noch mal überprüfen lassen (die Zweifel). Lege einen konkreten Zeitpunkt für dich fest, wann du wirklich starten willst. Und hab dann den Mut, den ersten Schritt zu gehen.

Wenn du magst, lass uns nun zum Abschluss schauen, was du konkret tun kannst, wie deine nächsten Schritte aussehen könnten und welche Hindernisse es geben könnte.

DIE KONKRETE UMSETZUNG DEINER NEUEN DENK- UND VERHALTENSWEISEN

Du hast wahrscheinlich, davon gehe ich jetzt einmal aus, viele der vorangegangenen Übungen für dich erarbeitet. Hast dich intensiv mit den Inhalten auseinandergesetzt. Vermutlich hast du auch festgestellt, wie dich die eine oder andere Übung weiterbringt und dich verändert, dir neue Denk- und Sichtweisen in Bezug auf deine Angst eröffnet. Und vielleicht nicht nur bei diesem Thema.

Am Ende vieler Übungen habe ich dich zum Beispiel gefragt, was du an Erfahrung daraus mitnehmen kannst, welche Schritte du als Nächstes gehen könntest.

Jetzt möchte ich dich dazu einladen, dich ausführlich mit deinen Erkenntnissen aus den einzelnen Übungen auseinanderzusetzen. Dabei geht es darum herauszufinden, wie du diese Erkenntnisse und Lösungsansätze in deinen Alltag integrieren kannst, sodass du auch wirklich davon profitieren und ein Leben frei von Angst führen kannst. Wobei sich die folgenden Übungen auch auf alle Lebensbereiche übertragen lassen, die nichts mit Angst zu tun haben.

Neue Sichtweisen und Ziele zu finden, positiv zu denken und nächste Schritte zu planen ist das eine, die Umsetzung das andere. Und die ist oft gar nicht so leicht, wenn uns das tägliche Klein-Klein auffrisst. Da fliegen gute Vorsätze oft schnell wieder über Bord. Deshalb ist es hilfreich, dass du dir gut überlegst, wie die Umsetzung des gewünschten Verhaltens in den Alltag konkret aussehen kann und welche Hindernisse lauern.

Eine sozialpsychologische Studie hat ergeben, dass die Wahrscheinlichkeit, einen Plan in die Tat umzusetzen und ein bestimmtes Ziel zu erreichen, sehr viel größer ist, wenn die notwendigen Handlungsschritte vorher konkret ausformuliert wurden. Wesentlich geringer war die Wahrscheinlichkeit der Umsetzung ohne konkreten Plan. Dadurch dass wir uns mit den Schritten bis zum Ziel bereits detailliert auseinandersetzen, sie genau durchdenken und gedanklich vorab erleben, fällt es uns leichter, das Ganze dann auch tatsächlich real umzusetzen.[23]

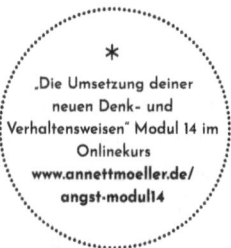

"Die Umsetzung deiner neuen Denk- und Verhaltensweisen" Modul 14 im Onlinekurs
www.annettmoeller.de/angst-modul14

ÜBUNG
Schritt 1

PLANE DIE KONKRETE UMSETZUNG DEINER NEUEN DENK- UND VERHALTENSWEISEN

ÜBUNG
PLANE DIE UMSETZUNG DEINER NEUEN DENK- UND VERHALTENSWEISEN

Für welche Denkmuster, welches Verhalten, welches Ziel möchtest du nun konkrete Handlungsschritte erarbeiten? Du kannst gern deine gesamten Erkenntnisse aus allen Übungen zusammenfassen und dir überlegen, wo du am Ende meines 10-Punkte-Plans stehst. Oder du suchst dir ganz bestimmte Übungen heraus, die für dich besonders wirkungsvoll waren. Das bleibt ganz dir überlassen.

Nimm dir als Erstes ein Thema, das dir am einfachsten erscheint, das dich am meisten anspricht. Du kannst die konkrete Planung, die wir jetzt zusammen durchgehen, jederzeit mit jedem weiteren Thema erarbeiten.

Wenn du so weit bist, möchte ich dich bitten, die folgenden Fragen zu durchdenken und zu beantworten:

Erkenntnisse
- Welche Erkenntnisse hast du (aus diesem Buch generell oder einer einzelnen Übung) für dich gewonnen?
- Welche Ziele hast du dir erarbeitet?

Umsetzung
- Wie möchtest du das von dir gewünschte Denken und Verhalten in deinen Alltag integrieren, um dein Ziel zu erreichen?

- Welche deiner Fähigkeiten kannst du dafür einsetzen und wie?
- Wann kannst du das tun, in welchen Momenten, zu welchen Begebenheiten?
- Wann kannst du damit anfangen, genau so zu denken und zu handeln, wie du es möchtest?
- An welchen Orten und in welchen Situationen tust du das?
- Wie genau machst du das?
- Wer oder was kann dir dabei noch behilflich sein?
- Wozu ist es gut, dass du genau das tust?
- Was wäre ein erster Schritt?
- Was wäre ein weiterer Schritt?
- Was ist der leichteste Schritt?
- Was ist der schwerste Schritt?
- Und was ist der wichtigste Schritt?

ÜBUNG
PLANE DIE UMSETZUNG DEINER NEUEN DENK- UND VERHALTENSWEISEN

Du kannst dir als Unterstützung einen Zeitstrahl zeichnen, in den du die jeweiligen Schritte mit Datum und Uhrzeit einträgst und was oder wen du dazu brauchst. Wenn es wiederkehrende Handlungen sind, schreibe z. B. die Wochentage dazu.

Jetzt kannst du dir jeden kleinen Schritt überlegen und auch, was du dafür benötigst, ihn gehen zu können.

So arbeitest du dich ausgehend von deinem Ziel detailliert hin zu kleinen Zwischenschritten, die nach und nach jeweils leicht zu gehen sind. Manche Schritte wirst du vielleicht sogar parallel machen können, wenn du dich sicher fühlst. Vielleicht wirst du auch feststellen, dass es sinnvoll ist, deine Reihenfolge zu ändern, weil Unvorhergesehenes geschieht.

Auch hier gilt: Nichts ist festgeschrieben. Wenn du merkst, etwas haut nicht hin, korrigiere oder ändere es komplett.

Denk auch daran, immer wieder in die fünf Sinne hineinzugehen und dein Ziel in Gedanken zu erleben, so als hättest du es bereits erreicht. Auch das wird dir helfen, am Ball zu bleiben.

Wenn du deine Chancen nun stark erhöhen möchtest, deine Ziele auch wirklich zu erreichen, dann solltest du direkt einen Blick auf die nächste Übung werfen.

DER UMGANG MIT HINDERNISSEN

Ziele zu erreichen, neue Gewohnheiten zu etablieren, das liest sich einfach. Doch selbst der beste Plan ist nur halb so wirksam, wenn du nicht schon im Vorfeld darauf schaust, welche Hindernisse sich dir in den Weg stellen könnten, und dich darauf vorbereitest.

Oft sind wir uns selbst die größten Kritiker*innen oder Verhinder*innen, weil wir alte Gewohnheiten – Stichwort innerer Schweinehund – schwer loslassen können oder weil wir zum Beispiel früher oder später eben doch den Verlockungen und Ablenkungen von außen nicht mehr widerstehen können.

Wir stehen uns oft selbst im Weg, ohne es wirklich zu erkennen. Wenn du aber genau analysiert, wo deine Schwachpunkte und Herausforderungen liegen, und dir überlegst, wie du mit ihnen umgehen kannst, um dein Ziel dennoch zu erreichen, dann steigt die Wahrscheinlichkeit enorm, dass du das auch tatsächlich schaffst.

Die Psychologieprofessorin Gabriele Oettingen nennt es mentales Kontrastieren. In zwanzig Jahren Forschungsarbeit hat sie in zahlreichen Studien belegt, wie wirkungsvoll es ist, neben dem Planen der eigenen Ziele auch die Hindernisse auf dem Weg dorthin zu betrachten und zu überlegen, wie genau mit ihnen umzugehen ist.[24]

Um deinen eigenen inneren Hürden auf die Schliche zu kommen, lade ich dich ein, dich nun gedanklich ein Stück auf deinen Weg zu begeben, um zu erkennen, wann und wo Hindernisse unterwegs zu deinem Ziel auftauchen könnten.

ÜBUNG
Schritt 2

SO GEHST DU MIT HINDERNISSEN UM

ÜBUNG
SO GEHST DU
MIT HINDER-
NISSEN UM

Du hast dir in der vorangegangenen Übung genau überlegt, wie deine nächsten Schritte aussehen. Nun gehen wir noch ein Stück weiter. Bitte überlege dir sehr genau die Antworten auf die folgenden Fragen. Nimm dir Zeit. Sei ehrlich zu dir selbst und horche tief in dich hinein, lass alles in dir hochkommen, was dich zu diesem Thema bewegt. Jeder Gedanke, jedes Gefühl, alles, was dir dazu kommt, ist erlaubt. Es geht darum, deinen eigenen Hürden, die du dir selbst unbewusst immer wieder baust, auf die Spur zu kommen und dir zu helfen, sie zu überwinden. Auf deine ganz eigene Art und Weise. So wie es sich für dich richtig anfühlt.

Schreibe dir die Antworten auf. Gern kannst du die Augen zwischendurch schließen, um dich gut in die Situation versetzen zu können und sie in Gedanken zu erleben. Male sie dir bildlich aus, als wärst du gerade ganz real mittendrin.

Erkenntnisse
- Welches Hindernis, welche Hindernisse gibt es auf dem Weg zur Verwirklichung deines Ziels (z. B. eine Emotion, einen körperlichen Zustand, bestimmte Gedanken, Gefühle, Verhaltensweisen etc.)?
- Was genau hält dich davon ab weiterzugehen, wenn dein Hindernis auftaucht?

- Was denkst du dann und wie verhältst du dich?
- Welche Überzeugungen hast du, warum du dein Ziel nicht erreichen kannst?
- Woran liegt es noch, dass du nicht an dein Ziel kommst?
- Welche Gewohnheiten spielen mit hinein, dass du dein Ziel nicht erreichst?
- Wozu ist es gut, dass es dieses Hindernis, diese Hindernisse gibt?
- Was wird für dich erfüllt, wenn du diesem Hindernis, diesen Hindernissen so wie bisher „nachgibst"?

Bleibe weiter dran. Du hast nun gedanklich erlebt, welche Hindernisse es gibt und wie du selbst darin involviert bist. Genau so, wie du diese Hindernisse erschaffen hast, kannst du sie auch selbst wieder auflösen, indem du dich jeweils genau darauf konzentrierst.

ÜBUNG
SO GEHST DU MIT HINDERNISSEN UM

Umsetzung
- Was kann dir helfen, dieses Hindernis zu überwinden?
- Was brauchst du dafür?
- Wie kannst du anders auf das Hindernis reagieren?
- Was kannst du stattdessen noch denken oder tun?
- Wie kannst du es schaffen, das umzusetzen?
- Wer oder was kann dir noch dabei helfen?
- Was wird für dich möglich, wenn du es schaffst, das Hindernis zu überwinden?
- Wie wird sich das anfühlen?

Versuche, ganz konkrete Lösungsansätze zu finden, wie sich ein neuer Umgang gut für dich anfühlt. Stell dir eine konkrete Situation vor, in der du es schaffst, dein Hindernis zu überwinden.
Wenn du genau das gedanklich durchgespielt hast, überlege dir, wie du in Zukunft mit einer Situation umgehen möchtest, wenn Hürden auf deinem Weg zum Ziel auftauchen.

Mit der Wenn-dann-Formel (der sogenannten Durchführungsintention) von Gollwitzer kannst du dich nun ganz konkret auf zukünftige, herausfordernde Situationen einstellen:
"Wenn das Hindernis ... auftaucht (Beschreibung der jeweiligen Situation), *dann denke und handle ich so: ...* (damit ich weiter in der Lage bin, mein Ziel zu erreichen)."[25]

Hier ein paar ganz simple Beispiele:
"Wenn ich merke, dass die Angst sich langsam wieder in mir breitmacht (Angst = Hindernis), *dann fange ich an, mich zu bewegen, den Druck abzuschütteln* (zielgerichtetes Verhalten), *dann beame ich mich gedanklich an meinen Lieblingsort der Entspannung und der Stille* (zielgerichtetes Verhalten)."

ÜBUNG
SO GEHST DU MIT HINDERNISSEN UM

"Wenn ich im Supermarkt an der Kasse in der Schlange stehe und merke, wie ich unsicher werde (Schlange stehen = Angst auslösendes Hindernis), *dann gehe ich noch einmal aus der Schlange raus und suche noch etwas in verschiedenen Regalen, bis ich mich innerlich wieder gefestigt fühle und sich mein Puls normalisiert hat* (zielgerichtetes Verhalten). Oder: *Dann stelle ich mir vor, wie ich ganz fest verwurzelt mit beiden Beinen auf dem Boden stehe, wie eine uralte Eiche. Dabei atme ich ganz langsam und bewusst tief ein und aus* (zielgerichtetes Verhalten)."

Diese so simple Herangehensweise hat einen enormen Effekt auf die Wirksamkeit, Pläne umzusetzen und Ziele zu erreichen. Du kannst jedes Ziel dafür einsetzen, es muss nicht zwingend mit deiner Angst zu tun haben. Je nachdem was du dir vorher erarbeitet hast.
Wichtig ist, dass du die Situation, in der dein Hindernis auftaucht, und deine gewünschte Reaktion darauf gedanklich immer wieder durchgehst und übst. Und auch in genau der Reihenfolge: Erst taucht das Hindernis

auf (die konkrete Situation), dann handelst du (in Gedanken und später auch in der realen Situation).
Aus den vorherigen Kapiteln weißt du ja, wie wichtig das Üben ist. Neue neuronale Verbindungen im Gehirn werden aufgebaut, und du denkst und handelst mit der Zeit automatisch so, wie du es dir wünschst.
Du kannst diese Abfolge zu jeder Zeit in Gedanken üben. Du weißt ja bereits, je öfter und intensiver du das tust, desto schneller wirst du Erfolge wahrnehmen.

Du kannst diese Übung auch mit jedem deiner anderen Ziele durchgehen und dir darüber Klarheit schaffen, was nötig ist, um weiterzukommen.

Mal ein Ausrutscher oder kurzer Rückfall in alte Muster ist vollkommen normal

● ● ●

Wenn du nun beginnst, diese Ziele in Angriff zu nehmen, kann es auch Phasen geben, in denen es dir nicht ganz so leicht fällt, bei der Sache zu sein. Das ist vollkommen okay. Sobald du es erkennst, machst du einfach da weiter, wo du angefangen hast. Mal ein Ausrutscher oder kurzer Rückfall in alte Muster ist vollkommen normal. Die Hauptsache ist, dass du bald weitermachst und dabei auch verständnisvoll und wertschätzend mit dir selbst umgehst.

Und wenn du weitermachst und merkst, du kommst voran: *Feiere deine Erfolge!* Egal ob es große oder auch nur ganz kleine Fortschritte sind: Gönne dir etwas, schaffe dir Anreize, wie du dich selbst belohnen kannst, wenn du es zum Beispiel in den nächsten 24 Stunden schaffst, durchzuhalten und genau nach deinem Plan zu handeln.

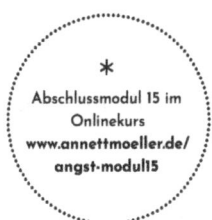

Abschlussmodul 15 im
Onlinekurs
www.annettmoeller.de/
angst-modul15

FAZIT

Wo stehst du jetzt?
Was hat sich für dich verändert?

Wenn du meinen 10-Punkte-Plan zur Selbsthilfe bis hierhin für dich erarbeitet hast, dann möchte ich dir zuallererst meinen großen Respekt aussprechen!

Ob du alle oder auch nur einige Punkte davon für dich angegangen bist – du kannst echt stolz auf dich sein! Denn du nimmst dein Leben selbst in die Hand und das ist beachtenswert. Während andere nur davon träumen, handelst du!

Während andere nur davon träumen, handelst du!

Und ich bin mir sicher, dass du bereits bemerkt hast, wie du dich positiv veränderst.

Wenn du magst, möchte ich dich nun ein letztes Mal einladen, in dich zu gehen und genau hinzuschauen:
- Was hat sich in Bezug auf deine Angst für dich verändert?
- Wie hast du dich verändert?
- Was ist für dich dadurch möglich geworden?
- Woran merken andere, dass du dich veränderst?
- Was hat dir am meisten geholfen?
- Wie könntest du das in Zukunft vielleicht noch weiter für dich nutzen?

Erinnerst du dich noch an den Anfang dieses zweiten Teils? Ich hatte dich auf Seite 150 im Kapitel „Was möchtest du mithilfe dieses Buches erreichen?" gebeten, einige Fragen zu beantworten und mit Datum zu versehen.

Hole sie doch jetzt erneut hervor und gleiche ab, was du zu Beginn gedacht und dir erhofft hast.

Wo stehst du jetzt?
Wie geht es dir heute bezüglich deiner Angst?

Ich würde mich sehr für dich freuen, wenn du Fortschritte erkennen kannst. Mit all dem neuen Wissen und den neuen Erkenntnissen kannst du nun weitergehen. Du hast die Möglichkeit, all die Übungen, die du in diesem Buch zum Thema Angst selbst durchlaufen hast, auch auf andere Situationen und Probleme in deinem Leben anzuwenden. Vielleicht magst du es ausprobieren, wenn es an der Zeit ist, und holst diesen Teil des Buches irgendwann wieder hervor.

Wenn du deine Angst ein für alle Mal loswerden und neue Ziele erreichen willst, würde ich dir empfehlen dranzubleiben. Du kannst hinfallen, auch mal länger brauchen, um dich aufzurappeln – wichtig ist, dass du immer wieder auf die Füße kommst.

Sei nachsichtig und liebevoll mit dir und gib dir auch immer wieder Zeit, dich zurückzulehnen und auf das zu schauen, was du bereits erreicht hast. Sei stolz auf dich. Genieße es, dass du die Möglichkeit hast, dich entwickeln zu können, und behalte immer dein Ziel vor Augen.

Und wenn du mal ungeduldig wirst, denk daran: Alles braucht seine Zeit. So wie das Gras bekanntermaßen nicht schneller wächst, wenn man daran zieht. Wenn du ihm aber die richtigen Bedingungen zum Wachsen schaffst, dann wird seine Zeit kommen und es wird in langen, saftig-grünen Halmen erscheinen. Und genauso ist es auch bei dir mit deinen Zielen.

Wenn du Lust hast, kannst du dir aus all den vorgeschlagenen Übungen deinen eigenen Werkzeugkoffer zusammenstellen und dich daran bedienen, wann immer du etwas brauchst!

Alles, was du brauchst, ist bereits in dir

● ● ●

Melde dich auch gern auf meiner Website www.annettmoeller.de für den Newsletter an. Du wirst dort spannende Onlinekurse, Ideen und Anregungen finden, wie du dein Leben noch positiver gestalten, Probleme lösen und dir deine Wünsche erfüllen kannst.

Ich wünsche dir von Herzen, dass du deine Angst schon ein Stückchen oder sogar ganz verabschieden konntest. Dass du den Fokus in deinem Leben jetzt mit Leichtigkeit auf die positiven Dinge legen kannst. Mache dir bewusst, dass du es verdient hast, glücklich und selbstbestimmt durch dein Leben zu gehen. Alles, was du dafür brauchst, ist bereits in dir.

DIE EXPERT*INNEN

Dr. Michael Klessascheck
Dr. med. Michael Klessascheck, Jahrgang 1964, studierte von 1985 bis 1992 Humanmedizin an der RWTH Aachen und hat seine Facharztausbildung in Psychiatrie und Psychotherapie in der Universitätsklinik Bonn und in Neurologie an den Neurologischen Fachkliniken Hilchenbach und Rhein/Ruhr in Essen absolviert. Auf eine Promotion an der Rheinischen Friedrich-Wilhelms-Universität Bonn im Jahr 2009 folgte eine Ausbildung in der EMDR-Methode. Aktuell arbeitet er ambulant als Facharzt am Medizinischen Versorgungszentrum Ahrtal-Klinik in Bad Bodendorf.

Dr. Klessascheck engagiert sich aktiv für den Verein Shishu Mandir, eine private Hilfsorganisation für Kinder aus Armutsvierteln in Bengaluru, Südindien.

Dr. Doris Wolf
Dr. Doris Wolf ist Diplom-Psychologin und Psychotherapeutin in eigener Praxis. Ihre therapeutische Ausbildung umfasst die Gesprächstherapie und die kognitive Verhaltenstherapie. Sie ist außerdem Autorin vieler prominenter psychologischer Ratgeber, die zu Bestsellern wurden, u. a. *Ängste verstehen und überwinden*, erschienen im PAL-Verlag. Als Expertin ist sie immer wieder zu Radio- und Fernsehsendungen geladen und schreibt für diverse Zeitschriften.

Auf der Verlagswebsite www.palverlag.de stellt Dr. Wolf mit anderen Expert*innen viele Lebenshilfetipps zur Verfügung. Unter dem Register „Rat & Hilfe" (angst-panik-hilfe.de) sind Beratungsvideos und PDF-Ratgeber zu Panikstörungen und generalisierter Angst zu finden, die Betroffenen ausführliche und professionelle Informationen und Hilfestellungen anbieten.

Marcel Hübenthal

Marcel Hübenthal gehört mit zu den erfolgreichsten Personal und Businesscoach*innen in Deutschland. Mitte der Zweitausenderjahre war er Pionier, was die Professionalisierung von Coaching in Organisationen für Mitarbeiter*innen, Führungskräfte, Manager*innen und Teams betrifft. Er begleitet Menschen mit Systemischem Coaching bei emotionalen Herausforderungen und persönlichen Transformationen sowie CEOs und Führungskräfte zu organisationalen Fragen.

Bekannte Persönlichkeiten aus Politik, Film, Musik und Management zählen zu seinen Kund*innen.

Marcel Hübenthal ist Gründer der Coaching Akademie Berlin und bildet dort seit 2010 professionelle Coach*innen aus – mit einem Curriculum für eine der besten und anspruchsvollsten Coachingausbildungen in den DACH-Ländern. Hunderte seiner Absolvent*innen arbeiten in Deutschland, Österreich und der Schweiz nach seinem systemischen Ansatz. Marcel Hübenthals Konzept der Coachingausbildung dient anderen Instituten und Hochschulen als Grundlage. Einige an seiner Akademie entwickelte Modelle und Prozesse sind heute Standard und haben dazu beigetragen, dass Systemisches Coaching viel Anerkennung gefunden hat und hier so erfolgreich ist.

DANKE

Wow! Es ist vollbracht und ich kann es selbst noch nicht richtig glauben: Nach vielen langen Tagen und Nächten am Schreibtisch liegt mein Herzensprojekt tatsächlich als fertiges Manuskript vor mir.

Ich wollte immer „irgendwann mal" ein Buch schreiben. Ende 2020 war der richtige Zeitpunkt da, und ich habe die Chancen, die sich mir boten, einfach genutzt. Türen haben sich wie von selbst geöffnet.

Meine ersten Dankesgrüße gehen daher an Schauspieler André Dietz, der mir nach einem meiner Instagram-Talks von seinem eigenen Buch und dem super Verlag erzählte. Wenig später hatte ich durch ihn schon das erste Telefonat mit Constanze Gölz von Edel Books, die glücklicherweise von Anfang an von meiner Geschichte und meinen Plänen überzeugt war und alle Unterstützung für mich möglich gemacht hat.

Und die bekam ich durch Judith Schneiberg, die meine Texte und die unendlich langen Sprachmitteilungen für den ersten Teil in ein stimmiges Konzept gegossen und zusätzlich lebendig gemacht hat, und durch Julia Becker, die sich mit uns anschließend akribisch durch das Klein-Klein gewühlt hat. Mit eurer Herzlichkeit und eurer Liebe zum Schreiben und zum Detail habt ihr dieses Buch erst rund gemacht. Es war toll und so inspirierend, mit euch zu arbeiten!

In diesem Zusammenhang auch ein großes Dankeschön an Svetlana Romantschuk und das Team von Marketing, PR und Vertrieb bei Edel Books. (Sollte ich jemanden vergessen haben, bitte seht es mir nach!) Ein Buch zu schreiben ist das eine, es dann in die Welt hinauszutragen und zu platzieren ein ganz anderes Ding. Da habt ihr einen Riesenjob gemacht, für den ich sehr dankbar bin!

DANKE

Des Weiteren danke ich:
- Dr. Michael Klessascheck, bei dem ich einst in meinem größten Elend vollkommen fertig auf der Couch saß und der sich Jahre später sofort bereit erklärt hat, meine Fragen für das Buch zu beantworten. Hätten Sie gedacht, dass wir uns mal so „wiedersehen"?
- Dr. Doris Wolf und dem PAL-Verlag, dass ich auch Ihr Wissen mit meinen Leser*innen teilen darf!

Ebenso möchte ich Marcel Hübenthal nennen, an dessen Coachingakademie in Berlin ich eine großartige und umfangreiche Ausbildung genossen habe. Durch all diesen Input bin ich erst richtig in der Lage, mein ganzes Wissen und meine eigene Erfahrung wirkungsvoll weiterzugeben und anderen mit fundierten Methoden zu helfen. Danke, Marcel, für deine hilfreichen Hinweise für den zweiten Teil des Buches!

Auch meine wunderbaren Freundinnen und Kolleginnen Stese Wagner und Anke Stange möchte ich nicht unerwähnt lassen. Eure manchmal unbequemen Fragen haben mir neue Ideen und Sichtweisen ermöglicht, euer Lob hat mich beflügelt. Ihr seid eine große Bereicherung, und ich freue mich sehr, dass es euch gibt!

Ich möchte auch herzlich meiner Managerin Shilan Maroofi danken, die mit mir durch großartige und weniger großartige Zeiten im Job gegangen ist und mich immer unterstützt hat, meine TV-Träume in die Tat umzusetzen. Ja, manchmal musstest du auch schon das vorausgaloppierende Wildpferd in mir zähmen, weil mir alles nicht schnell genug ging. Ich sage dir, das wird sich auch nicht ändern, aber du machst das großartig!

Mein Dank von ganzem Herzen geht an meine Familie:
- an meine Mom Jule, die monatelang im wahrsten Sinne des Wortes das Kindchen geschaukelt und den Haushalt geschmissen hat, während ich tief in mein Buch eingetaucht war und nur noch alles stehen und liegen lassen konnte. Das hat mir wirklich sehr viel bedeutet. Ohne deine Hilfe hätte ich es nicht geschafft. Wann bist du eigentlich wieder da?
- Gela und Lothi, die jederzeit versuchen, mich und uns nach Kräften zu unterstützen. Ob mit Worten oder Taten und immer ganz viel

Witz und Freude. Ihr seid die tollsten Schwiegereltern, die ich mir vorstellen kann!
- an meinen wunderbaren Mann: mein Sparringspartner, mein Seelenverwandter, mein Hafen. Der mich beflügelt und unterstützt in allen Bereichen und das Beste ist, was mir je passiert ist – neben unserer zauberhaften Tochter, der er ein fantastischer Vater ist, wie ich ihn mir immer so sehr selbst gewünscht habe. Ich liebe dich über alles und freue mich auf das, was wir beide noch so alles gemeinsam wuppen, bis wir 96 sind!

Und nicht zuletzt geht mein Dank an dich, liebe Leserin, lieber Leser. Wenn du mein Buch bis hierhin gelesen hast, dann hast du ganz bestimmt auch etwas Gutes daraus mitgenommen! Ich danke dir, für dein Vertrauen, dich auf diese Reise einzulassen. Ich würde mich freuen, von deinen Erfahrungen auf meinen Kanälen zu hören oder zu lesen oder dich an einer anderen Stelle – zum Beispiel in meinen Onlinekursen oder Vorträgen – weiter auf deinem Weg zu begleiten.

QUELLEN-NACHWEISE

1. Laut Deutscher Gesellschaft für Psychiatrie und Psychotherapie, Psychosomatik und Nervenheilkunde e. V.
2. Zitiert nach: https://lexikon.stangl.eu/379/burnout (2021-06-09)
3. Diese Informationen wurden von Dr. Michael Klessascheck zusammengestellt.
4. Diese Informationen wurden von Dr. Michael Klessascheck zusammengestellt.
5. Zitiert nach: https://www.psychenet.de/de/entscheidungshilfen/ambulante-oder-stationaere-behandlungsmoeglichkeiten/das-versorgungssystem-behandlungsmoeglichkeiten/das-versorgungssystem-behandlungsmoeglichkeiten.html (2021-06-07)
6. Zitiert nach: https://wingwave.com/ueber-wingwave/was-ist-wingwave/ (2021-06-03)
7. Zitiert nach: https://findyourway.ch/eft-methode (2021-06-04) und: Gary Craig: *The EFT Manual.* Energy Psychology Press, 2011
8. Zitiert nach: https://lexikon.stangl.eu/5558/familienaufstellung (2021-06-04)
9. Zitiert nach: Stiftung Deutsche Depressionshilfe: *Diagnose der Depression:* https://www.deutsche-depressionshilfe.de/depression-infos-und-hilfe/was-ist-eine-depression/diagnose-der-depression (2021-06-10)
10. Zitiert nach: https://lexikon.stangl.eu/3294/systemische-therapie (2021-06-25)
11. Zitiert nach: https://www.test.de/Psychotherapie-Das-zahlt-die-Kasse-4145918-4145923/ (2021-06-04)
12. Zitiert nach: https://www.psychomeda.de/lexikon/inneres-kind.html (2021-06-07) und: John Bradshaw: *Das Kind in uns. Wie finde ich zu mir selbst.* Droemer Knaur-Verlag, 1994

13 Diese Informationen wurden von Dr. Michael Klessascheck zusammengestellt.
14 Siehe: https://www.forschung-und-lehre.de/forschung/wie-gedanken-unser-urteil-veraendern-1794/ und: https://www.nature.com/articles/s41467-019-09961-w (2021-06-07)
15 Frei übersetzt aus: https://www.health.harvard.edu/mental-health/the-power-of-the-placebo-effect (2021-06-07)
16 Siehe: Higgins, E. T., Rholes, W. S., und Jones, C. R.: *Category accessibility and impression formation.* Journal of Experimental Social Psychology. 1977; https://www.uni-muenster.de/imperia/md/content/psyifp/aeechterhoff/wintersemester2011-12/attitudesandsocialjudgment/higginsrholesjones_cataccessimpressform_jesp_1977.pdf (2021-06-07)
17 Zitiert nach: Paul Watzlawick: *Anleitung zum Unglücklichsein.* 15. Auflage, Piper-TB 4938, München 2009 (Erstausgabe 1983)
18 Siehe: Lally Phillippa (2009): *How are habits formed: Modelling habit formation in the real world.* European Journal of Social Psychology.
19 Siehe: https://www.luzernerzeitung.ch/schweiz/ernaehrung-was-zucker-mit-unserem-gehirn-anstellt-ld.82483 (2021-06-07)
20 Siehe: https://refubium.fu-berlin.de/bitstream/handle/fub188/4205/0_Titeldatei.pdf?sequence=1 und: https://taz.de/Laufen-gegen-die-Angst/!5193579/ (2021-06-07)
21 Zitiert nach: Eckhart Tolle: *Jetzt! Die Kraft der Gegenwart. Ein Leitfaden zum spirituellen Erwachen.* Kamphausen, Bielefeld 2010, ISBN 978-3-89901-301-6, 23. Auflage 2010
22 Zitiert nach: Martin Walser (Herausgeber): *Lektüre zwischen den Jahren. Wer kennt sich schon.* Suhrkamp Verlag KG, 1992
23 Siehe: Gollwitzer/Brandstätter: *Implementation Intentions and Effective Goal Pursuit* (1997), erschienen in: Journal of Personality and Social Psychology
24 Siehe: Gabriele Oettingen: *Die Psychologie des Gelingens,* Pattloch; 3. Edition (1. September 2015), Originaltitel: *Rethinking Positive Thinking: Inside the New Science of Motivation*
25 Siehe: Gollwitzer, P. M. (1999): *Implementation intentions: Strong effects of simple plans.* American Psychologist, 54(7), 493–503. https://doi.apa.org/doiLanding?doi=10.1037%2F0003-066X.54.7.493 (2021-06-29)

Die Publikation enthält Links auf Webseiten Dritter, für deren Inhalte wir keine Haftung übernehmen. Wir verweisen lediglich auf deren Stand zum Zeitpunkt der Erstveröffentlichung.

Edel Books
Ein Verlag der Edel Verlagsgruppe

Copyright © 2021 Edel Verlagsgruppe GmbH
Neumühlen 17, 22763 Hamburg
www.edelbooks.com
2. Auflage 2021

Projektkoordination: Svetlana Romantschuk
Begleitendes Lektorat: Julia Becker
Coverfoto: Urban Zintel
Autorinnenfoto Innenklappe und Foto Teil I: Isabel Großer | www.isabel-grosser.de
Foto Teil II: © privat
Layout: schaefermueller publishing GmbH
Satz: Datagrafix GSP GmbH, Berlin | www.datagrafix.com
Umschlaggestaltung: Groothuis. Gesellschaft der Ideen und Passionen mbH | www.groothuis.de
Lithografie: Frische Grafik, Hamburg
Druck und Bindung: GGP Media GmbH, Pößneck
Die Textbeiträge von Dr. Doris Wolf wurden mit freundlicher Genehmigung der PAL Verlagsgesellschaft GmbH abgedruckt.
Das Gedicht *Mut* von Martin Walser auf S. 292 wurde mit freundlicher Genehmigung des Suhrkamp Verlags abgedruckt. © Suhrkamp Verlag, Frankfurt am Main 1992

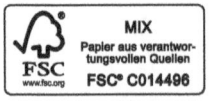

Alle Rechte vorbehalten. All rights reserved. Das Werk darf – auch teilweise – nur mit Genehmigung des Verlages wiedergegeben werden.

Printed in Germany

ISBN 978-3-8419-0778-3